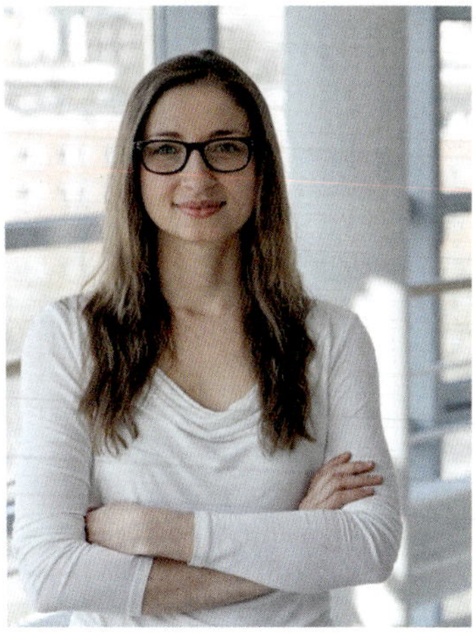
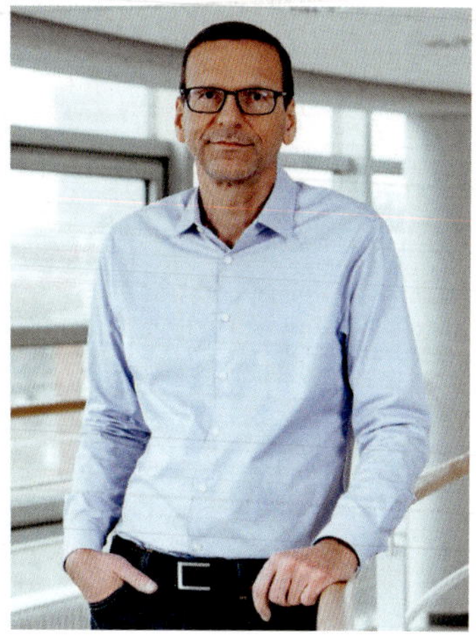

Liebe Leserin, lieber Leser,

diese Ausgabe befasst sich mit einer wichtigen Entscheidung, vor der wir alle hoffentlich im Laufe dieses Jahres stehen: Soll ich mich gegen SARS-CoV-2 impfen lassen? Etwa zwei von drei Bundesbürgern bejahen das für sich, andere sind unentschlossen oder lehnen eine Impfung ab. Interessant ist in dem Zusammenhang eine Erkenntnis der Verhaltenspsychologie: Wir Menschen sind ungemein schlecht darin, Risiken einzuschätzen. Wir fahren sorglos mit dem Fahrrad durch dichten Verkehr, essen so einiges, was sich später als Fettpölsterchen ablagert, rauchen womöglich – haben aber Angst, einen Impfschaden zu erleiden, der statistisch betrachtet äußerst unwahrscheinlich ist.

Doch ganz gleich wie die Entscheidung ausfällt: Sie sollte auf der Grundlage seriöser Informationen erfolgen. Wir haben diese zusammengestellt. Darunter als Herzstück die vielfach ausgezeichnete Reportage unserer Kollegin Vivian Pasquet mit dem Titel „Impfen – oder etwa nicht?", die zuvor in GEO erschienen ist, aber nichts an Aktualität verloren hat. Gleiches gilt für ihre Geschichten über die Impfstoffentwicklung und den Kampf am Universitätsklinikum Bonn um das Leben von Corona-Patienten. All das haben wir ergänzt durch Service-Beiträge zu den wichtigsten Impfungen für Kinder und Reisende. Und mit einem spannenden Rückblick auf die historischen Anfänge der Seuchenbekämpfung.

Außerdem konnten wir mit Florian Krammer sprechen, einem der weltweit führenden Virologen, der in den USA forscht. Von ihm kommt die hoffnungsvolle Botschaft, dass es mittelfristig möglich sein könnte, einen universellen Corona-Impfstoff zu entwickeln. Einen, der auch allen Mutationen ihren Schrecken nehmen würde. Vielleicht sogar als leicht zu verabreichendes Nasenspray. Bislang gilt aber auch für Krammer: vorsichtig bleiben. Er ist zwar geimpft. Aber das ist, wie er weiß, kein absoluter Schutz. Krammer vergleicht das mit dem Sicherheitsgurt im Auto: Der rette in ganz vielen Fällen Leben – aber wenn man mit 200 Stundenkilometern gegen eine Wand fahre, helfe auch ein Gurt nicht.

In diesem Sinne: Passen Sie auf sich auf!

Herzlich,

*Maria Kirady*

*Claus Peter Simon*

Redaktion GEO WISSEN

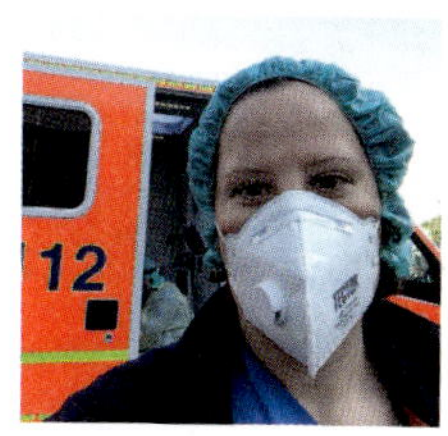


**VOR ORT**
GEO-Reporterin Vivian Pasquet bei der Recherche in Bonn (ab Seite 56)

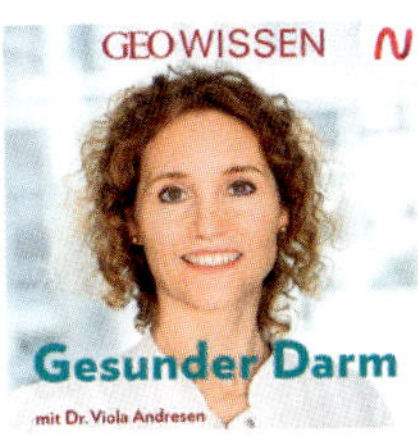


Jetzt neu: **GEO WISSEN PODCAST** zum Thema »Gesunder Darm«

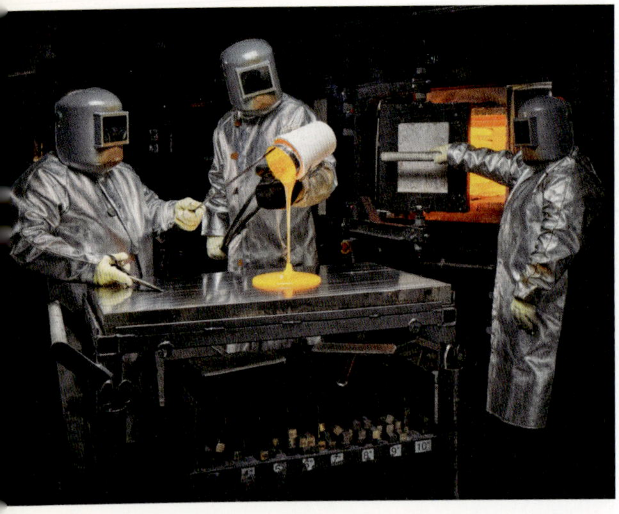

**18** Was oft vergessen wird: Es braucht nicht nur Impfstoffe, sondern auch Ampullen dafür. Die werden aus geschmolzenem Glas produziert.

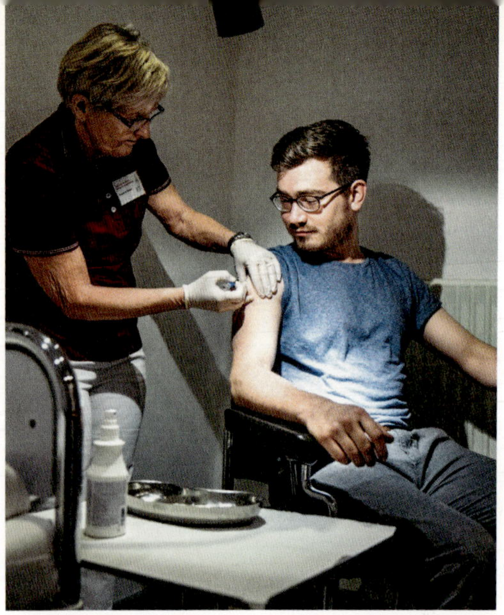

**32** Einige Menschen haben Zweifel an Impfungen, sind verunsichert. Wir haben die Fakten zusammengetragen.

**96** Die Entwicklung der ersten Corona-Impfstoffe ist die Geschichte eines beispiellosen historischen Erfolgs. Eine besondere Rolle spielte die brasilianische Metropole São Paulo mit ihren Einwohnern und Ärzten.

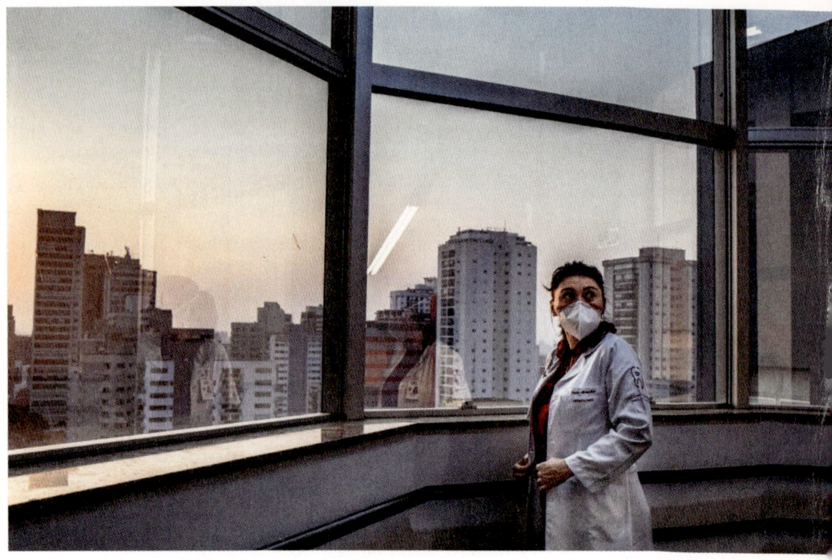

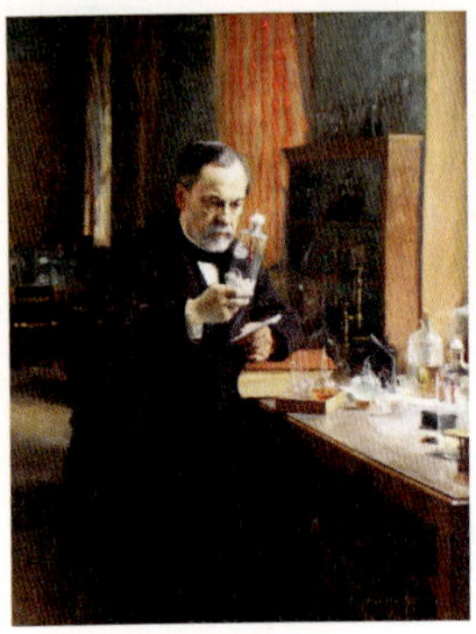

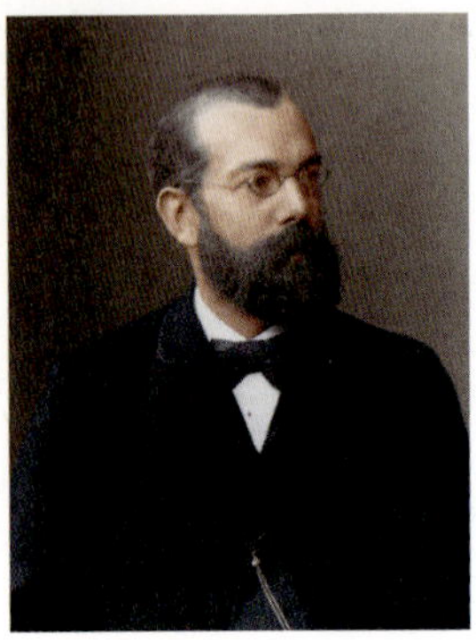

**48** Der Franzose Louis Pasteur (l.) und der Deutsche Robert Koch waren erbitterte Rivalen und hatten doch das gleiche Ziel: Seuchen zu bekämpfen.

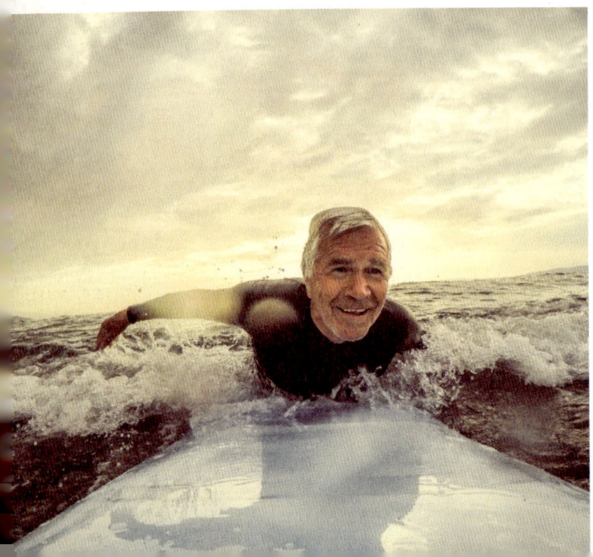

**122** Im Alter lassen die Abwehrkräfte nach – doch durch einen gesunden Lebensstil lässt sich das Immunsystem stärken.

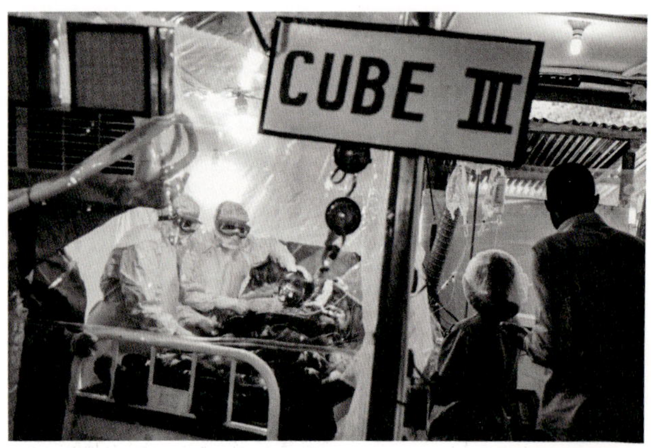


**84** In der Demokratischen Republik Kongo haben Mediziner gezeigt, wie sich mit einem Impfstoff das Ebolavirus eindämmen lässt.

# INHALT

## Nr. 16

### Der Kampf gegen Corona



### Der Nutzen von Impfungen



### Erreger und unser Immunsystem





Redaktionsschluss: 5. März 2021; Titelbild: Kateryna Kon/Science Photo Library

**Alle Fakten sind von der Redaktion wissenschaftlich überprüft worden.**

Die Texte ersetzen nicht eine qualifizierte ärztliche Beratung.

› Auf der Titelseite angekündigte Themen

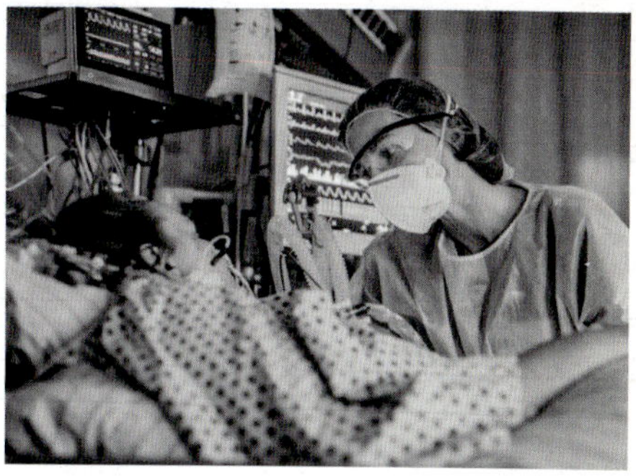

**56** Auf einer Intensivstation des Uniklinikums Bonn kämpfen Pfleger und Ärztinnen um jeden Patienten.

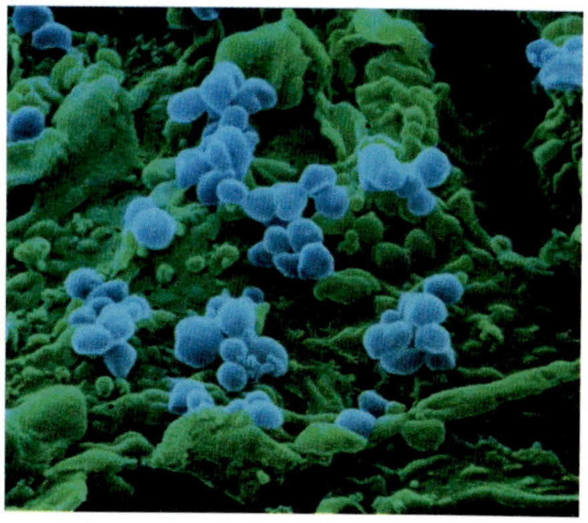

**24** Was Viren so erfolgreich macht – und für uns Menschen mitunter tödlich.

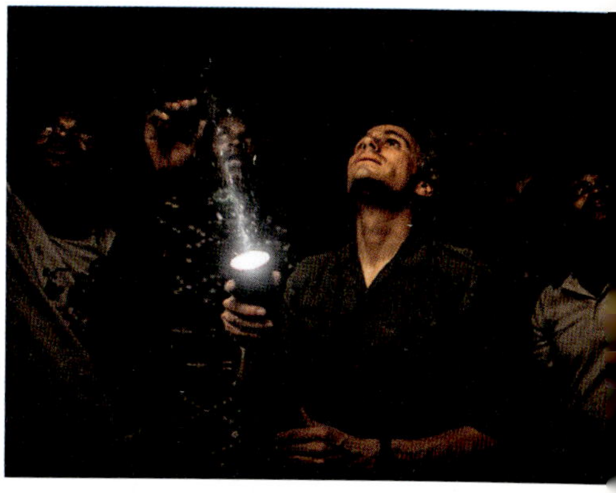

**74** Forschung unter Lebensgefahr: Fabian Leendertz fahndet im Regenwald nach unbekannten Erregern.

# VOM STAND HOFF

TEXT: SIEBO HEINKEN, CHRISTIANE LÖLL, CLAUS PETER SIMON

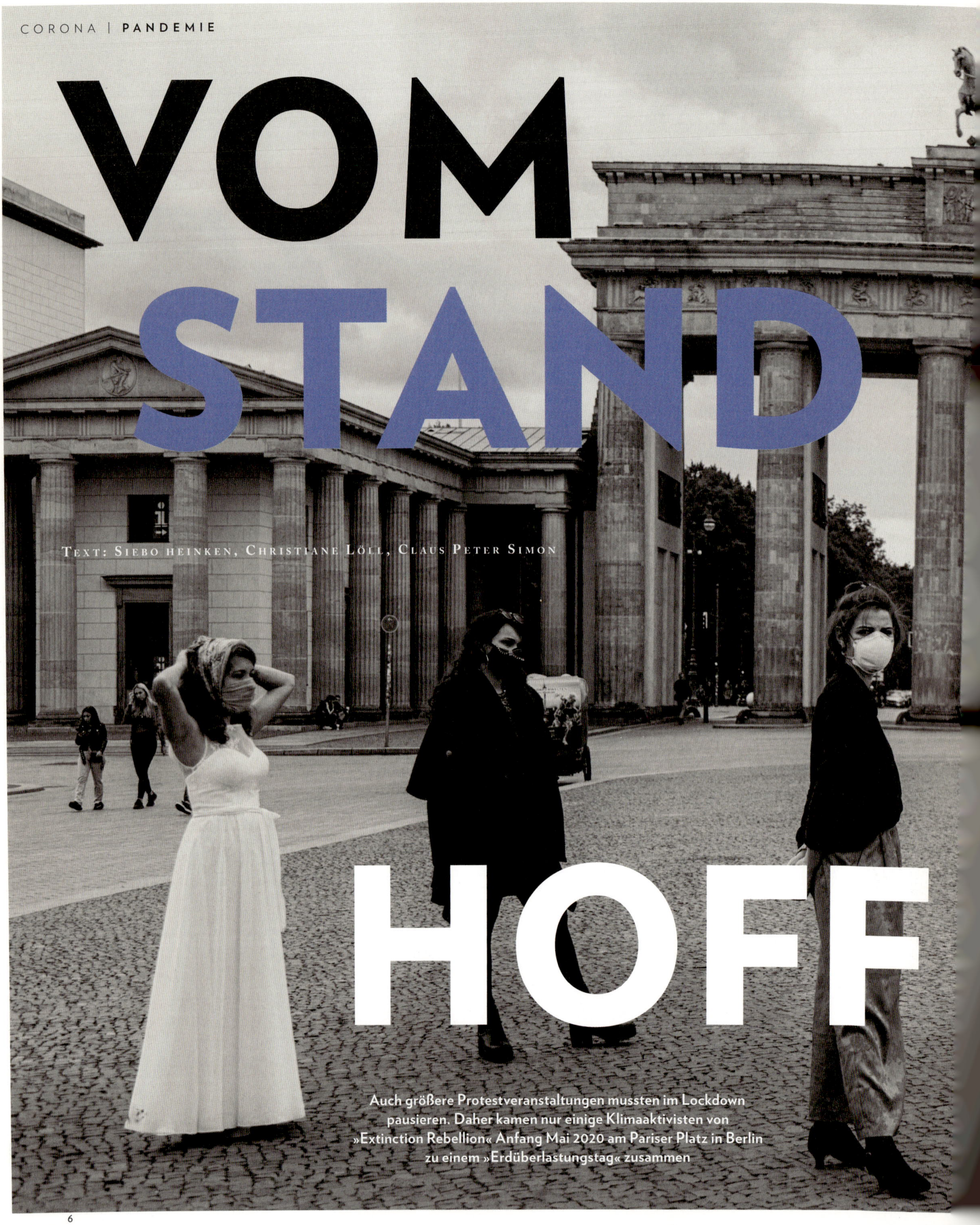

Auch größere Protestveranstaltungen mussten im Lockdown pausieren. Daher kamen nur einige Klimaaktivisten von »Extinction Rebellion« Anfang Mai 2020 am Pariser Platz in Berlin zu einem »Erdüberlastungstag« zusammen

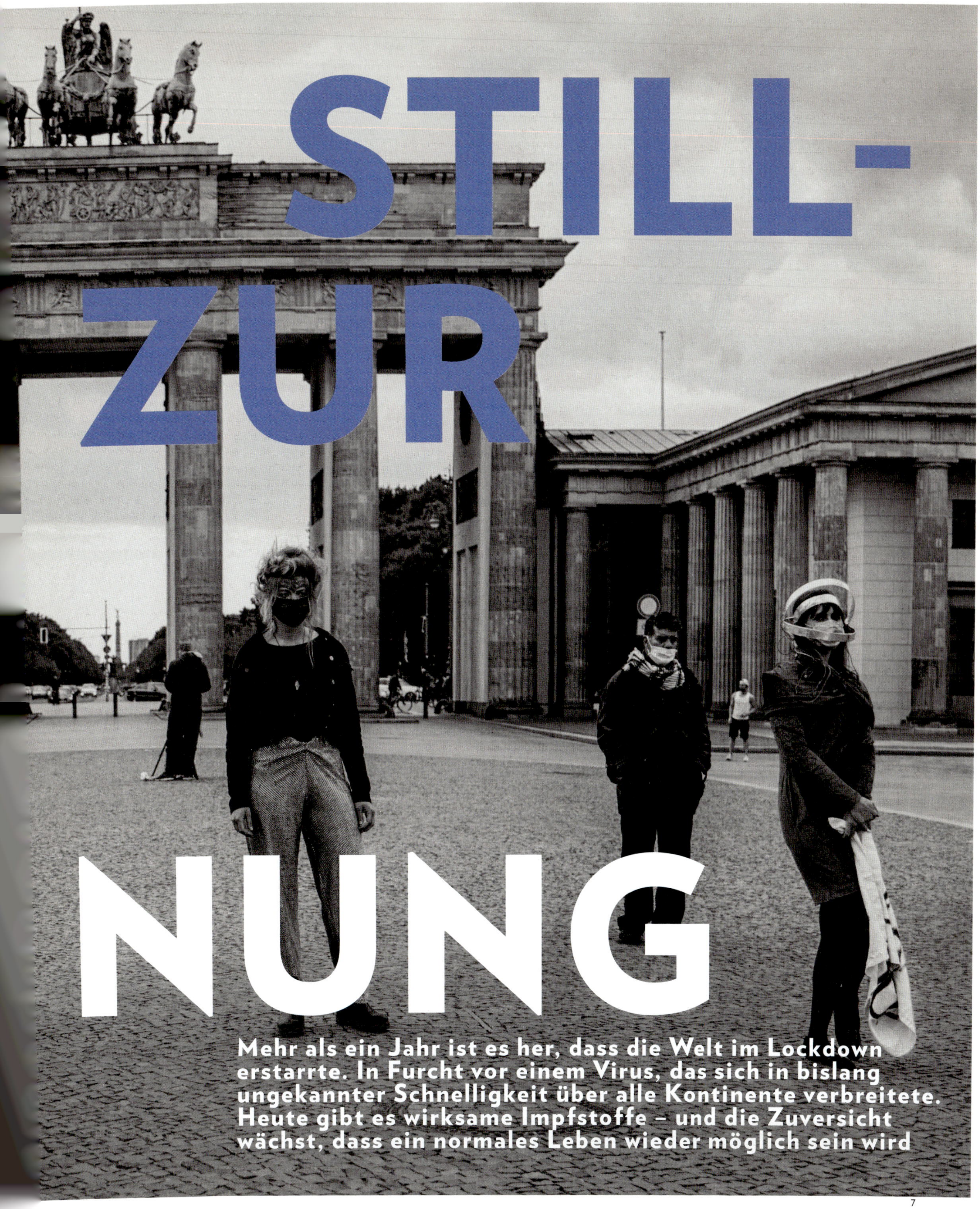

# STILL-
# ZUR
# NUNG

**Mehr als ein Jahr ist es her, dass die Welt im Lockdown erstarrte. In Furcht vor einem Virus, das sich in bislang ungekannter Schnelligkeit über alle Kontinente verbreitete. Heute gibt es wirksame Impfstoffe – und die Zuversicht wächst, dass ein normales Leben wieder möglich sein wird**

# *Die Leere im Lockdown*

**WOHL NIEMALS ZUVOR** waren die belebtesten Orte der Menschheit so menschenleer, hatten die berühmtesten Bauwerke so wenige Bewunderer; eine war die Fotografin Andrea Olga Mantovani.

In Frankreich verkündete Staatspäsident Macron Mitte März 2020 eine landesweite Ausgangssperre. Es sollte nicht die letzte sein. Kurz darauf kam es in Deutschland zum Lockdown, zahlreiche Staaten folgten.

Inwiefern das Infektionen und Todesfälle verhindert, war nicht unumstritten. Eine Studie der Universität Stanford bezweifelte, dass harte Einschränkungen mehr nützen als freiwillige Appelle; die Qualität der Studie wurde von anderen Forschern jedoch kritisiert. Wissenschaftler von der Universität in Edinburgh konnten dann anhand von Daten aus mehr als 130 Ländern zeigen, dass insbesondere das Verbot von öffentlichen Veranstaltungen sehr wohl wirksam ist.

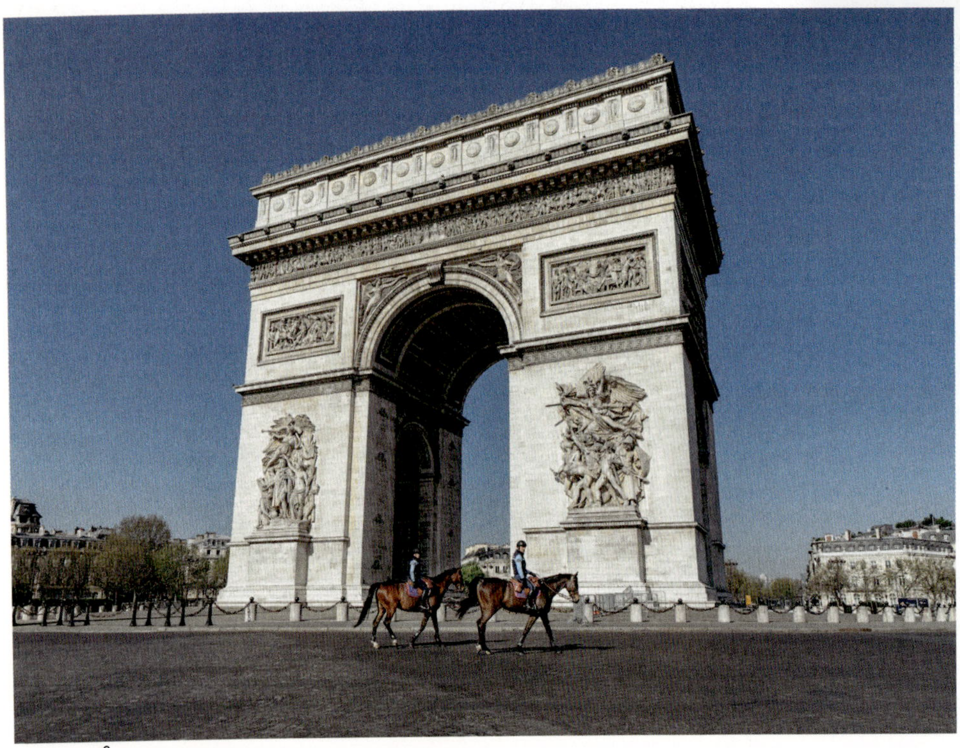

**Statt Autostau: Vor dem Arc de Triomphe patrouilliert die Republikanische Garde (April 2020)**

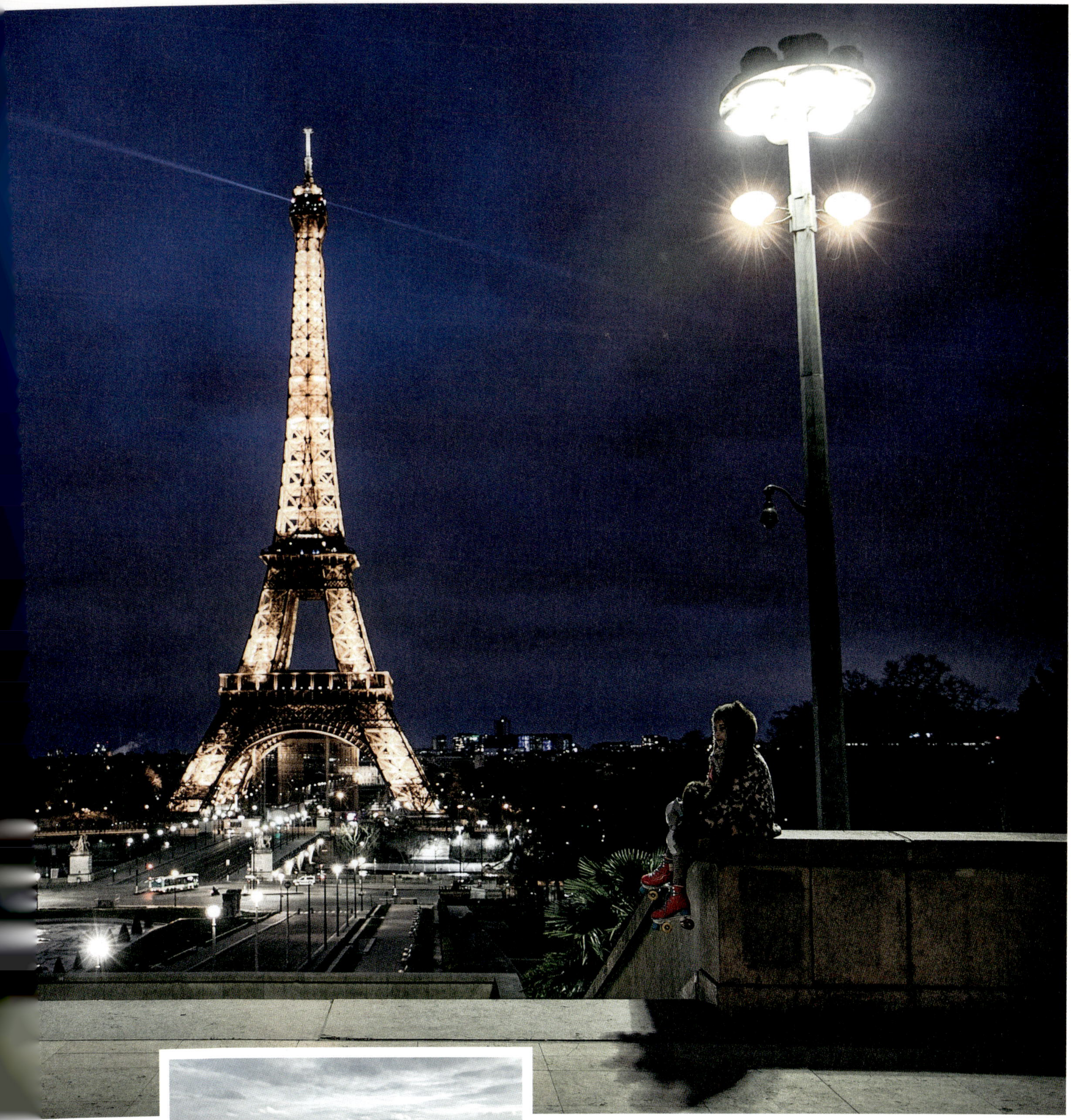

Viel Platz zum abendlichen Rollschuhlaufen vor prominenter Kulisse (März 2020)

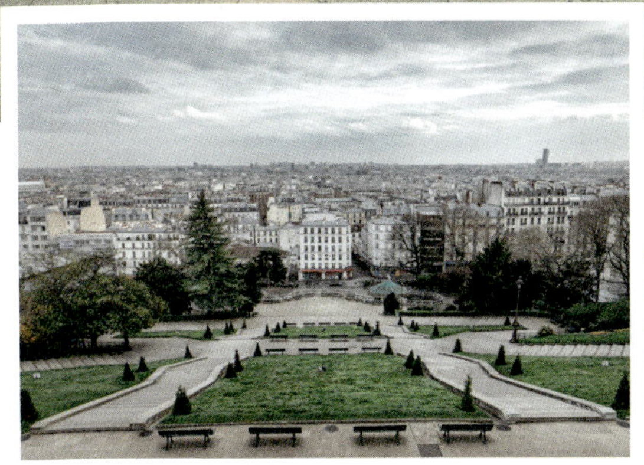

Alle Bänke sind frei: Der Ausblick von der Basilika Sacré-Cœur auf dem Montmartre (März 2020)

# *Bitte mit Abstand*

**VIELE BEGRIFFE** werden uns in Erinnerung bleiben, das Leibniz-Institut für deutsche Sprache hat sie gesammelt: Abstandsbier, Kuschelkontakt, Distanzunterricht. Alle drücken aus: Kommt einander nicht zu nah! Und so sind die Restaurants geschlossen, kein Kinobesuch ist möglich, Hochzeiten und Beerdigungen finden nur im kleinen Kreis statt. Wie das Leben dennoch weitergeht, hat Andreas Teichmann mit der Kamera dokumentiert.

Abstand zu anderen heißt aber auch: größere Nähe in Partnerschaft und Familie. Man kann sich nicht aus dem Weg gehen. Es gibt Streit, mehr häusliche Gewalt. „Was vorher auch durch Ablenkungen von außen kompensiert werden konnte, verschafft sich Gehör, wenn Abstand nicht mehr möglich ist“, sagt die Psychotherapeutin Ilka Hoffmann-Bisinger vom Institut „iska berlin“.

Viele fühlen sich inzwischen, wie es dieses neue Wort zum Ausdruck bringt: coronamüde.

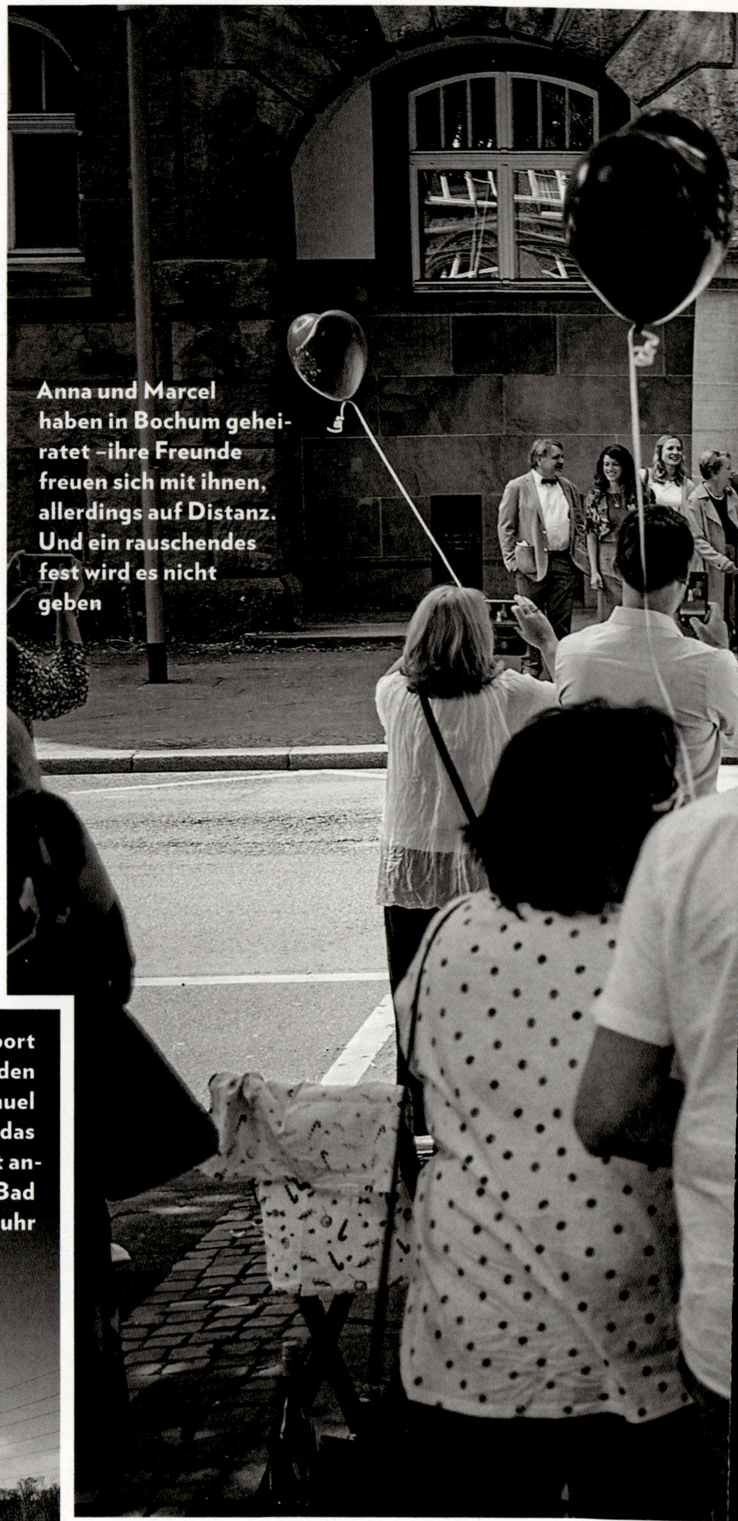

**Anna und Marcel haben in Bochum geheiratet – ihre Freunde freuen sich mit ihnen, allerdings auf Distanz. Und ein rauschendes fest wird es nicht geben**

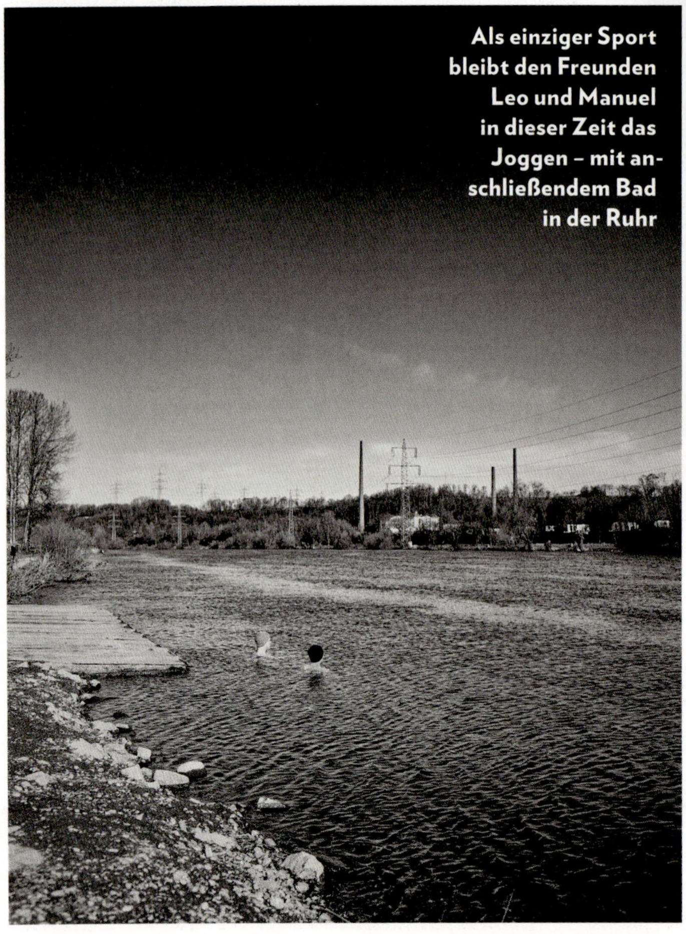

**Als einziger Sport bleibt den Freunden Leo und Manuel in dieser Zeit das Joggen – mit anschließendem Bad in der Ruhr**

**In den Kitas gibt es oft nur eine Notbetreuung, Abstand halten fällt dort besonders schwer. An der Beerdigung einer russischstämmigen Frau dürfen nur wenige Menschen teilnehmen**

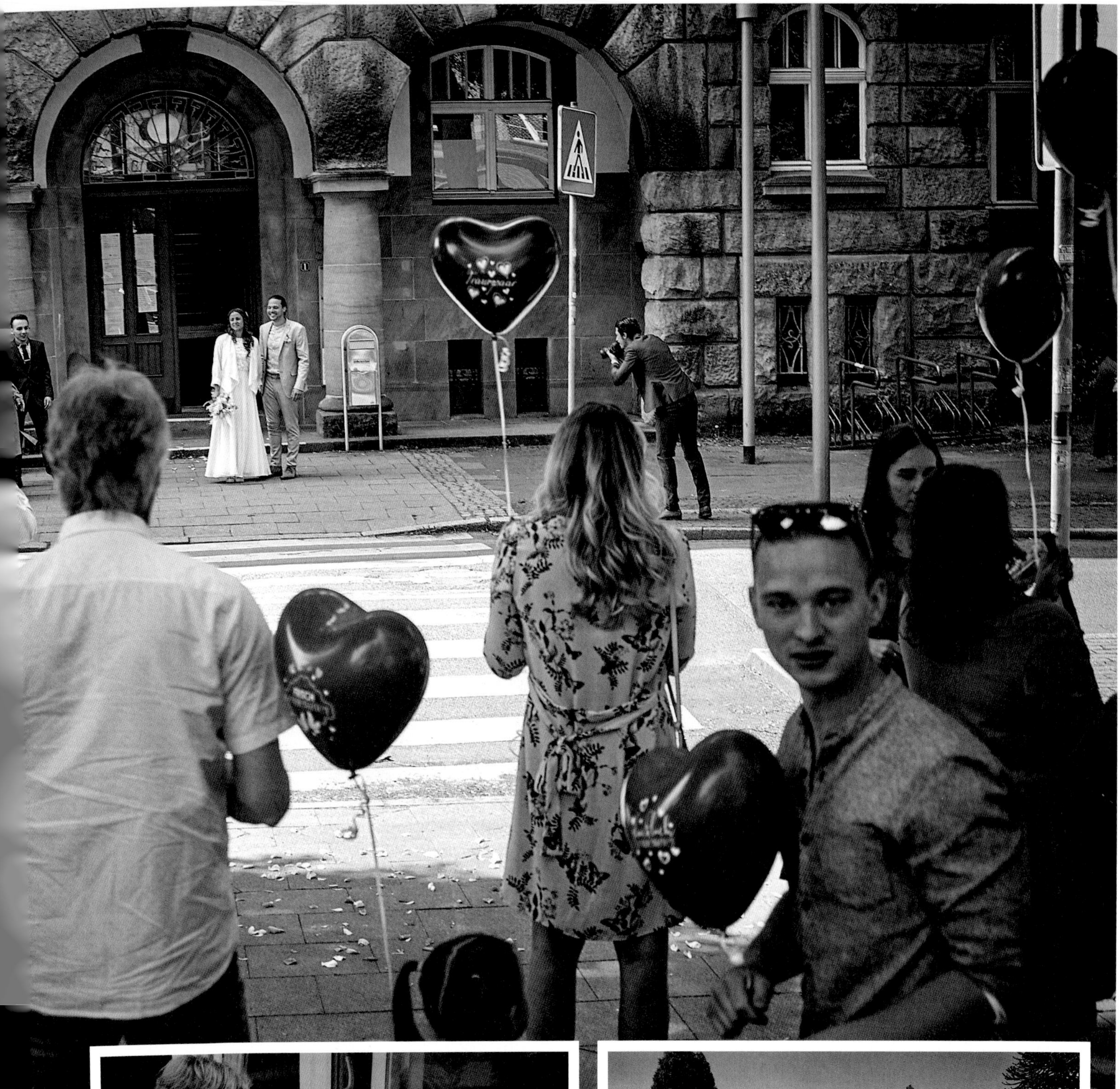

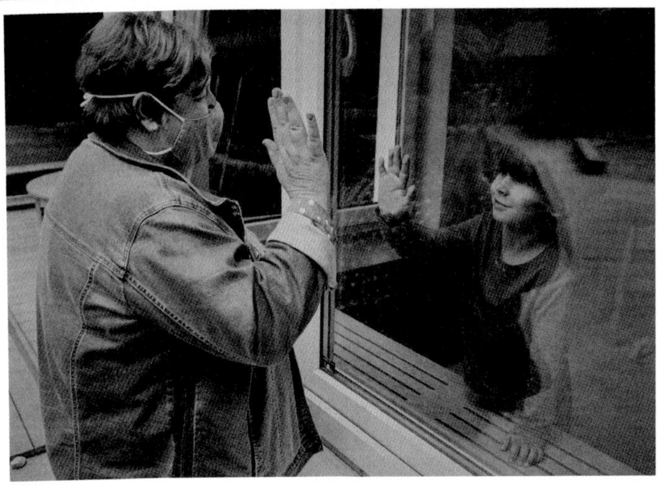

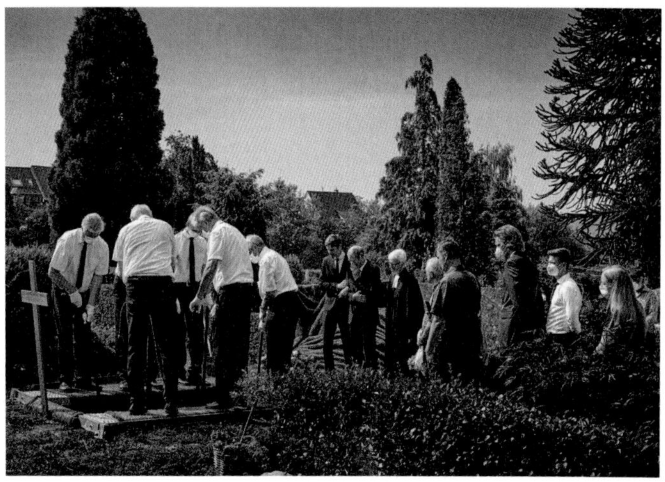

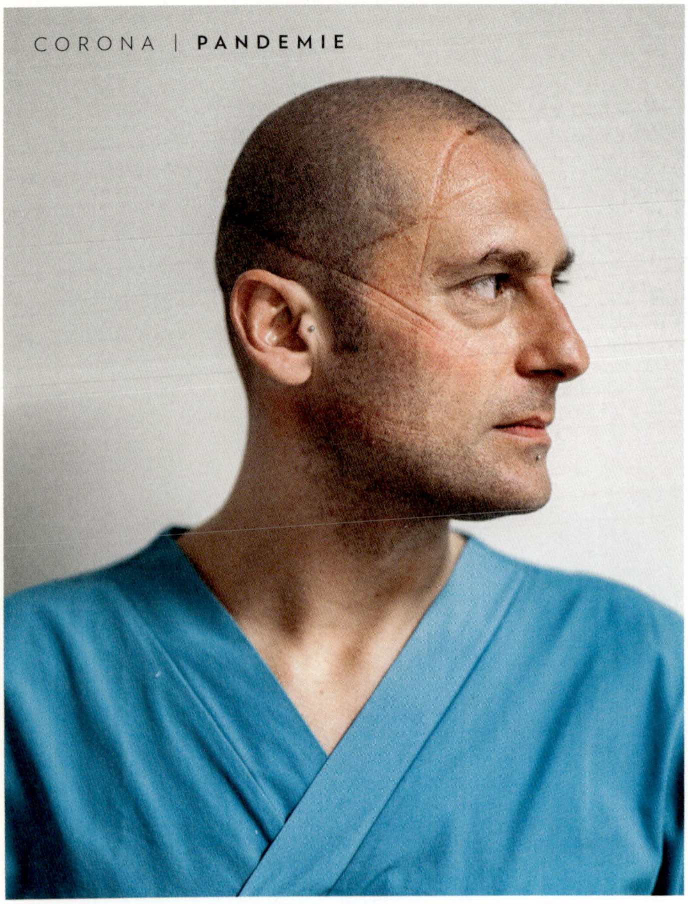

Gezeichnet von Müdigkeit und eng anliegender Schutzausrüstung: der Intensivpfleger Vicenzo Siciliano

# *Arbeiten am Anschlag*

**DIE STADT PESARO** liegt an der italienischen Adriaküste und hat 95 000 Einwohner. „Vom ersten Tag an war sie leider ganz oben bei den Ansteckungen und auch bei den Todesfällen", sagt der Fotograf Alberto Guiliani, der dort geboren wurde. Früh während der Pandemie begann er 2020, Ärzte und Pfleger eines Krankenhauses zu fotografieren, am Ende ihrer zwölfstündigen Schicht ohne Pause. „Sie waren vollkommen geschafft, losgelöst von Ort und Zeit, auf der Suche nach irgendeiner Form von Normalität."

Nicht nur Pesaro war hart von der Pandemie getroffen. Als in Deutschland die Zahl der Infektionen erst allmählich stieg, wurden in Bergamo bereits Lastwagen der Armee eingesetzt, um die vielen Toten zur Einäscherung in andere Städte zu bringen. Und auch Gesundheitspersonal steckte sich häufig an. Der italienische Ärzteverband zählte allein an einem Wochenende im März 2020 fast 1700 Fälle – ein Zehntel der Klinikbelegschaft.

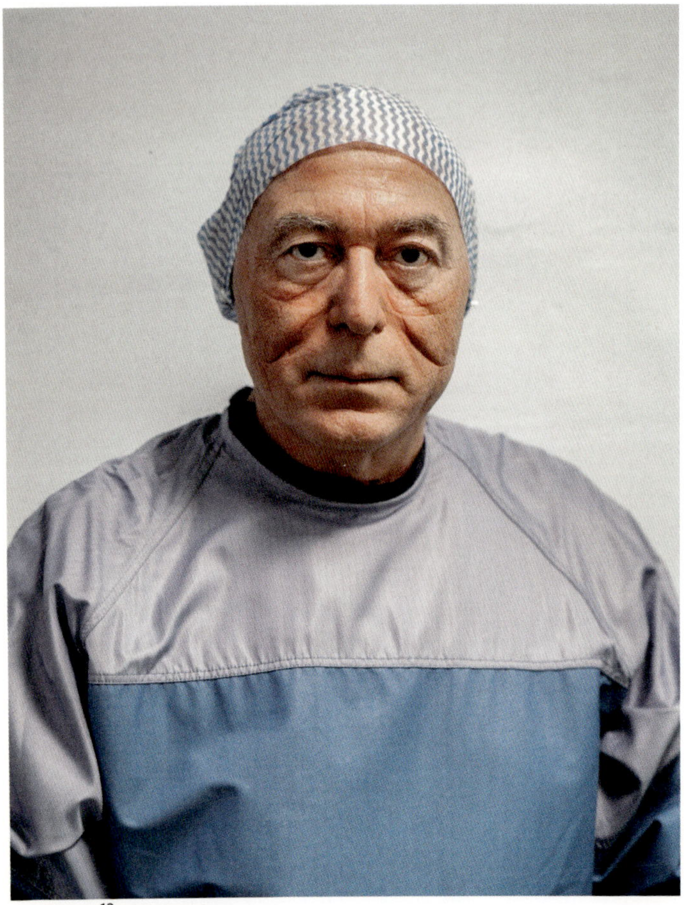

Der Notarzt Luciano Paolucci arbeitet in der ersten Coronawelle bis zur völligen Erschöpfung

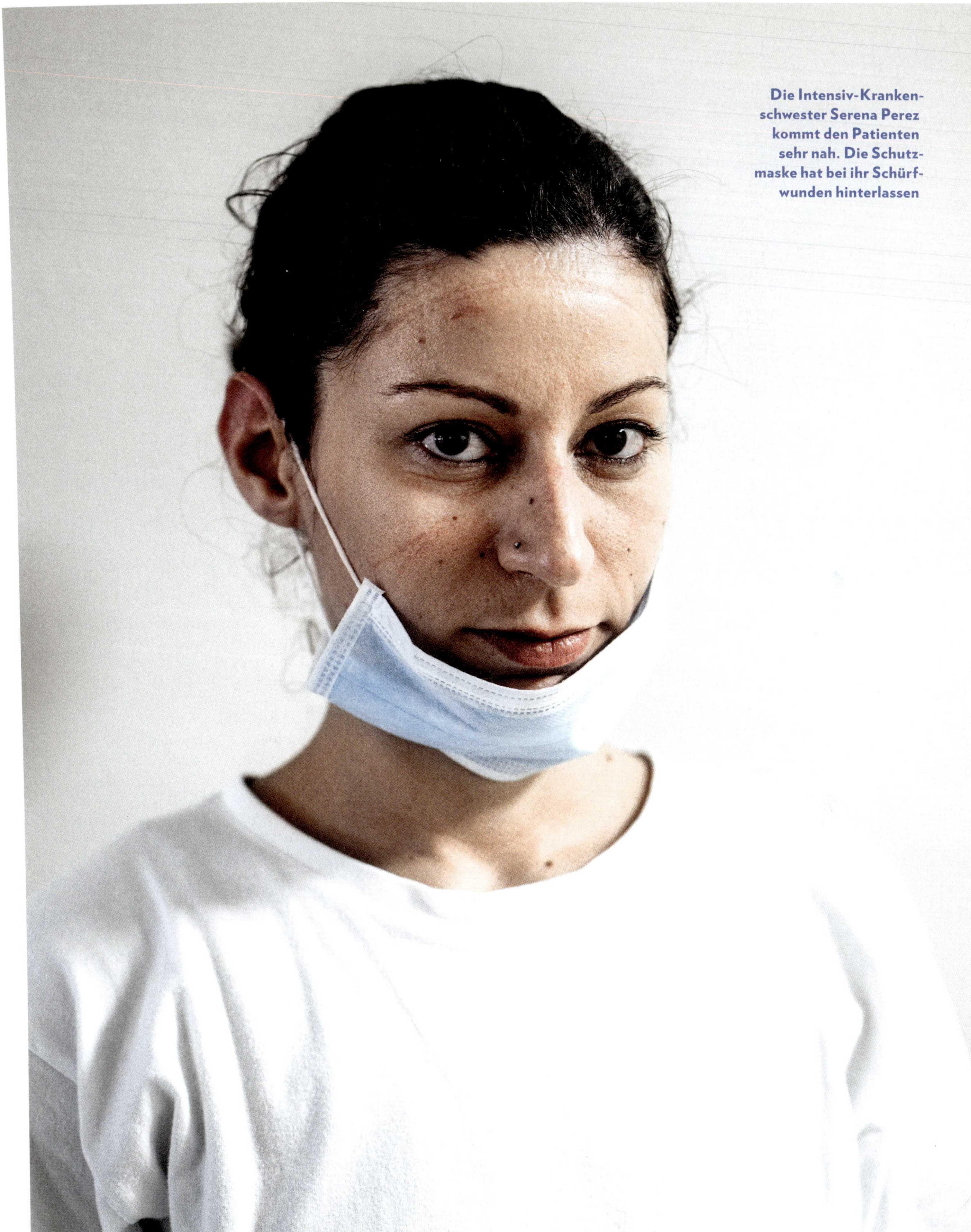

Die Intensiv-Kranken-
schwester Serena Perez
kommt den Patienten
sehr nah. Die Schutz-
maske hat bei ihr Schürf-
wunden hinterlassen

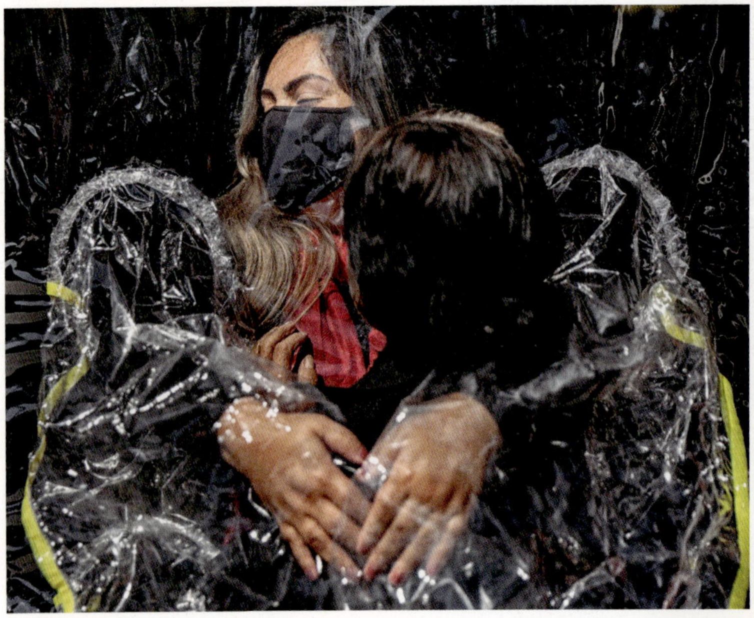

**Dank einem speziellen Plastik-Schutz kann eine 85-Jährige, die lange keinerlei Familienkontakt hatte, ihre Sozialarbeiterin umarmen**

# *Suche nach Wärme*

**MANCHES IST UNVERZICHTBAR**, wie der Austausch mit anderen Menschen. Und längst nicht jeder lebt mit einem Partner oder mit Kindern zusammen; vor allem für Ältere kann die Einsamkeit bedrückend werden. Da gilt es, erfindungsreich zu sein, um sich nahe zu kommen, wie diese Fotos von Mads Nissen aus Brasilien zeigen.

Das Land wurde von Corona besonders hart getroffen. Nach den USA und Indien hat der südamerikanische Staat als drittes Land die Zahl von zehn Millionen Infizierten überschritten, rund eine Viertel Million Menschen starben bislang. Und das, obwohl das brasilianische Gesundheitssystem im Vergleich zu den meisten seiner Nachbarländer recht gut dasteht.

Doch Präsident Jair Bolsonaro hat das Coronavirus mehrfach verharmlost und den Sinn von Impfungen angezweifelt. Anfang 2021 ist in Brasilien eine neue Virus-Mutation aufgetreten, die sich inzwischen in vielen Ländern verbreitet, auch bis nach Deutschland.

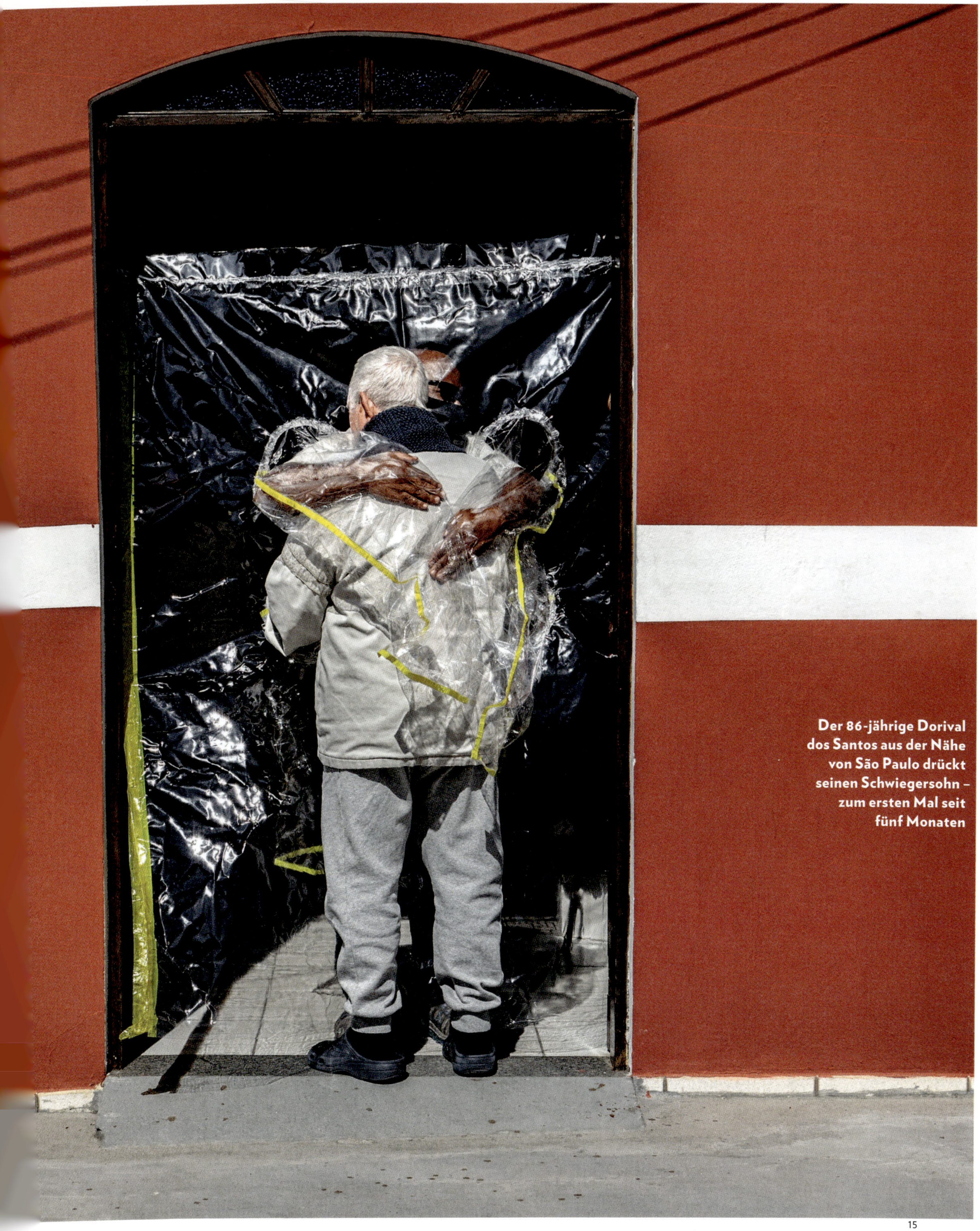

Der 86-jährige Dorival dos Santos aus der Nähe von São Paulo drückt seinen Schwiegersohn – zum ersten Mal seit fünf Monaten

Forscher des Jenner-Instituts in Oxford waren maßgeblich an der Entwicklung des Astra-Zeneca-Impfstoffs beteiligt

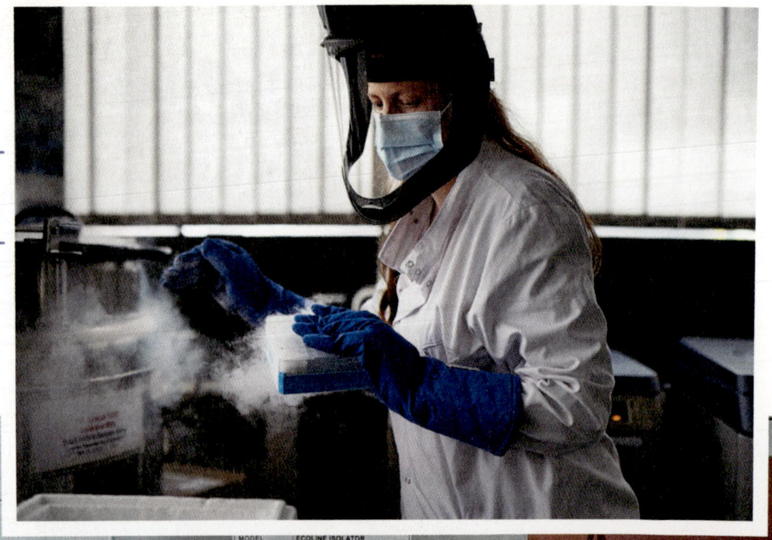

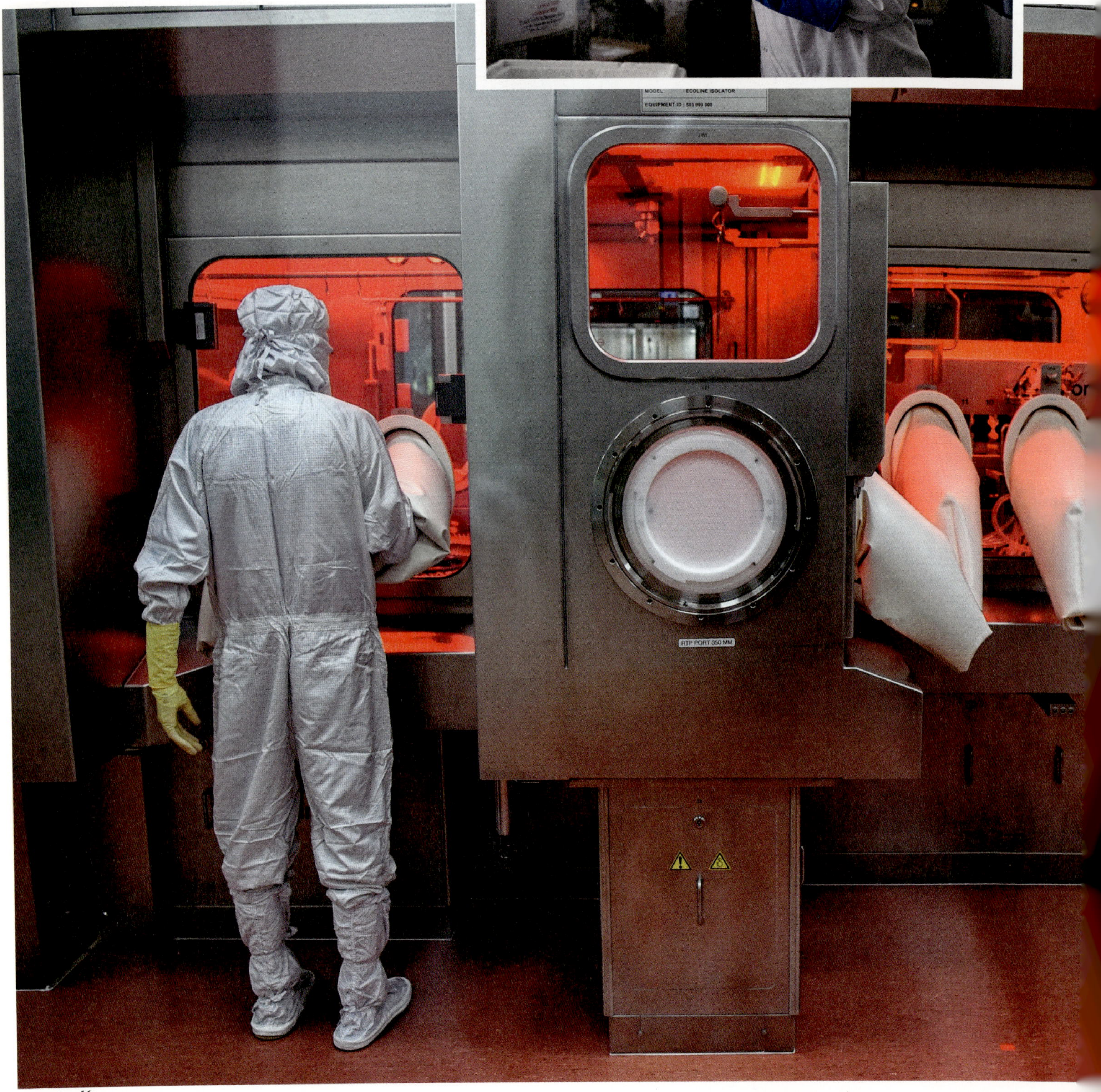

Virologen von der belgischen Universität Leuven haben einen Impfstoff-Prototyp gegen SARS-CoV-2 konzipiert

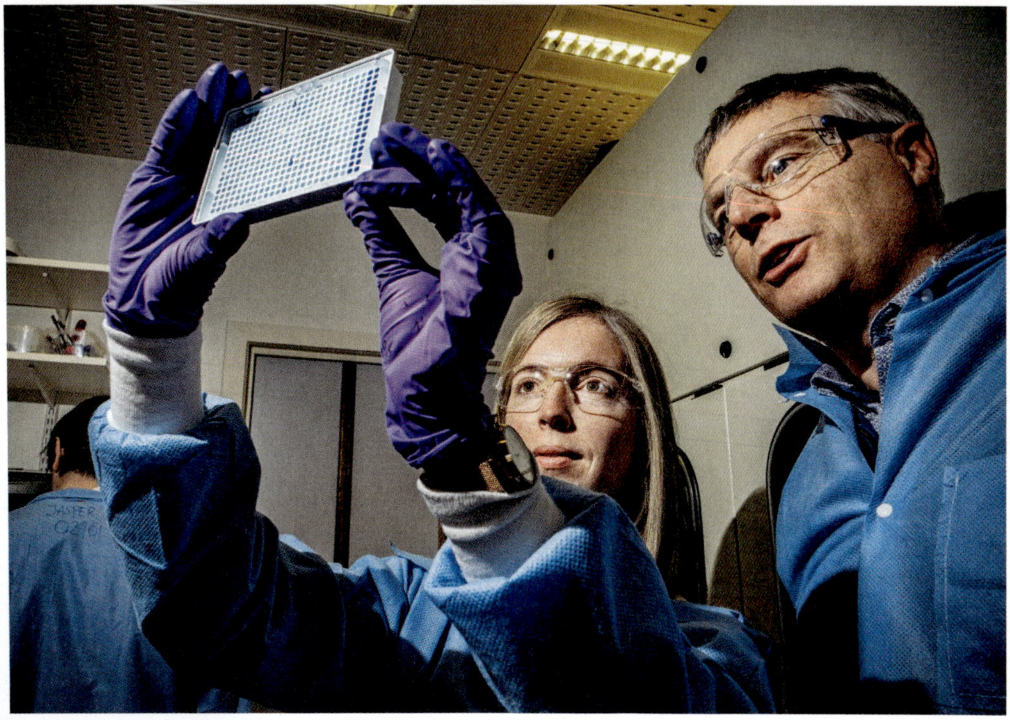

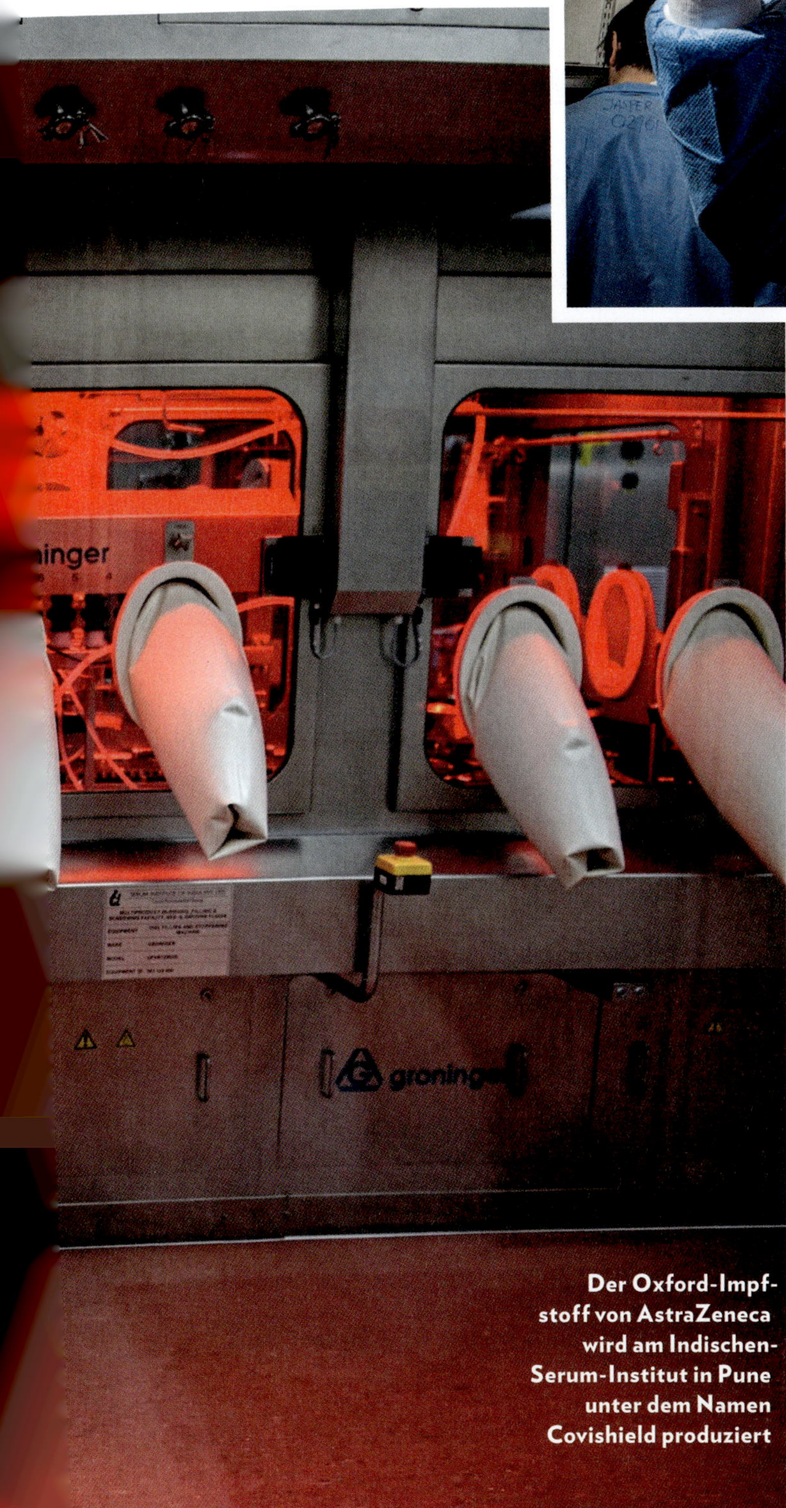

Der Oxford-Impfstoff von AstraZeneca wird am Indischen-Serum-Institut in Pune unter dem Namen Covishield produziert

# *Forschung rund um den Globus*

**NOCH NIE IN DER GESCHICHTE** standen so viele Forscher weltweit gleichzeitig am Start, um Medikamente und Impfstoffe gegen eine Krankheit zu finden. So gab es Ende Februar 2021 allein mehr als 250 Projekte zu Vakzinen in unterschiedlichen Entwicklungsstadien. Nicht nur mehrere Industriestaaten sind beteiligt, auch Kuba arbeitet an eigenen Impfstoffen und beginnt in Kürze mit Massentests.

Wissenschaftler suchen aber nicht nur nach völlig neuen Wirkstoffen gegen das Coronavirus, sondern überprüfen auch, ob bereits verfügbare Arzneistoffe COVID-19-Patienten helfen könnten. So erhielten unter Aufsicht der WHO Tausende Patienten in mehr als 30 Ländern verschiedene antivirale Mittel, einen Immunbotenstoff oder ein Malaria-Medikament. Bislang hat sich noch keines der Mittel als geeignet herausgestellt – doch die internationale Kraftanstrengung geht weiter.

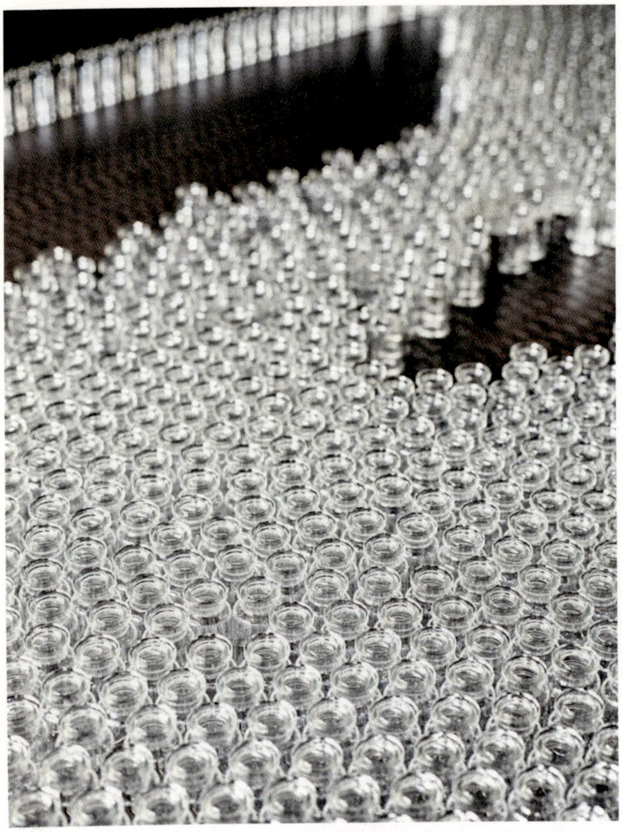

Nicht nur der Impfstoff kann zum Engpass werden, auch die Ampullen. Milliarden dieser Fläschchen aus Spezialglas müssen produziert werden

# *Schnell produzieren*

**OPERATION WARP SPEED** nannte der ehemalige US-Präsident Donald Trump die Initiative seiner Regierung vom Mai 2020 zur Herstellung von Medikamenten und Impfstoffen gegen COVID-19. Mit Lichtgeschwindigkeit ging es dann tatsächlich voran, bereits sieben Monate später wurde der erste Impfstoff in den USA zugelassen.

Doch Trump hat seinem Nachfolger Joe Biden zahlreiche Schwierigkeiten hinterlassen – vor allem weil er die Pandemie nicht ernst nahm und die Gefährlichkeit von Corona leugnete.

Bislang haben die USA mehr als 500 000 Tote durch COVID-19 zu beklagen, fast 29 Millionen Menschen sind oder waren infiziert. Somit gehören sie – bezogen auf die Einwohnerzahl – zu den am meisten betroffenen Ländern weltweit. Immerhin haben die Impfkampagnen schnell an Fahrt aufgenommen: Etwa jeder vierte US-Amerikaner hatte Anfang März 2021 mindestens die Erstimpfung erhalten.

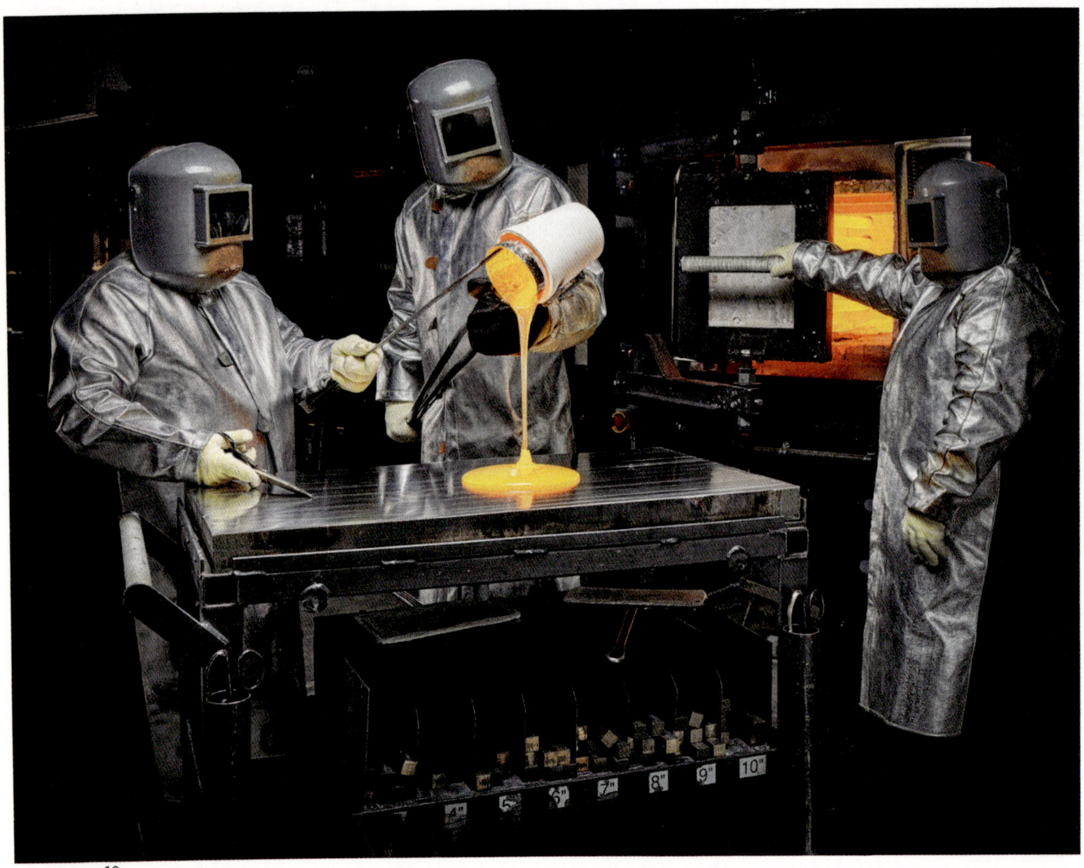

Ingenieure testen geschmolzenes Glas: Das Material für die Impffläschchen muss stabil sein und darf nicht mit dem Inhalt reagieren

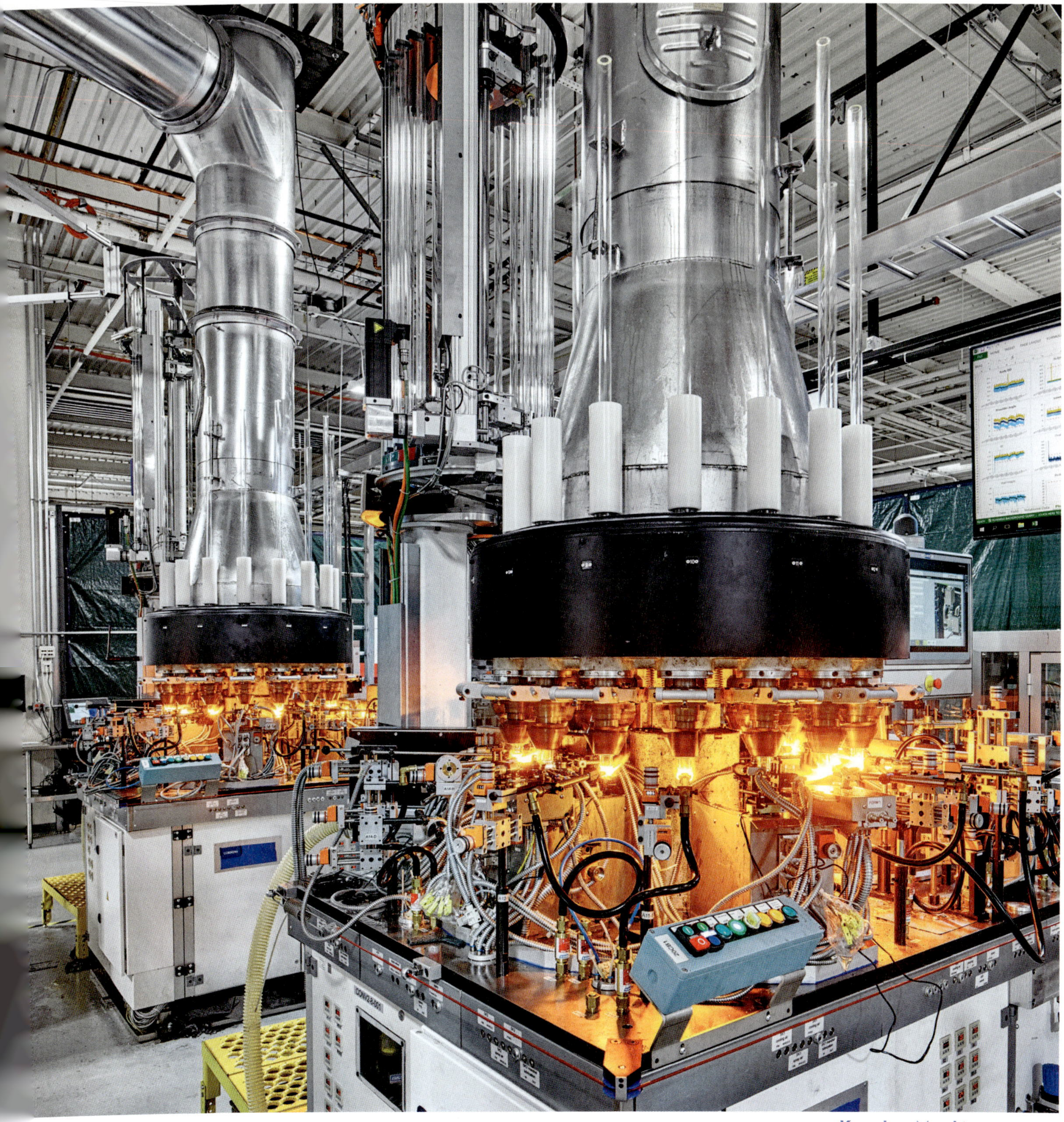

Komplexe Maschinen: Der Fotograf Christopher Payne dokumentierte die Produktion der Glasampullen beim Hersteller Corning in den USA

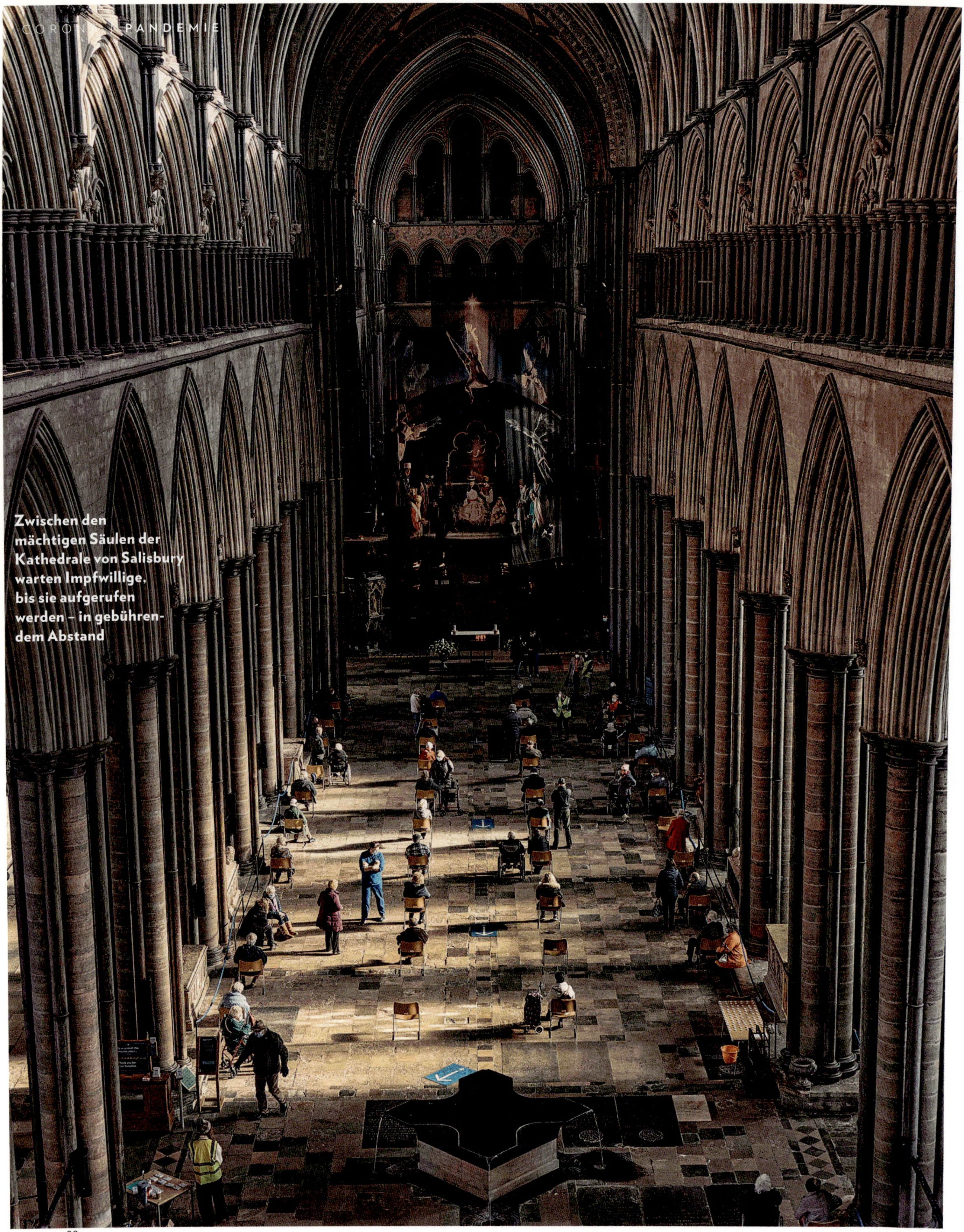

Zwischen den mächtigen Säulen der Kathedrale von Salisbury warten Impfwillige, bis sie aufgerufen werden – in gebührendem Abstand

# *Hoffnung aufs Vakzin*

**ERST DER BREXIT**, dann schossen die Infektionszahlen in die Höhe. Es war zum Verzweifeln, was die Briten erleben mussten. Hinzu kam noch eine Mutation von SARS-CoV-2, die sich als besonders ansteckend erwies.

Doch dann kam das Königreich verblüffend schnell bei den Impfungen voran – und konnte auf tatkräftige Hilfe durch die anglikanische Kirche setzen. Eine Kathedrale wurde zu einem Impfzentrum umfunktioniert. Solch seltene Motive ließ sich der Fotograf Tom Jamieson nicht entgehen.

Auch Israel, Dänemark, Malta und Ungarn sind inzwischen Vorbilder, was die Fortschritte beim Impfen angeht. Ärmere Länder blieben weit zurück. Unter Führung von Indien und Südafrika unterstützen nun mehr als 100 Staaten einen Antrag an die Welthandelsorganisation, den Patentschutz für Corona-Impfstoffe aufzuheben – damit die Vakzine für alle schnell verfügbar sind.

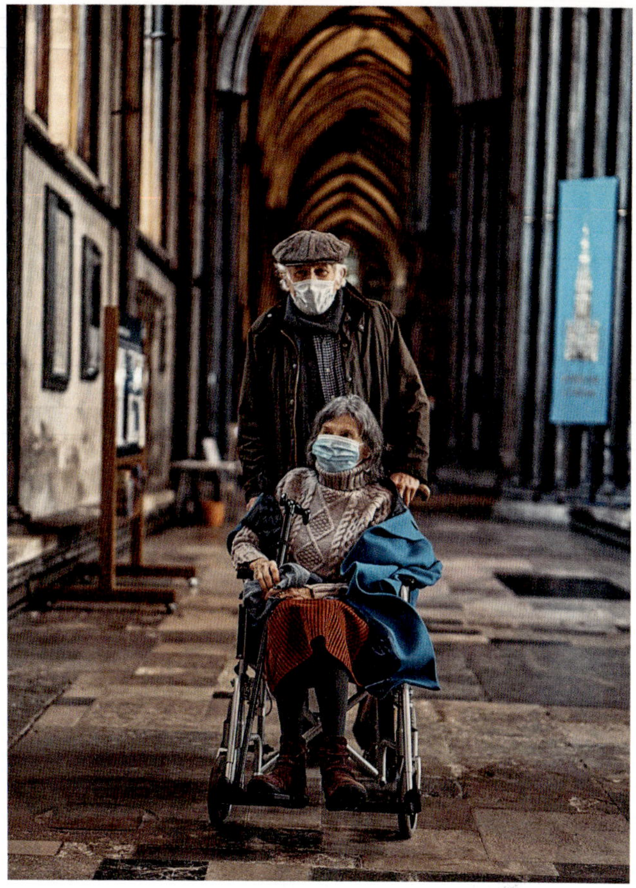

Derek Ancona (85) war Chef der Küstenwache, er weiß, was schwere See bedeutet. Die Injektion war für ihn und seine Frau Jane (86) nicht mehr als ein Piks

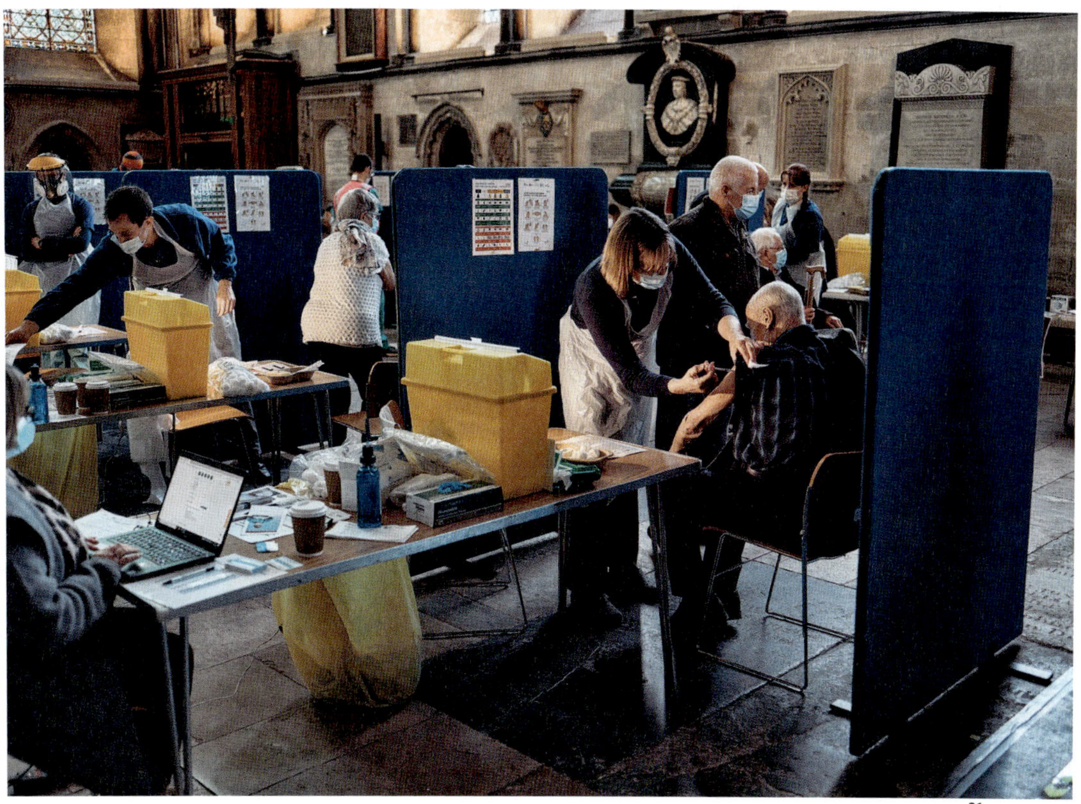

Während das medizinische Personal die Spritzen setzt, sorgt der Organist für musikalische Untermalung

# *Lernen am Laptop*

**WAS DENN NUN?** Wechselweise Unterricht in der Schule? Alle lieber daheim? Das Hin und Her bringt Kinder, Jugendliche und ihre Eltern an ihre Grenzen. Insbesondere Kinder aus bildungsfernen oder sozial benachteiligten Familien werden abgehängt, befürchten Pädagogen und Bildungsforscher.

Die Krankenkasse DAK wies darauf hin, dass in Berlin seit Beginn der Pandemie mehr Minderjährige als zuvor zur Behandlung in psychiatrische Kliniken eingewiesen werden. Und eine Studie des Universitätsklinikums Hamburg-Eppendorf ergab, dass fast jedes dritte Kind in Deutschland ein knappes Jahr nach Pandemiebeginn psychisch auffällig ist (vorher war es jedes fünfte Kind).

Sorgen um die Bildung der Kinder betreffen den gesamten Globus. UNICEF meldete Anfang März: Mehr als 168 Millionen Kinder gingen seit fast einem Jahr nicht mehr zur Schule. ○

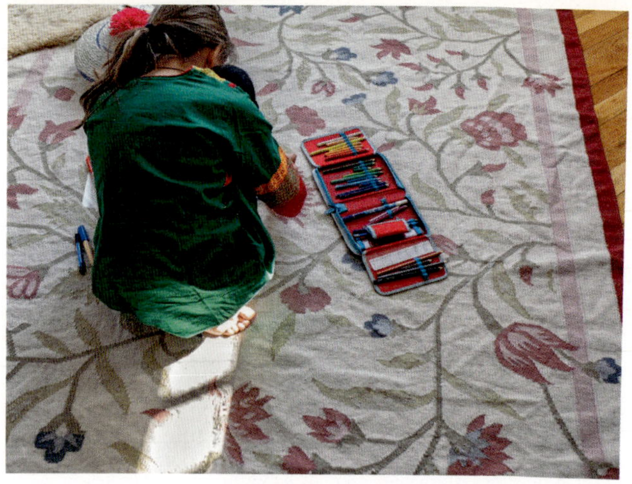

**»Schule im Ausnahmezustand« nennt die Lehrerin und Dokumentarfotografin Irina Unruh ihre Bilderserie**

**Jochen Heitwerth erklärt seiner 11. Klasse in Münster die Grundlagen der Genetik – und entkräftet Fake News mit Fakten**

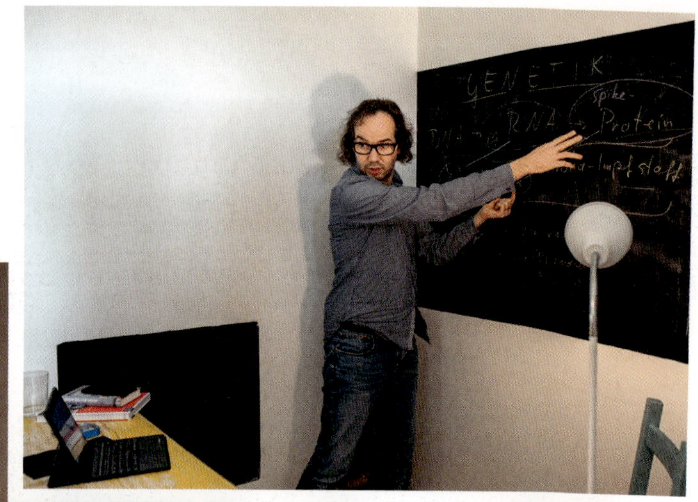


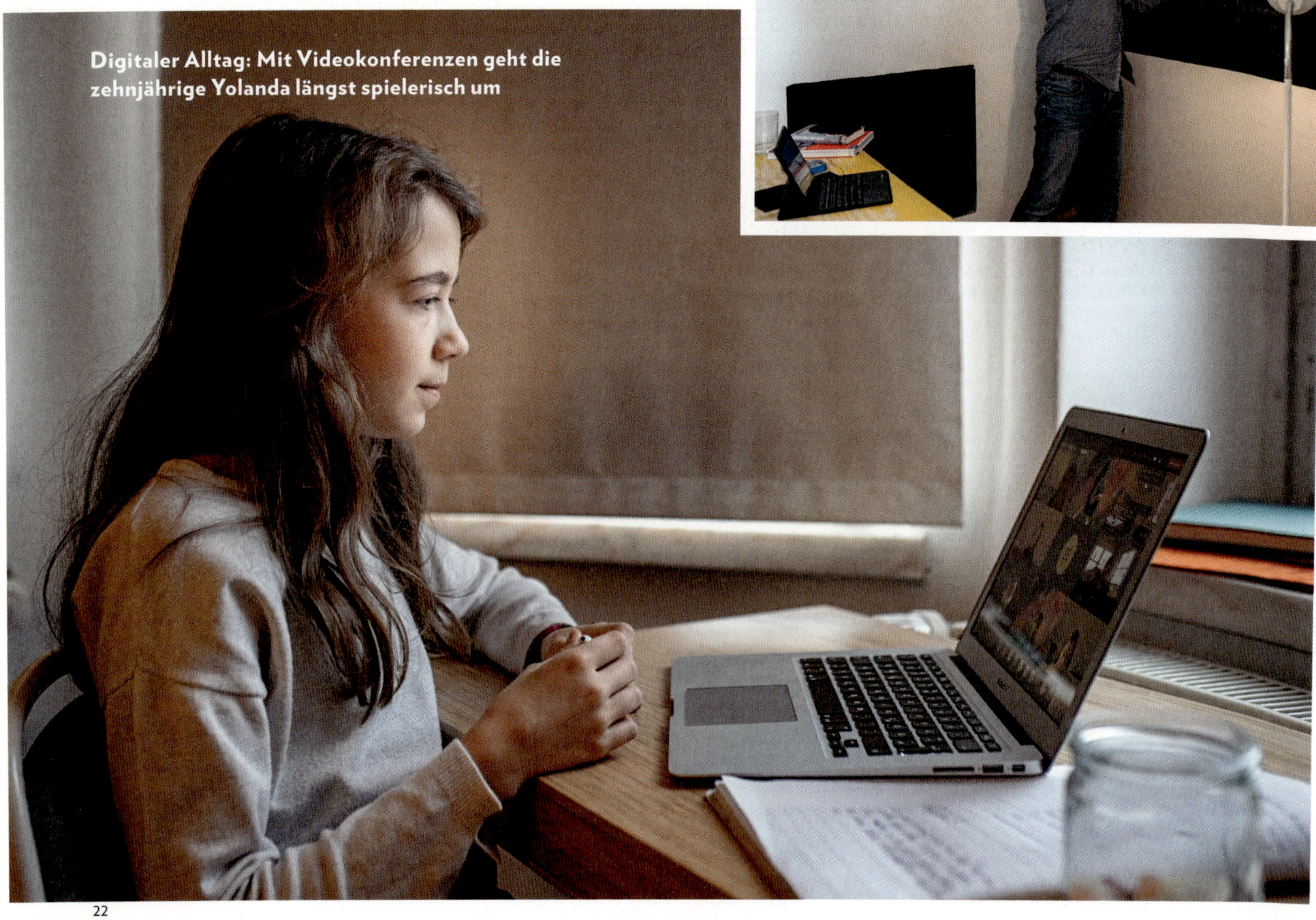

**Digitaler Alltag: Mit Videokonferenzen geht die zehnjährige Yolanda längst spielerisch um**

ANZEIGE

# Pure Lebensfreude kennt keine Altersgrenze. Keuchhusten auch nicht.

gsk

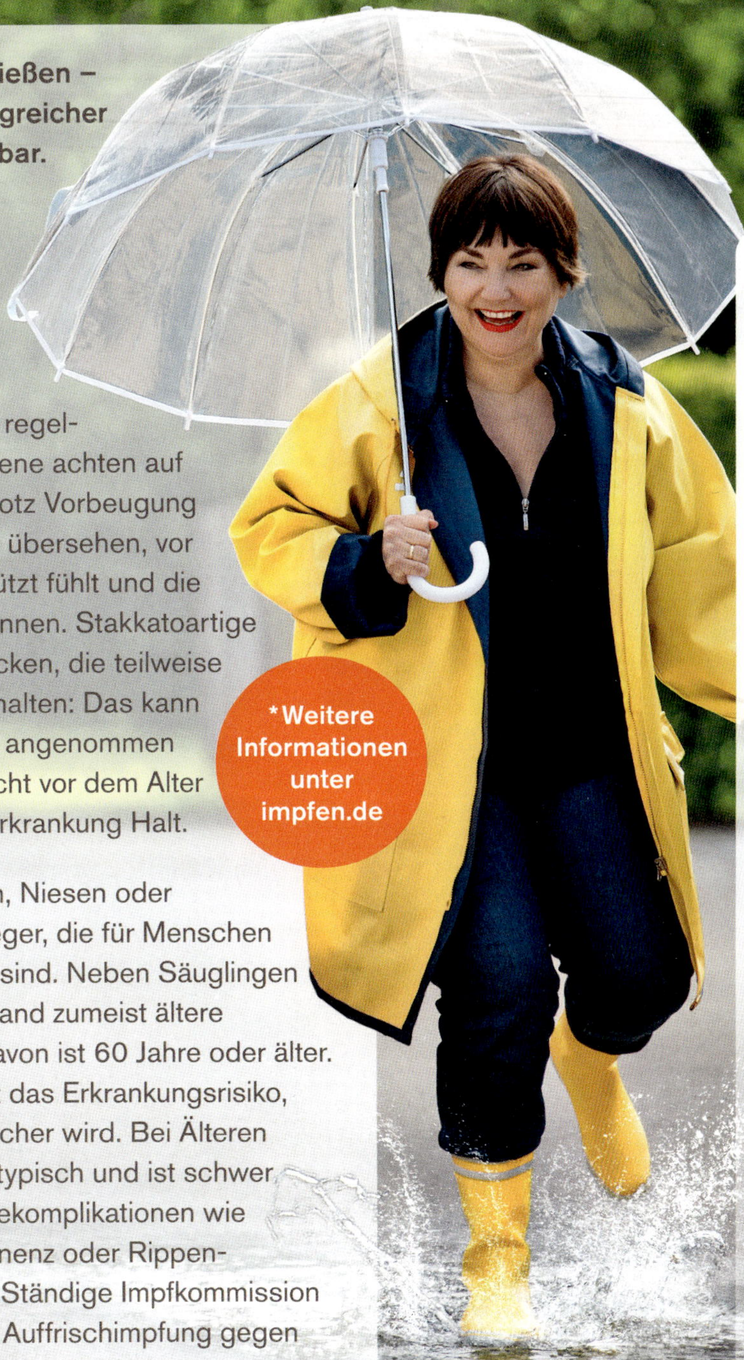

**Unbeschwert das Leben genießen – gerade im Alter ist ein umfangreicher Impfschutz dafür unverzichtbar. Denn vermeintliche Kinderkrankheiten, wie beispielsweise Keuchhusten, können Sie auch in der zweiten Lebenshälfte treffen.**

Ausgewogene Ernährung und regelmäßiger Sport: Viele Erwachsene achten auf einen gesunden Lebensstil. Trotz Vorbeugung werden dabei aber oft Risiken übersehen, vor denen man sich längst geschützt fühlt und die einen aus der Bahn werfen können. Stakkatoartige und schmerzhafte Hustenattacken, die teilweise wochen- oder monatelang anhalten: Das kann Keuchhusten sein. Anders als angenommen macht die Infektion nämlich nicht vor dem Alter oder einer durchgemachten Erkrankung Halt.

Kleine Tröpfchen beim Husten, Niesen oder Sprechen übertragen die Erreger, die für Menschen jeden Alters hochansteckend sind. Neben Säuglingen trifft Keuchhusten in Deutschland zumeist ältere Erwachsene – jeder Fünfte davon ist 60 Jahre oder älter. Mit zunehmendem Alter steigt das Erkrankungsrisiko, weil das Immunsystem schwächer wird. Bei Älteren verläuft die Erkrankung oft untypisch und ist schwer zu diagnostizieren. Auch Folgekomplikationen wie Lungenentzündungen, Inkontinenz oder Rippenbrüche können auftreten. Die Ständige Impfkommission (STIKO) empfiehlt daher eine Auffrischimpfung gegen Keuchhusten im Erwachsenenalter.*

***Weitere Informationen unter impfen.de**

**Prüfen Sie Ihren Impfstatus und fragen Sie Ihren Arzt, wie Sie sich am besten vor einer Keuchhusteninfektion schützen können.**

## Erwachsene können an Keuchhusten erkranken

**Jeder fünfte**

Erkrankte **ist älter als 60 Jahre.****

**40 %**

davon werden wahrscheinlich an **Komplikationen** leiden.

**60 %**

**der Erwachsenen** sind **unzureichend geschützt.**

** Bezugsjahr 2019

NP-DE-PTX-ADVR-210003 02.2021

# Viren: Die leblosen Wesen

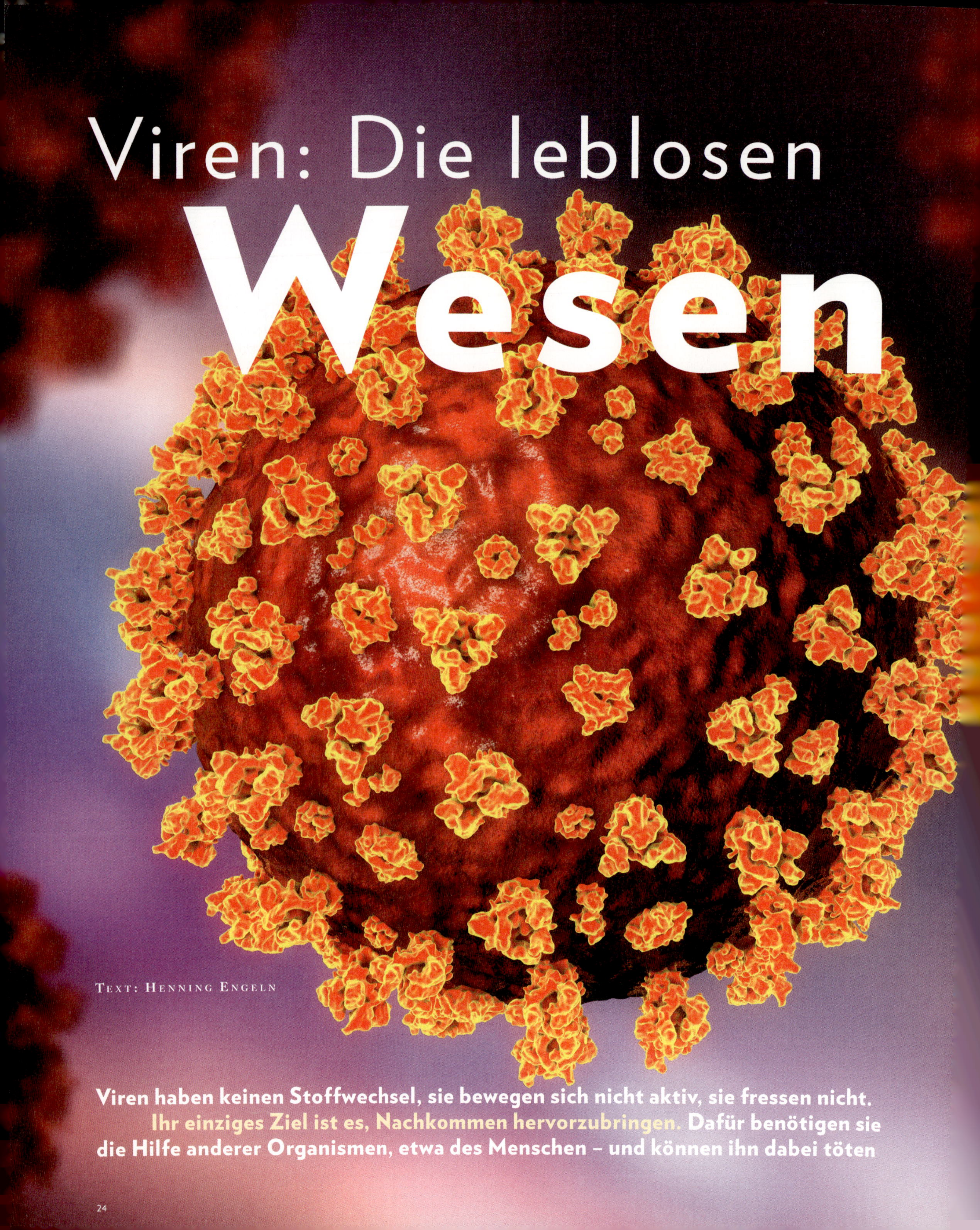

TEXT: HENNING ENGELN

**Viren haben keinen Stoffwechsel, sie bewegen sich nicht aktiv, sie fressen nicht. Ihr einziges Ziel ist es, Nachkommen hervorzubringen. Dafür benötigen sie die Hilfe anderer Organismen, etwa des Menschen – und können ihn dabei töten**

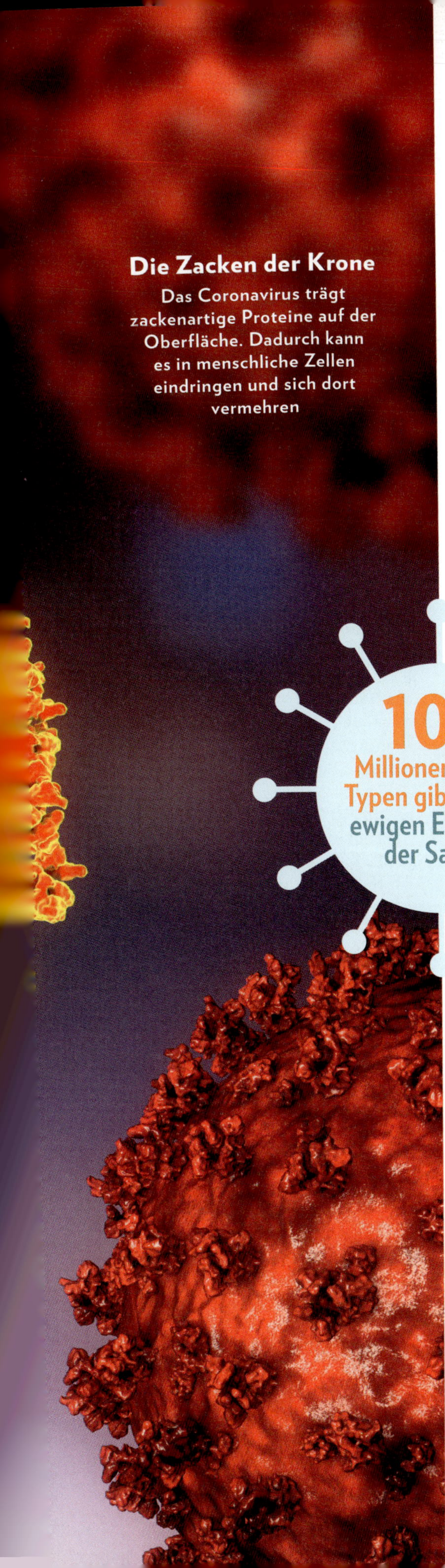

**Die Zacken der Krone**
Das Coronavirus trägt zackenartige Proteine auf der Oberfläche. Dadurch kann es in menschliche Zellen eindringen und sich dort vermehren

**100**
**Millionen Viren-Typen gibt es – im ewigen Eis wie in der Sahara**

**WENN MAN** den Erfolg eines Wesens danach bemisst, wie viele Exemplare davon existieren, dann gibt es einen ebenso überraschenden wie eindeutigen Sieger: Es sind die Viren. Nur von ihnen ist eine derart große Anzahl vorhanden. Wäre ein Viruspartikel so groß wie ein Sandkorn, würden alle Viren die komplette Erdoberfläche mit einer rund 15 Kilometer dicken Sandschicht bedecken.

Tatsächlich aber sind Viren extrem klein, hundertfach kleiner als selbst Bakterien. Ein Grippevirus etwa misst 0,1 Tausendstel Millimeter.

Erst nach der Erfindung des Elektronenmikroskops im Jahr 1931 wurden Abbildungen dieser Winzlinge möglich. Sie zeigen Kugeln mit kleinen Noppen; oder Kapseln in der Gestalt eines perfekten Polyeders mit 20 dreieckigen Oberflächen; oder lange Zylinder. Bei all diesen Objekten handelt es sich allerdings nur um die Verpackung des Virus.

Darin schlummert das Geheimnis der Winzlinge, eine Art trojanisches Pferd: ein winziges Stück Erbsubstanz. Gelingt es dem Virus, sich an die Zelle eines Fremdorganismus anzulagern und die eigene Erbsubstanz in die Zelle einzuschleusen, diktieren diese, was die Zelle zu tun hat: Sie stellt in ihrem Inneren neue Viren her – teils so lange, bis sie daran zugrunde geht und Tausende Tochterviren in die Umgebung speit.

**EIN VIRUS** ist also ein winziges, in einer Verpackung steckendes genetisches Programm, das nur einen Daseinszweck kennt: sich selbst zu vermehren. Da Viren dabei die Hilfe eines Wirtes (die Zelle eines fremden Organismus) in Anspruch nehmen, gelten sie als Parasiten. Ihre Entwicklung begann vermutlich schon vor mehr als 3,5 Milliarden Jahren. In jener Epoche existierte eine Vorstufe von Leben, die aus einer besonderen Sorte von Erbmolekülen (RNA) bestand. Diese Moleküle hatten die Fähigkeit, sich durch Anlagerung neuer Molekülbausteine selbst zu verdoppeln.

Allerdings war die Verdoppelung dieser Moleküle zunächst noch sehr unvollkommen. Häufig wurden falsche Bausteine eingefügt – es kam zu Mutationen. Die meisten konnten sich nicht mehr vermehren: Sie starben aus. Doch einigen gelang es vermutlich, die Schwäche in einen Vorteil umzumünzen. Sie nahmen die Hilfe fremder Moleküle in Anspruch, um sich selbst zu verdoppeln. So vermehrten sie sich auf Kosten der anderen. Damit waren die ersten Parasiten entstanden, die Viren in die Welt gekommen.

Als sich später die ersten Zellen formten, nutzten die Viren sie als Wirte, um sich zu vermehren. Um von einer zur anderen zu gelangen, umgaben sie sich mit einem schützenden Mantel aus Eiweißen, der es ihnen ermöglichte, an einer Zelle anzudocken. So gelangten sie in einen neuen Wirt hinein. Heute, schätzen Forscher, gibt es vermutlich gut 100 Millionen Virustypen. Sie kommen in der Tiefsee vor, in heißen Quellen, in der Sahara, in der arktischen Eiswüste, aber auch 200 Meter unter der Erdoberfläche. Und sie befallen alle Organismen, die sich auf der Erde entwickelt haben: Bakterien, Einzeller, Pilze, Pflanzen, Tiere.

Trotz solcher Erkenntnisse glauben die Wissenschaftler, dass erst ein winziger Teil der Viren bekannt und ihre Rolle in der Geschichte der

Evolution bislang kaum erforscht ist. Ohnehin sind die winzigen Parasiten jene Organismen, von deren Existenz die Menschheit zuletzt erfuhr – vor rund 125 Jahren.

Noch im 19. Jahrhundert waren die Erreger einiger infektiöser Krankheiten unbekannt, beispielsweise von Tollwut, Kinderlähmung, Maul- und Klauenseuche oder der Mosaikkrankheit bei Tabakpflanzen. Bakterien und andere Einzeller konnten Mediziner und Biologen als Ursache ausschließen: 1892 etwa presste ein russischer Forscher in Sankt Petersburg Extrakte aus infizierten Tabakpflanzen durch einen Filter, der so winzige Löcher hatte, dass kein Bakterium hindurchpasste. Doch obwohl die Bakterien zurückgehalten wurden, blieb die Flüssigkeit ansteckend. Die Wissenschaftler vermuteten, Gifte würden die Seuche übertragen (lat. virus = Gift, Schleim).

**125**
**Jahre etwa ist es her, dass Menschen erstmals von Viren erfuhren**

Und auch wenn sie die infektiösen Extrakte verdünnten, blieb die krank machende Wirkung erhalten. Die „Gifte" hatten offenbar die Fähigkeit, sich in einem Organismus zu vermehren. Es musste sich also um winzige, bislang unbekannte Wesen handeln.

**FORSCHERN IN NEW YORK** gelang es 1935, das Tabakmosaik-Virus zu isolieren und davon Kristalle herzustellen. Lebende Zellen jedoch sind aus zu vielen unterschiedlichen Stoffklassen aufgebaut, um einen Kristall – einen Körper aus gleichmäßig in allen drei Raumrichtungen angeordneten Einheiten – zu formen. Viren wurden daraufhin zu unbelebten Molekülkomplexen erklärt.

Weitere Untersuchungen zeigten, dass die winzigen Erreger im Wesentlichen aus etwas Erbsubstanz sowie einer schützenden Verpackung aus Eiweißmolekülen bestehen. Schließlich wurde klar: Viren sind Wanderer zwischen den Welten. Sie sind quasi tot, solange sie als isolierte Partikel existieren. Sobald sie in eine Wirtszelle gelangen, werden die Schmarotzer dort „lebendig" und beginnen sich zu vermehren. Sie manipulieren den Stoffwechsel der Zelle, benutzen deren Moleküle und verwenden gespeicherte chemische Energie für ihre Zwecke. Sie borgen sich sozusagen das Leben von den Zellen der anderen Organismen. Und weil sie dabei häufig ihren Wirt schädigen, dessen Körperzellen ausbeuten und zerstören, sind sie vor allem als Krankheitserreger bekannt.

Bevor Viren aber die Zellen eines Körpers, etwa des Menschen, infizieren können, müssen sie erst einmal in ihn hineingelangen. Weil sie über keinerlei Antriebsmechanismus verfügen, sind sie dabei auf etwas Glück angewiesen. Manche, etwa Schnupfenviren, geraten über die Schleimhäute von Mund, Augen und Nase in den Organismus. Die Gelbfieber und Dengue-Viren werden durch Stiche von Mücken ins Blut des Opfers übertragen, das FSME-Virus, das Gehirn und Hirnhautentzündungen auslösen kann, von Zecken. Der Tollwuterreger gelangt durch Tierbisse in den Körper, das AIDS verursachende HI-Virus durch Geschlechtsverkehr oder Kontakte mit verschiedenen Körperflüssigkeiten. Keiner dieser Schmarotzer kann jedoch die gesunde Hautbarriere überwinden.

Wenn ein Virus in den Körper vorgedrungen ist, steht es vor dem nächsten Problem: Es muss in eine Zelle hineinkommen. Doch so ein winziger Parasit besitzt keinerlei Strukturen, mit denen er sich bewegen könnte, und auch keine Kraft. Deswegen ist er auf die Hilfe seines Wirtes angewiesen.

Und die erzwingt er durch einen Trick. Jede Zelle besitzt auf ihrer Oberfläche zahlreiche charakteristische Strukturen, die unter anderem eine chemische Kommunikation mit anderen Zellen ermöglichen oder dazu dienen, Substanzen hinein- oder herauszuschleusen. Die Formen dieser Strukturen sind so einzigartig und so verschieden wie unterschiedliche Schlösser. Viren nun tragen wiederum bestimmte Moleküle, deren Form zu einer solchen Struktur auf der Zelle exakt passt – wie der Schlüssel in ein Schloss. Beim neuen Coronavirus (SARS-CoV-2) ist dieses Molekül als „Spike-Protein" bekannt geworden. Weil die Spike-Proteine wie die Zacken einer Krone aussehen, gaben sie dem Erreger sogar seinen Namen (von lat. corona = Kranz, Krone).

Eine immense Bedeutung hat das Spike-Protein für die Entwicklung von Impfstoffen, weil das menschliche Immunsystem den Erreger daran erkennen kann.

**1935**
**isolierten Forscher das Tabakmosaik-Virus**

**TRIFFT EIN VIRUS** – egal welcher Art – auf die passende Struktur an der Oberfläche einer Zelle, lagert es sich an. Es führt quasi seinen molekularen Schlüssel in das Schloss ein, schließt es auf – und wird von der Zelle aktiv in ihr Inneres aufgenommen.

Ein Virus ähnelt daher einem Einbrecher, der den Schlüssel für die Tür eines fremden Hauses besitzt. Da die verschiedenen Zelltypen aber unterschiedliche molekulare Strukturen haben, können die Viren nur in jene Zellen eindringen, zu denen ihr Schlüssel passt. Jeder Virustyp kann also nur ganz bestimmte Zellen infizieren.

Im Inneren der Wirtszelle verliert das Virus seine Schutzhülle aus Eiweißen, und es bleibt die nackte Erbsubstanz zurück. Um in dem Bild vom Einbrecher zu bleiben: Ein Hausbesitzer könnte nun einen Einbrecher von einem Familienmitglied unterscheiden und ihn wieder hinauswerfen – eine Zelle kann das zumeist nicht. Stattdessen nimmt sie die Anweisungen entgegen, die in der Erbsubstanz des Virus wie in einem Programm gespeichert sind, und führt sie aus. Und diese Anweisungen besagen: Verwende all deine

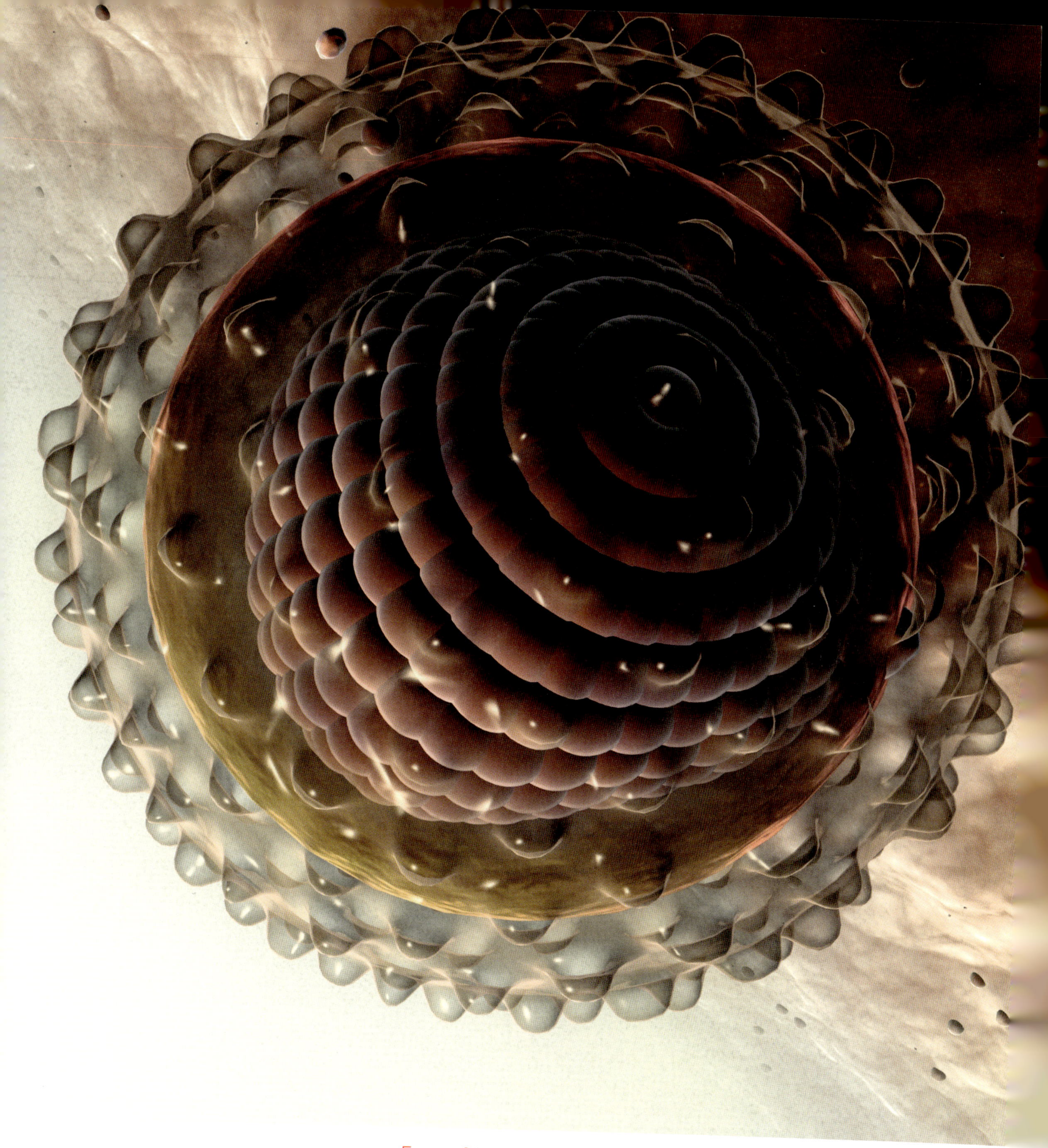

## Eine gefährliche Gruppe

Hepatitisviren (hier eine illustrative Darstellung) können grippeähnliche Symptome hervorrufen – im schlimmsten Fall sogar ein tödliches Leberversagen

Ressourcen, deine Materialien und Energien, um Kopien des Eindringlings herzustellen.

Deshalb beginnt die Zelle, fortan virale Eiweißmoleküle zu produzieren. Diese Moleküle übernehmen die Regie in der Zelle und bringen sie dazu, zum einen massenhaft Kopien der Virus-Erbsubstanz herzustellen, zum anderen jene Eiweiße zu produzieren, welche die Verpackung der Viren bilden. Beides fügt sich dann zu einem neuen Virus zusammen.

Es ist jetzt so, als habe das Virus die Zelle völlig umprogrammiert und zur Herstellung von Tochterviren verdammt. Haben sich einige Tausend dieser Tochterviren angesammelt, stirbt die Zelle häufig ab, löst sich auf und entlässt ihre Fracht in die Umgebung. Nun können die neuen Partikel weitere Zellen befallen. Ein Schneeballeffekt kommt in Gang.

Sobald eine Zelle infiziert ist, kann sie gegen die Parasiten wenig ausrichten. Der Körper insgesamt hat jedoch Abwehrmöglichkeiten. Er kann seine Temperatur erhöhen – Fieber erzeugen – und so die Vermehrung der Erreger bremsen und die Abwehraktivität hochfahren.

**2003 entschlüsselten Forscher das Erbgut des Menschen**

Dazu setzt er bestimmte Eiweißstoffe frei (Interferone), die die Vermehrung der Viren ebenfalls hemmen. Am effektivsten aber ist die Abwehr durch spezielle Zellen des Immunsystems, die die Viren gezielt bekämpfen. Je nach Erreger kommt es meist zu mehr oder weniger heftigen Krankheitssymptomen. Schnupfenviren etwa befallen vor allem die Zellen der Nasenschleimhaut, die mit einer Absonderung schleimhaltiger Sekrete reagieren. Hepatitisviren verursachen Leberentzündungen, die Gelbsucht zur Folge haben könnten. Polioviren besiedeln meist Zellen des Magen-Darm-Traktes, können aber auch Nervenzellen im Rückenmark angreifen. Dann kommt es in schweren Fällen zu Lähmungen.

Für die Viren ist die massenhafte Vermehrung aber erst der halbe Erfolg. Denn um dauerhaft zu überleben, müssen sie neue Opfer finden. Daher brauchen sie einen Weg, um den Körper ihres Wirtes zu verlassen. Viele Viren – zum Beispiel die Erreger von Schnupfen, Grippe, Pocken, Röteln, Masern oder Herpes – schwimmen im Speichel, denn das Virus vermehrt sich in den Schleimhautzellen des Rachens und der Nase. Auf diese Weise werden sie leicht zwischen Menschen übertragen. Auch das neue Coronavirus nutzt diesen Übertragungsweg und kommt massenhaft im Speichel vor, denn es befällt besonders Zellen des oberen Atemwegtraktes.

**33 Millionen Menschen sind bis heute an HIV/AIDS gestorben**

**MANCHE VIREN** gelangen auch mit der Nahrung in ihre potenziellen Wirte und infizieren Zellen des Darms – sie verlassen den Körper über den Kot. Andere vermehren sich in bestimmten Blutzellen und werden von Mücken oder Zecken zum nächsten Wirt transportiert. Und wieder andere, etwa HI-Viren, finden sich in verschiedenen Körperflüssigkeiten, etwa im Blut oder Sperma.

Eine besondere Strategie verfolgt das Tollwutvirus: Der Parasit verbreitet sich zunächst lokal im Körper, vermehrt sich dann in den Leitungsfortsätzen von Nervenzellen, dringt durch sie ins Gehirn vor und zerstört darin ausgedehnte Bereiche. Das löst auch jene Symptome aus, denen die Krankheit ihren Namen verdankt: motorische Unruhe, Angstgefühle, Krämpfe beim Schlucken, extreme Abneigung gegen Wasser. Wildtiere verlieren aufgrund der Defekte im Gehirn ihre Scheu vor Menschen und können sie beißen. Da das Virus inzwischen im Speichel vorhanden ist, wird es dabei übertragen. Der Erreger bewirkt also eine Veränderung beim Wirt, die seine Ausbreitung fördert. Er hat nicht nur die Körperzellen des Wirtes umprogrammiert, sondern sogar dessen Verhalten.

Eine rechtzeitige Impfung kann vor Tollwut schützen. Zeigen sich aber erste Krankheitssymptome, droht dem Betroffenen ein qualvolles Schicksal, das fast immer mit dem Tod endet. Aus der Perspektive der Evolutionsbiologie ist das ungewöhnlich, denn ein Erreger, der seinen Wirt mit hoher Zuverlässigkeit umbringt, beraubt sich seiner Lebensgrundlage – schon bald gäbe es keinen Organismus mehr, den der Parasit befallen könnte.

Weshalb sind manche Viruserkrankungen aber dennoch derart tödlich? Die Erklärung im Fall der Tollwutviren: Sie infizieren nicht nur Füchse, Hunde, Katzen und Menschen, sondern fast alle Warmblüter. Somit steht ihnen eine große Auswahl an Wirten zur Verfügung. Die für Menschen oft tödlichen Ebola- und Marburg-Viren hingegen vermehren sich offenbar meist in Flughunden, in denen der Infekt relativ harmlos verläuft. Die Fledertiere bilden sozusagen das natürliche Reservoir.

Eher selten allerdings springt der Erreger vom Tier auf den Menschen über. Besonders verheerend kann das sein, wenn der Parasit neu für den Wirt ist. Das 1983 entdeckte Humane Immundefizienz-Virus, der Erreger von AIDS, ist ein solcher Fall. Sein Vorläufer hatte offenbar schon lange in afrikanischen Affen existiert, war dann auf den Menschen übergesprungen und hatte sich dort durch etliche Mutationen zu einer neuen Art entwickelt: Die spezialisierte sich auf den *Homo sapiens* als Wirt und traf ihn, da er sich bislang nicht durch einen Evolutionsprozess daran hatte anpassen können, mit voller Wucht.

Rund 33 Millionen Menschen sind bislang daran gestorben. Zwar überleben die Infizierten einige Jahre symptomlos, doch ohne Medikamente stirbt am Ende fast jeder Virenträger. Die meisten Viren, mit denen *Homo sapiens* schon lange Kontakt hat, fordern dagegen keine extrem hohen Opferzahlen. Dafür sorgt ein langer evolutionärer Anpassungsprozess. Für hochgefährliche Erreger ist es ein Nachteil, wenn sie ihren Wirt töten. Die weniger aggressiven Varianten dagegen, die ihren Wirt lange leben lassen, erhöhen ihre Chancen auf Kontakt mit einem neuen Opfer.

Da die Körper der Menschen zudem unterschiedlich sind, überleben vermehrt jene Infizierten, deren Zellen oder Immunsysteme besser mit den Viren fertigwerden. Ihr Anteil wächst im Laufe der Zeit. So kommt es zu einer allmählichen gegenseitigen „Gewöhnung". Das heißt: Der Wirt wird widerstandsfähiger gegen den Parasiten, und zugleich nimmt die Aggressivität der Viren ab.

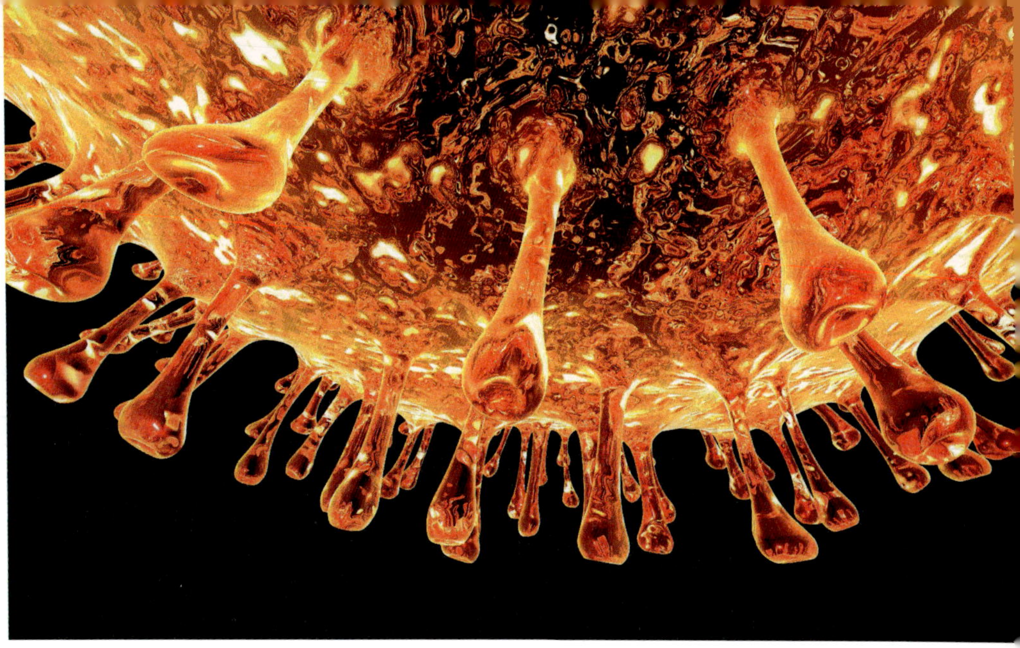

**Mobile Partikel**

Das Influenza-A-Virus, der Erreger der Schweinegrippe, hatte sich im Winter 2009/2010 von Mexiko aus weltweit verbreitet, auch in Deutschland

**BEI EPIDEMIEN** von Grippeviren stirbt heutzutage ein relativ kleiner Teil der Infizierten (vor allem Menschen mit einem schwächeren Immunsystem, Alte oder Kinder). So lag der Anteil der tödlichen Verläufe (Letalität) bei der Grippewelle von 2017/2018 bei 0,5 Prozent. Beim neuen Coronavirus dagegen wird er deutlich höher geschätzt.

Die Situation bei SARS-CoV-2 ist allerdings auch eine besondere. Noch fehlen zuverlässige Zahlen über die tatsächliche Letalität. Das Virus ist erst vor Kurzem von einem tierischen Wirt – vermutlich einer Fledermaus und wohl über einen Zwischenwirt – auf den Menschen übergesprungen. In der global verbreiteten und äußerst kontaktfreudigen Spezies *sapiens* hat es nun ideale Bedingungen, sich zu vermehren.

**0,5**
**Prozent der Infizierten starben bei der letzten schweren Grippewelle**

Dabei ist es nicht überraschend, dass Mutanten auftauchen, die sich noch schneller ausbreiten. Denn die Viren stehen ja in Wettbewerb zueinander. Mutationen, die es dem Virus ermöglichen, leichter in die Zellen der menschlichen Nasenschleimhaut einzudringen, verschaffen ihm einen Vorteil. Das ist offenbar bei den kürzlich in Großbritannien, Südafrika oder Brasilien aufgetauchten Varianten der Fall. Sie alle zeigen Erbgutänderungen am Spike-Protein, die es dem Erreger erlauben, leichter an die Rezeptoren der Zelle anzudocken.

Wie sich das Coronavirus weiterentwickelt, ist noch nicht abzusehen. Dazu ist es noch zu neu und zu wenig untersucht. Im Laufe der Zeit – das kann allerdings viele menschliche Generationen dauern – wird es sich vermutlich mit dem Menschen arrangieren, seinen Wirt weniger schädigen und seltener töten. Denn ein Virus hat nicht so viel von einem Wirt, den es umbringt.

In diesem Licht wird vielleicht auch die Erkenntnis von Forschern verständlich, die feststellten: Die meisten bekannten Viren verursachen gar keine Krankheiten, sondern richten sich im Wirtsorganismus als Untermieter ein. Etwa die Herpesviren beim Menschen. Herpes-simplex-Viren Typ I zum Beispiel verursachen zumeist ungefährliche Bläschen im Mundbereich, die schnell wieder abklingen. Doch die Viren sind danach nicht verschwunden, sondern überdauern mithilfe eines Tricks: Sie haben ihre Erbsubstanz in den Kernen befallener Zellen eingelagert.

Dort ruhen die Viren-Gene unbehelligt. Sie haben sozusagen eine Pause eingelegt und verbleiben ein Leben lang im Körper des Betroffenen. Bestimmte Auslöser – Stress, UV-Licht, Fieber, Medikamente oder ein geschwächtes Immunsystem – können allerdings die Viren-Erbsubstanz in einzelnen Zellen aktivieren.

Dann beginnen diese Zellen, Eiweiße herzustellen, sich selbst zu vermehren und immer neue Viruspartikel zu produzieren. Diese Partikel infizieren weitere Zellen, und es kommt zu Krankheitssymptomen, die Immunabwehr wird hochgefahren, und der Körper versucht, die Herpesviren zu eliminieren. Doch die können nun an einen anderen Menschen, etwa durch eine kleine Wunde bei einem Kuss, weitergegeben werden. Zugleich verbleiben im Körper des Trägers latent infizierte Zellen, in denen sich das Virus versteckt, die vom Immunsystem nicht ausgeschaltet werden können.

Der evolutionäre Vorteil dieses Vorgangs: Das Virus wird auf diese Weise so alt wie der Mensch, kann jederzeit reaktiviert werden und immer wieder Tochterviren produzieren, die sich ausbreiten können.

**ES GIBT SOGAR** den denkbaren Fall, dass Viren selbst den Tod des Infizierten überleben: wenn sie in seine Keimzellen eindringen, also in die Samen- oder Eizellen. Handelt es sich um einen Mann, werden die Viren im Erbgut der Spermien auf ein von ihm gezeugtes Kind übertragen. Bei einer Frau lagern sie in der Eizelle.

Ein so entstehendes Kind trüge schon im Erbgut seiner ersten Zelle die Viren-Gene. Die würden dann mit jeder Zellteilung auf alle weiteren Körperzellen übergehen. Wenn das Kind dann erwachsen wäre und selbst Nachwuchs bekäme, könnte auch die Virus-Erbsubstanz in die nächste Generation geraten. Sie würde für immer zum Bestandteil des menschlichen Erbguts werden – und wäre damit quasi unsterblich.

Dass genau das tatsächlich bereits geschehen ist – und enorme Folgen für die menschliche Evolution hat –, haben Genetiker vor einiger Zeit herausgefunden.

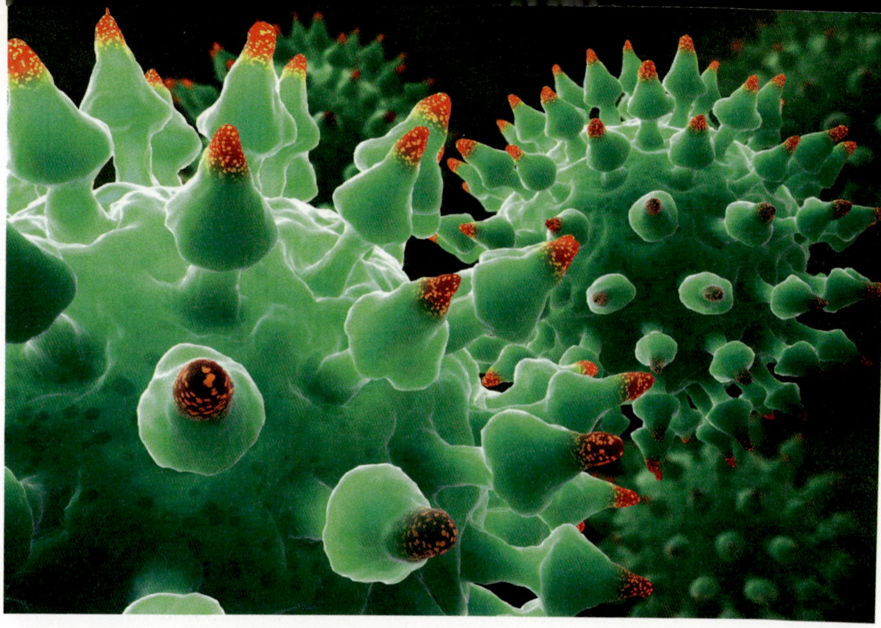

Trickreiche Verpackung

Computersimulation eines Virus: Eiweißmoleküle (grün) umgeben das Erbgut; mit den roten Strukturen dockt das Virus an fremde Zellen an

F

Forschern gelang es im Jahr 2003, erstmals die Buchstabenfolge des kompletten menschlichen Erbguts, des Genoms, zu ermitteln. Anschließend begannen sie, es genauer zu analysieren, und machten dabei mehrere verblüffende Entdeckungen.

Zum einen fanden sich statt der erwarteten 100 000 Gene lediglich rund 20 000. Die beanspruchen nicht mehr als 1,5 Prozent der gesamten Länge des Genoms, also sehr wenig. Noch seltsamer: Das menschliche Genom enthält Erbsubstanz, die ganz offensichtlich von Viren abstammt. Und dieses Viren-Erbe macht rund acht Prozent des Erbguts aus – erheblich mehr also als die eigentlichen Gene.

Das aber ist noch nicht alles. Weitere mysteriöse Stellen im Erbgut bestehen aus endlosen, sich immer wiederholenden Sequenzen. Auch ihre Struktur erinnert an Viren, und sie füllen sogar 34 Prozent des Genoms. Insgesamt umfassen virenähnliche Komponenten also rund 40 Prozent des menschlichen Erbguts.

Was haben diese enormen Mengen an Virus-Erbsubstanz im menschlichen Genom zu bedeuten? Offenbar haben Viren seit grauer Vorzeit immer wieder Keimzellen infiziert und sich in deren DNA integriert. Sie wurden von Generation zu Generation weitergegeben – und so im Wortsinn zum Erbe der Menschheit.

Die Viren haben damit so etwas wie ein „ewiges Leben" im Körper ihres Wirtes erreicht und gleichzeitig einen großen Vorteil erzielt. Denn sie müssen nicht mehr den mühsamen äußeren Weg zum nächsten Wirt suchen und sich dabei den Angriffen des Abwehrsystems aussetzen.

Stattdessen wird die virale Erbsubstanz als Bestandteil des menschlichen Genoms vermehrt und an die Kinder weitergegeben. Dies ist eine völlig neue Daseinsweise der Parasiten – mit verblüffenden Konsequenzen. Denn die eingebauten Viren haben nun keinen Grund mehr, im Körper Zellen zu zerstören und Krankheiten auszulösen. Im Gegenteil: Virus-Erbsubstanz, die das dennoch tat, dürfte den Wirt geschwächt haben, sodass er weniger lebensfähig war und einen Nachteil im Kampf ums Dasein hatte. Die entsprechenden Menschen vermehrten sich weniger als andere – und mit ihnen verschwand auch die entsprechende Virus-Erbsubstanz.

Ins Erbgut eingebaute Viren dagegen, die das Wohlergehen des Wirtes nicht schädigten, hatten sozusagen die Garantie für ein endlos dauerndes, bequemes Dasein. Manche von ihnen vermehrten sich vermutlich sogar innerhalb der Zelle, stellten Kopien von sich selbst her.

So erklären die Forscher jene virusähnlichen Sequenzen im menschlichen Genom, die sich extrem häufig wiederholen. Die Viren sind also in Jahrmillionen vom Krankheitserreger zum Gast im Genom mutiert.

**DOCH DIE GESCHICHTE** ist damit noch nicht zu Ende. Wie Forscher herausfinden konnten, haben sich einige von ihnen sogar als nützlich für den Menschen erwiesen. Sie wurden zu Motoren der Evolution.

Und das kam so: Die Viren, die ihr Dasein ins Innere der menschlichen Zelle verlegten, benötigten keine speziellen Eiweiß-Strukturen mehr, die ihnen zuvor dazu dienten, in einen neuen Wirtsorganismus zu gelangen und dort Zellen zu infizieren. Die entsprechenden Gene wurden in der

**40**
**Prozent unseres Erbguts bestehen aus virenähnlichen Elementen**

Regel stillgelegt, sind aber noch vorhanden. Durch zufällige Erbgutänderungen können sie aber jederzeit wieder aktiviert werden und Proteine herstellen.

Weitere Mutationen können diese Eiweiße abwandeln – mit etwas Glück zu Substanzen, die der Körper zu verwenden vermag. Es können neue Stoffe hergestellt werden, die dann eine nützliche Funktion übernehmen.

Das konnten Forscher tatsächlich belegen. Vor etwa 40 Millionen Jahren, so ergaben genetische Analysen, drang ein Virus in das Genom der Primaten ein – und damit auch in die Ahnenlinie der Menschen – und begründete eine neue Familie genetischer Elemente. Gut 650 dieser Genstücke sind beim Menschen heute bekannt. Eines von ihnen liefert die Erbinformation für ein Eiweiß, das entscheidende Bedeutung für die Funktion des Mutterkuchens hat. Ursprünglich diente dieses Eiweiß als Mantel des Virus.

Im Menschen erfüllt es nun eine neue Aufgabe. Die Plazenta versorgt das im Mutterleib heranwachsende Kind mit Nährstoffen aus dem mütterlichen Blut, und dazu wachsen kindliche Zellen in die Gebärmutterwand ein. Das ehemalige Virus-Gen sorgt nun dafür, dass Zellen in der sich bildenden Kontaktzone des Mutterkuchens verschmelzen und Blutgefäße aufgelöst werden, sodass Nährstoffe besser aufgenommen werden.

Andere Relikte von Viren produzieren Eiweiße, die für die Entwicklung des menschlichen Embryos wichtig sind. Wieder andere sind an der normalen Funktion des Gehirns beteiligt. Und etliche regulieren die Aktivität anderer Gene – ein virales Element etwa ist bei der Herstellung eines Bestandteils des menschlichen Blutfarbstoffs involviert.

**DOCH AUCH JENE VIREN,** die sich nach wie vor von Organismus zu Organismus ausbreiten, können der Evolution neue Schubkraft verleihen. Denn sie nehmen gelegentlich genetisches Material aus einem Wirt mit und übertragen es in einen anderen. Und das kann sogar zwischen unterschiedlichen Arten geschehen. Forscher identifizierten mehr als 100 Gene, die sowohl bei Bakterien als auch bei Menschen vorkommen, nicht aber bei anderen, mit dem Menschen näher verwandten Arten. Vermutlich gelangten die Genschnipsel mithilfe von Viren aus Bakterien in den *Homo sapiens*.

Immer präziser erkennen die Forscher, dass die winzigen Wesen nicht nur Parasiten sind, sondern auch Boten, die im gesamten Reich des Lebens genetisches Material von einem Organismus zu einem anderen übertragen oder selbst zum Ausgangspunkt neuer Gene werden.

Möglicherweise haben die Viren schon in der Entstehungsphase des Lebens entscheidende Innovationen geliefert. Und sie könnten sowohl bei der Bildung der ersten Zelle als auch bei der Entwicklung des Zellkerns mitgewirkt haben. Manche Wissenschaftler sehen die gesamte Biosphäre inzwischen als ein ineinander verwobenes Netzwerk aus zirkulierenden Genen, in dem die Mini-Schmarotzer so etwas wie eine Autobahn zum Austausch von Erbsubstanz sind.

„Wo immer man hinschaut, scheinen Viren eine entscheidende Rolle in der Evolution zu spielen", sagt der kalifornische Virenforscher Luis Villarreal. „Ich behaupte, sie sind die kreativsten genetischen Einheiten, die wir kennen." ○

# IMPFEN

## (oder etwa nicht?)

FOTOS: JONAS WRESCH • TEXT: VIVIAN PASQUET

Einst waren wir stolz, Krankheiten durch Impfen zu verhindern. Seit einiger Zeit greifen Zweifel um sich, eine lautstarke Minderheit macht gegen das Impfen mobil und verunsichert viele Menschen.

Bereits vor Ausbruch der Coronapandemie hat Vivian Pasquet, promovierte Ärztin, monatelang Fakten zusammengetragen, mit Experten gesprochen und Argumente abgewogen.

Am Ende, sagt sie, sei die Entscheidung ganz einfach

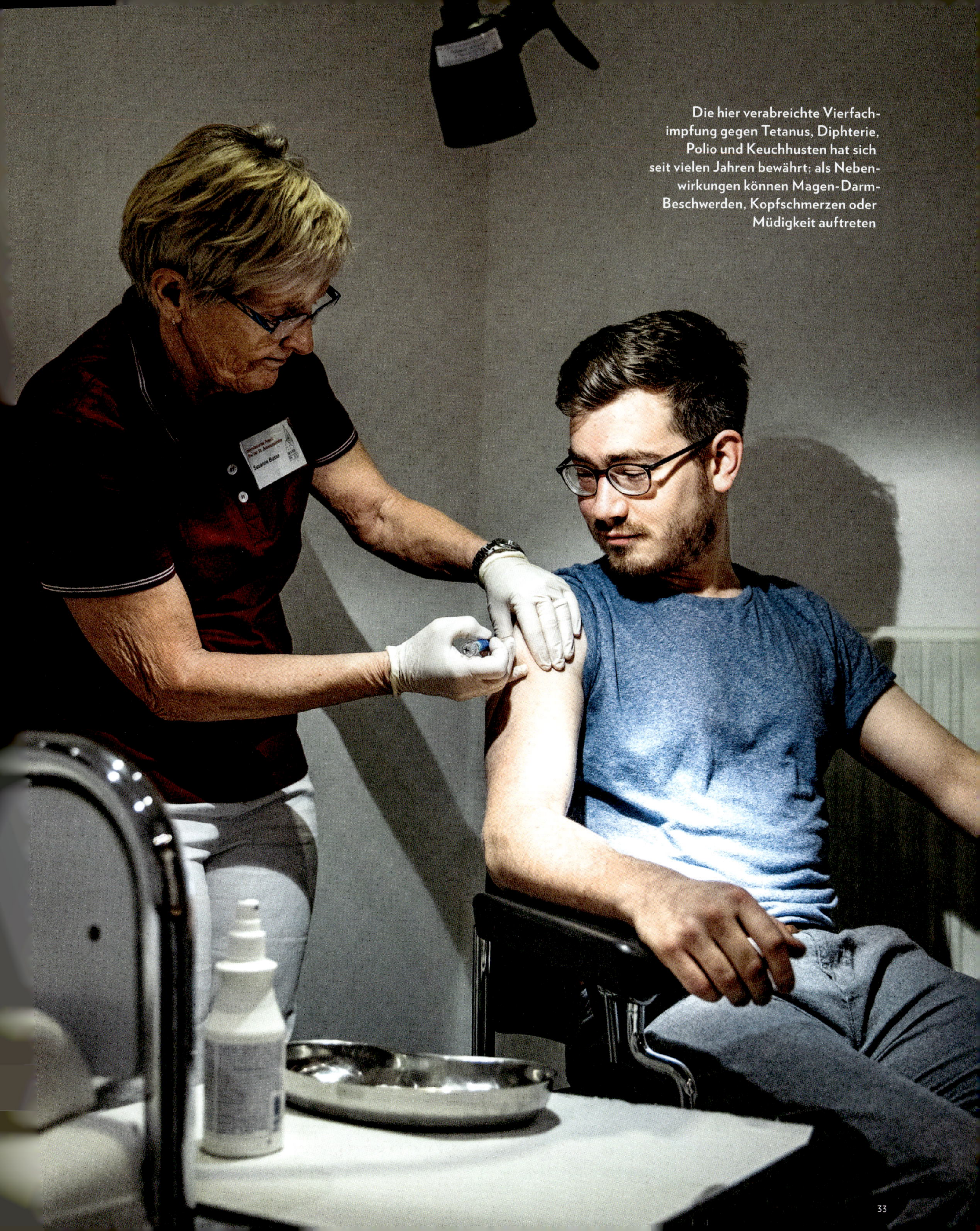

Die hier verabreichte Vierfachimpfung gegen Tetanus, Diphterie, Polio und Keuchhusten hat sich seit vielen Jahren bewährt; als Nebenwirkungen können Magen-Darm-Beschwerden, Kopfschmerzen oder Müdigkeit auftreten

**WIE WAHNWITZIG** der Streit um das Impfen sein kann, ahne ich, als mich die Anweisungen des Arztes David Bardens erreichen.

Nennen Sie bitte nicht die Stadt, in der ich wohne. Schreiben Sie nichts über meine familiären Verhältnisse.

Wenige Tage bevor wir uns treffen, versichert er sich bei meinem Kollegen, dass ich wirklich plane, zu ihm zu reisen – und dass sich keine andere Person für mich ausgibt.

Jetzt sitzt Bardens vor mir und sagt: „Ich hatte überlegt, ob ich zu unserem Gespräch einen Personenschützer mitbringe."

David Bardens hat keine Straftat begangen und hat sich nicht mit der Mafia angelegt. Er fürchtet um sein Leben, weil er laut aussprach, was eigentlich selbstverständlich ist: dass es das Masernvirus wirklich gibt.

Es begann vor sieben Jahren, Bardens, damals 27, studierte Medizin in Homburg und nahm an der Ausschreibung eines Impfgegners teil. Dieser hatte behauptet, dass das Masernvirus nicht existiere und dass eine Impfung somit überflüssig sei.

100 000 Euro versprach er demjenigen, der ihm das Gegenteil beweise.

Nur wenige Stunden brauchte Bardens, um die geforderten Nachweise in einer Bibliothek herauszusuchen, sechs wissenschaftliche Veröffentlichungen.

**ZWEIFELSFREI**, so hat es ein Gutachter später geschrieben, hatte Bardens die Existenz des Masernvirus durch diese Veröffentlichungen nachgewiesen. Doch der Impfgegner zahlte nicht. Im November 2013 reichte David Bardens Klage gegen den Impfgegner ein. Ein halbes Jahr später trafen sie sich vor Gericht.

Weltweit berichteten Medien über den Prozess. Journalisten baten Bardens um Interviews, Experten wollten ihn für Vorträge buchen. In sozialen Netzwerken dankten ihm Eltern kranker Kinder für seinen Einsatz.

Und die Nachrichten der Impfgegner kamen.

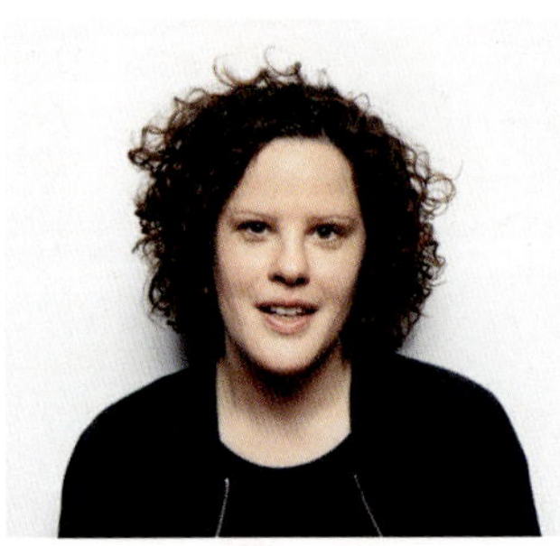

GEO-Autorin Vivian Pasquet schockierte, wie aufgeheizt die Stimmung zwischen Impfskeptikern und Befürwortern war. Viele sagten: »Man wird Sie angreifen, egal, was Sie schreiben«. Sie hofft, mit diesem Text einen Teil zur Versöhnung beizutragen.

„Wenn du am wenigsten damit rechnest, werden wir dafür sorgen, dass es dir nicht mehr gut geht." – „Wir wissen genau, wo du am empfindlichsten bist." – „Es wäre besser, wenn du tot wärst."

Wenn David Bardens fortan den Gerichtssaal betrat, besprach er mit einem Personenschützer die besten Fluchtmöglichkeiten. Wenn er auf die Toilette ging, wartete der Bodyguard vor seiner Kabine. Die Angst, dass man ihn finden könnte, sei nie ganz verschwunden, erzählt Bardens heute, als ich ihn in Schweden treffe.

Er sagt auch: „Mich öffentlich fürs Impfen einzusetzen, war das Sinnvollste, was ich in meinem Leben getan habe."

**AUCH ABSEITS** des berühmten „Masern-Prozesses" hat der Streit zwischen Impfbefürwortern und Impfgegnern irrsinnige Züge angenommen. Eltern, die ihre Kinder nicht impfen lassen, tauschen sich in geschlossenen Facebook-Gruppen über „Impfmobbing" aus. Ärzte schmeißen impfmüde Patienten aus ihrer Praxis. Werden Filme von Impfgegnern im Kino gezeigt, sichern schon mal Polizisten den Kinoeingang.

Das ist auch deshalb beachtlich, weil die Gruppe der harten Impfgegner in Deutschland eher klein ist: Gerade einmal rund zwei Prozent lassen sich oder ihre Kinder überhaupt nicht impfen.

Diese Gruppe ist allerdings auch sehr laut. Impfgegner pflegen eigene Internetseiten, sie geben Magazine wie den „impf-report" heraus, sie treffen sich zu Stammtischen und auf Demonstrationen. So kann der Eindruck entstehen, dass es zwei Seiten im Streit ums Impfen gäbe, Gegner und Befürworter.

Doch es gibt noch eine dritte Gruppe von Menschen. Sie agiert leiser, aber sie kann entscheidend für die Gesundheit einer Nation sein: die Impfskeptiker.

Als ich anfing, über das Impfen zu recherchieren, traf ich auf viele dieser Skeptiker. Auf Menschen, die ihre Sätze oft so begannen: „Ich bin kein Impfgegner, aber …"

Die Angst, mit den „Verrückten" in einen Topf geworfen zu werden, war groß.

Die Fragen aber waren trotzdem da. Ihr Kind habe direkt nach der Impfung eine Nahrungsunverträglichkeit bekommen, das sei doch merkwürdig, sagte eine Freundin. Er habe gehört, die Dunkelziffer von Impfgeschädigten sei sehr hoch, ob ich da mal nachhaken könnte, bat mich ein Arzt. Die Tochter einer Bekannten sei nach einer Impfung wochenlang nicht mehr sie selbst gewesen, berichtete eine Kollegin.

Was also, wenn die Impfgegner doch recht hätten? Und sei es nur ein kleines bisschen?

Ich habe Medizin studiert. Während meiner Ausbildung zur Ärztin habe ich selbst geimpft, hundertfach. Ich habe es nie hinterfragt. Denn, und auch das ist Teil der

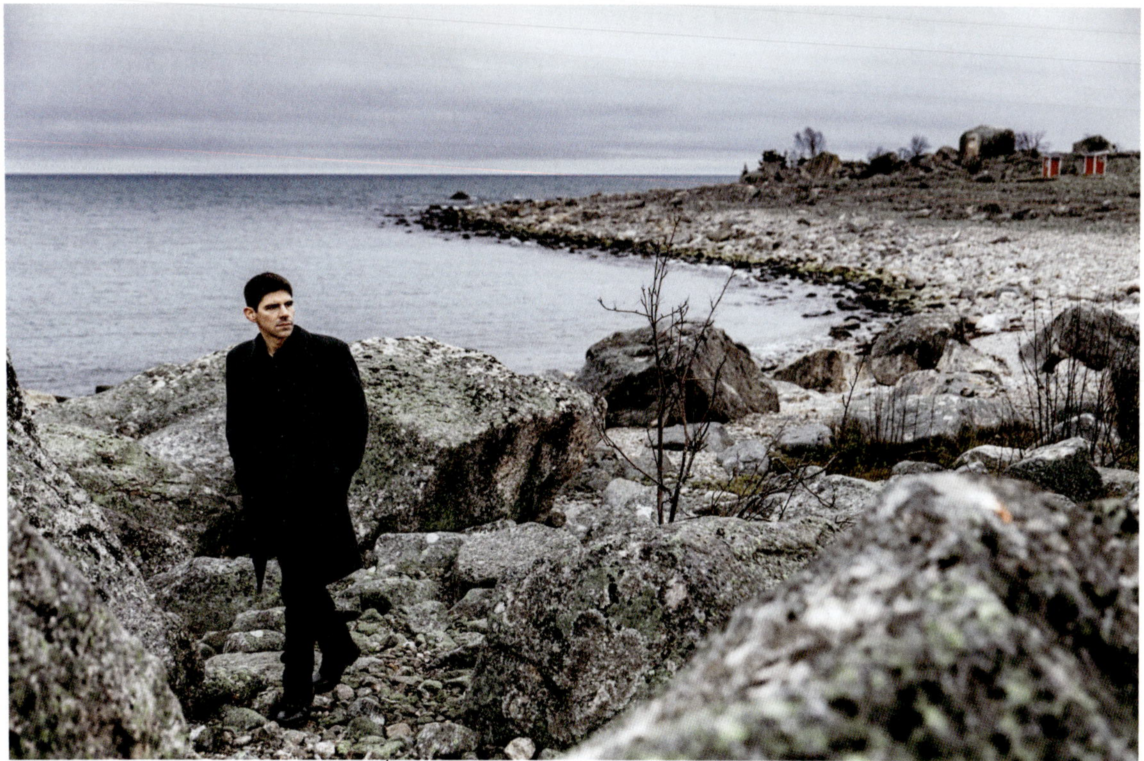

Als Medizinstudent legte sich David Bardens öffentlich mit einem Impfgegner an. Heute arbeitet er als Arzt in Schweden. Noch immer wirken die Hassmails und Drohungen in ihm nach. Trotzdem sagt er: »Ich würde es jederzeit wieder tun«

Wahrheit, kaum ein Arzt erfährt während seines Studiums viel über das Impfen.

Es ist einfach selbstverständlich.

Ich konnte den Impfskeptikern nicht erklären, wie in unserem Land beschlossen wird, dass jeder Mensch, beginnend im Alter von sechs Wochen, gegen mindestens 15 Infektionskrankheiten geschützt werden soll. Ich wusste nicht, ob es heutzutage noch Opfer von Impfschäden gibt und wie mit ihnen umgegangen wird.

Ich konnte nicht sagen, wer eigentlich dafür sorgt, dass unsere Impfstoffe sicher sind, und wie er das tut.

Ich konnte den Wust aus Impfmythen und berechtigter Impfkritik nicht einfach entwirren wie ein Knäuel.

**DREI MONATE LANG** bin ich auf der Suche nach Antworten durch Deutschland gereist, nach Belgien und Schweden. Ich sprach mit Ärzten, Psychologen, Mitarbeitern von Behörden und Pharmaunternehmen.

Ich traf nicht nur Impfskeptiker und -gegner, sondern auch Menschen, die sich ihnen entgegenstellen.

Ich besuchte einen Vater, dessen Kind sterben wird, weil es einst zu jung für die Impfung war.

Und eine Mutter, deren Kind behindert ist, weil es geimpft wurde.

Während ich das Mosaik aus Gesprächen, Treffen und Fachliteratur zusammenlegte, fand ich nicht nur Antworten auf die Fragen der Impfskeptiker.

**20 %**

**der Menschen, die auf einzelne Impfungen verzichten, tun das, weil ihnen ein Arzt dazu geraten hat**

Stattdessen, und das verstand ich erst später, bin ich zeitweise selbst zu einer Impfskeptikerin geworden. Ich sezierte meine eigenen Zweifel.

## I

## *Zweifel*

**DER KINDERARZT** Steffen Rabe, 54, sitzt auf einem rückenfreundlichen Drehstuhl, barfuß in Slippern, draußen vor dem Fenster hängen Brombeeren fett am Strauch. Es ist ein heller, ein heißer, ein wunderschöner Morgen.

Steffen Rabe spricht über den Tod.

Mehrmals in der Woche bietet er eine Impfberatung in seiner Kinderarztpraxis in München an. Eine halbe Stunde telefonisches Impfgespräch kostet etwa 70 Euro. Dafür können Eltern alles fragen, was sie umtreibt.

Etwa: Kann mein Kind an der Krankheit, gegen die es geimpft werden soll, sterben? Gerade spricht der Vater eines vier Monate alten, ungeimpften Kindes.

„Herr Rabe, kann man an Tetanus sterben?“

„Ja. Tetanus ist zwar eine sehr seltene, aber eine sehr schwere Krankheit. Und die Impfung dagegen schützt tatsächlich.“

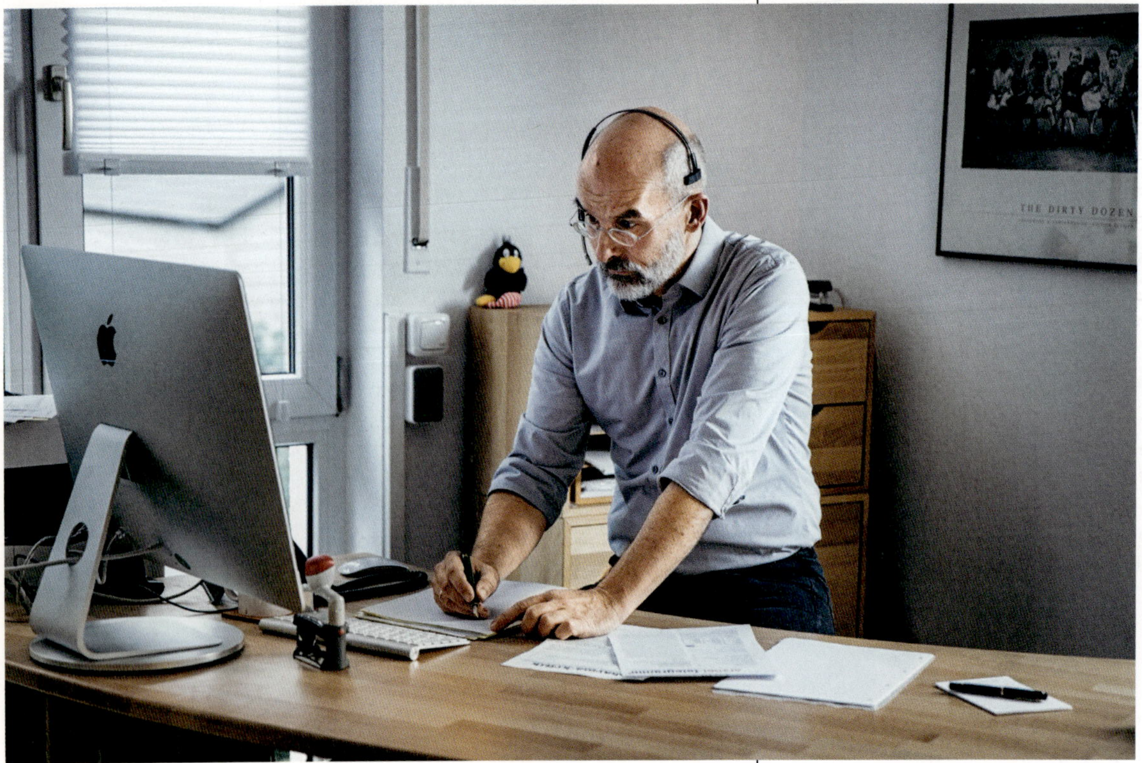


**Aus ganz Deutschland rufen Eltern den Kinderarzt Steffen Rabe an, um mit ihm über das Impfen zu sprechen. Viele klagen, dass sich kaum ein Arzt Zeit nehme, ihre Fragen ausführlich zu beantworten. Sie sind Rabe dankbar, dass er ihre Zweifel ernst nimmt und dabei keinen moralischen Druck ausübt**

Bei Tetanus scheint auch mir die Antwort klar. Unbehandelt sterben viele Infizierte daran. Doch was ist mit Masern, den Windpocken oder den Rotaviren? Mit Krankheiten, an denen ein Infizierter von tausend stirbt, von hunderttausend, von zweihunderttausend?

Herr Rabe, wie viele Tote wären okay?

„Das ist eine polemische Frage. Ich rate den Eltern nicht von einer Impfung ab. Ich gebe ihnen lediglich Informationen, die sie von anderen Kinderärzten oft nicht bekommen. Dazu gehört auch das Risiko von Nebenwirkungen. Nur so können sie eine selbstbestimmte Entscheidung treffen."

Steffen Rabe ist Mitgründer von „Ärzte für individuelle Impfentscheidung", einem Verein, dessen Mitglieder auch mal abweichend von offiziellen Impfempfehlungen beraten.

Er ist ein nahbarer Typ. Wenn er Patienten anruft, meldet er sich mit: „Der Rabe hier." Als sei der Held eines Kinderbuchs am Telefon.

Ein Elternpaar beginnt das Gespräch: „Wir wollen nur die Grundausstattung." Rabe könnte nun sagen, dass er ein Arzt ist und kein Autoverkäufer. Stattdessen berät er geduldig, beantwortet alle Fragen und betont: „Was Sie am Ende impfen, ist allein Ihre Entscheidung."

Der nächste Anruf, eine Mutter, vollkommen aufgelöst, weil ihr Exmann das gemeinsame Kind gegen ihren Willen impfen lassen möchte. Hat Rabe öfters, diese Situation. Schlechte Karten für die Mutter, 2017 hat der Bundesgerichtshof verkündet: Wer impfen möchte, bekommt recht.

**SO UNTERSCHIEDLICH** die Anliegen der Anrufer sind, eines haben sie gemeinsam: Sie trauen der Arbeit der Ständigen Impfkommission (STIKO) nicht, eines Gremiums von Ärzten und Wissenschaftlern, das fast jedes Jahr Impfempfehlungen herausgibt.

Steffen Rabe findet, dass die Empfehlungen der STIKO oft fragwürdig sind.

Die für die Impfung gegen Hepatitis B zum Beispiel: „Die Impfung wird von der STIKO im Alter von zwei Monaten empfohlen. Wissen Sie, wie das Virus hierzulande übertragen wird? Durch ungeschützten Sex und Blut! Also ich sag mal so: Wenn Sie den Überblick verlieren, mit welchem Mädel Ihr Sohn am Frühstückstisch sitzt, dann sollten Sie mit ihm über diese Impfung reden. Die STIKO aber sagt, dass sich Kleinkinder etwa an Fixerspritzen auf dem Spielplatz infizieren könnten. Das ist lächerlich unwahrscheinlich."

Rabe ist ein König der Rhetorik. Er geht auf Fragen nicht einfach ein, er ertränkt sie in Antworten. Greift Beispiele aus dem Leben auf, zitiert Studien, stellt Hypothesen auf.

Nach dem Besuch in seiner Kinderarztpraxis sortiere ich seine Behauptungen.

Die STIKO? Sei zu wenig unabhängig von Interessen der Pharmaindustrie.

Allergien durch Impfungen? Könne man nicht sicher ausschließen.

Nebenwirkungen von Impfstoffen? Würden nur unvollständig erfasst, es gebe eine hohe Dunkelziffer von Impfschäden.

Der richtige Impfzeitpunkt? Werde viel zu einheitlich empfohlen, man solle mehr Rücksicht auf die Lebensumstände nehmen.

Gesamtfazit: Wir wissen viel zu wenig über das Impfen, um pauschale Empfehlungen dafür auszusprechen. Mit dem derzeitigen Kenntnisstand müsste man mit vielen Impfungen eigentlich aufhören.

**ICH HABE GELERNT**, wissenschaftlich zu arbeiten. In meinem Beruf als Journalistin fasse ich immer wieder komplexe Vorgänge zusammen. Doch solch ein Trommelfeuer aus Thesen und Gegenthesen habe ich noch nicht erlebt.

Ein umstrittenes Buch, das Steffen Rabe Eltern empfiehlt, listet allein mehr als 1000 wissenschaftliche Veröffentlichungen auf.

Wie soll man als Patient, frage ich mich in München, all diese Quellen prüfen und eine individuelle Impfentscheidung treffen?

Und, vielleicht noch viel wichtiger: Weshalb sollte man das überhaupt tun?

## II

## *Die Ständige Impfkommission:* ***Der Club der 18 Weisen***

**IN BERLIN** am Robert-Koch-Institut, in einem menschenleeren Raum, versuche ich sie mir vorzustellen: eine Sitzung der Ständigen Impfkommission (STIKO). Hinten nahm vielleicht die Frauenärztin aus München Platz, einen Stapel Notizen in der Hand. Sie bereitet sich akribisch auf Treffen vor. Neben ihr könnte der Kinderarzt aus Berlin gesessen haben, der sich regelmäßig mit Impfgegnern anlegt. Gegenüber die Professorin für Public Health und der Professor für Mikrobiologie aus Erlangen. 18 Mitglieder insgesamt.

Dazu die Beobachter, ohne Stimmrecht: eine Mitarbeiterin des Paul-Ehrlich-Instituts (zuständig für die Sicherheit von Impfstoffen), Angestellte des Bundesministeriums für Gesundheit und des Auswärtigen Amtes. Und hier, ganz vorn vielleicht, stand Professor Thomas Mertens, der Vorsitzende der STIKO, und eröffnete die Sitzung.

So könnte es gewesen sein.

Seit der Gründung der STIKO im Jahr 1972 tagt sie mehrmals im Jahr unter Ausschluss der Öffentlichkeit. Journalisten haben keinen Zutritt. Einziges Zeugnis der Sitzungen: ein Protokoll, im Internet abrufbar.

Auch die Kriterien der Auswahl der Mitglieder durch das Bundesministerium für Gesundheit bleiben geheim: Keines der Mitglieder weiß, weshalb er oder sie für das Impfstoffgremium auserwählt wurde. Empfiehlt die STIKO eine Impfung, übernehmen Krankenkassen meist die Kosten; sie wird dann millionenfach verabreicht. Der Staat wiederum verpflichtet sich, Opfer von Impfschäden finanziell zu entschädigen.

Diese Maßnahmen sollen helfen, dass sich so viele Menschen wie möglich impfen lassen – und dass sich bei manchen Impfstoffen ein Effekt ausbildet, den man Herdenimmunität nennt: Durch ihn schützen Geimpfte sogar Menschen, denen sie nie im Leben begegnen werden (siehe Grafik Seite XX). Anders als der Kinderarzt Steffen Rabe hat die STIKO also nicht nur den Einzelnen im Blick, sondern kümmert sich um die Gesundheit der ganzen Nation.

Kritiker sagen, dass sich die Mitglieder der STIKO noch um mehr kümmern: um das Wohl der Pharmafirmen.

Einen Beweis für diesen immer wiederkehrenden Vorwurf gibt es nicht. Jedoch mussten STIKO-Mitglieder viele Jahrzehnte lang Interessenkonflikte nicht offenlegen. Manche stimmten so über Impfstoffe von Firmen ab, von denen sie etwa selbst Forschungsgelder erhielten. 2007 wechselte der damalige Vorsitzende der Kommission zu einer Pharmafirma. In der Öffentlichkeit kam das nicht gut an.

Seit Ende 2009 muss nun jedes Mitglied einen 19-seitigen Fragebogen zu potenziellen Interessenkonflikten mit Pharmafirmen ausfüllen. Hält es bezahlte Vorträge? Forscht es im Auftrag der Pharmaindustrie? Hat es Anteile an Unternehmen? Je nach Ergebnis darf das Mitglied an der Beratung und Abstimmung über den jeweiligen Impfstoff nicht mehr teilnehmen. Während jeder Sitzung steht deshalb immer mal wieder einer der 18 Weisen auf und verlässt den Raum.

**ÜBERALL IN EUROPA** gibt es Kommissionen wie die STIKO. Im Grundsatz sind sie sich einig: Alle empfehlen Impfungen gegen Tetanus, Masern, Kinderlähmung und Diphtherie.

Im Detail aber gleicht keine Impfempfehlung exakt der anderen.

Österreich empfiehlt teils weniger Auffrischimpfungen als Deutschland, Großbritannien impft gegen andere Erreger der Gehirnentzündung als Island. Frankreich hat sich, genau wie 16 andere europäische Staaten, gegen die Windpockenimpfung entschieden.

In Deutschland kommt sogar noch eine weitere Besonderheit hinzu: Sachsen hat eine eigene Impfkommission eingerichtet, die teilweise andere Empfehlungen als die STIKO ausspricht. Sachsen!

Unter Impfskeptikern gelten die unterschiedlichen Empfehlungen als

**42**

**Jahre ist es her, dass die Pocken durch Impfung für global ausgerottet erklärt wurden – als bisher einzige Krankheit**

Beleg dafür, dass der Impfkalender der STIKO nur eine Option von vielen ist.

Vielleicht ist die Kommission in Österreich viel schlauer als unsere? Oder die Schweden, Malteser, Griechen wissen es besser? Wo liegt die Wahrheit? Und was wird vertuscht?

Neben den Interessenkonflikten sind es diese Art Fragen, die ich in der Kinderarztpraxis von Steffen Rabe hörte oder auf impfkritischen Internetseiten und in Büchern las.

Nur eine Frage, die höre ich nie. Wie entscheidet die STIKO eigentlich darüber, welche Impfungen sie empfiehlt?

**90 %**

**aller Hepatitis-B-Erkrankungen bei Kleinkindern können chronisch verlaufen, bei Erwachsenen nur 10 %**

**IN BERLIN TREFFE** ich Thomas Harder, 50, Epidemiologe. Er arbeitet im Fachgebiet für Impfprävention am Robert-Koch-Institut.

Harder ist ein Mann von rührender Korrektheit, kaum eine Behauptung macht er ohne einen Hinweis darauf, womit er sie begründet. Denken die 18 Weisen über eine Impfempfehlung nach, werden lange vor der entscheidenden Sitzung Arbeitsgruppen gebildet.

Thomas Harder, menschgewordenes Quellenverzeichnis, ist Teil eines Teams von Wissenschaftlern, das den STIKO-Mitgliedern zuarbeitet. Ohne dieses Team wäre kaum eine Empfehlung möglich, denn alle 18 STIKO-Mitglieder arbeiten ehrenamtlich.

Während meiner Impfrecherche ist die jüngste Empfehlung wenige Monate alt: Im Juni 2018 entschied sich die STIKO für die Impfung gegen Humane Papillomviren (HPV) für Jungen. HPV werden beim Sex übertragen, Kondome schützen nur bedingt.

Bisher hatte die Kommission nur Mädchen zu einer Impfung geraten, weil das Virus als die Hauptursache für Gebärmutterhalskrebs gilt. Zwar können auch Jungen an Krebs erkranken, etwa am Penis, das tritt jedoch viel seltener auf. Impfskeptiker sehen da ein Problem: Weshalb Jungen deutschlandweit impfen, wenn die schlimmste Folge fast immer nur die Mädchen trifft?

Harder kennt dieses Phänomen: Skeptiker reduzieren ihre Impfentscheidung auf eine einzelne Frage. Er sagt: „Diese Denkweise ist menschlich, besonders logisch ist sie nicht."

Tatsächlich geht es bei jeder Impfung nämlich nicht um eine einzelne Frage, sondern um Hunderte. Ohne System verliert man da schnell den Überblick.

Das System hat Harder mitgebracht, ein Dokument, 31 Seiten dick: die „Standardvorgehensweise (SOP)". Die SOP gilt seit dem Jahr 2011 und bedeutet für die Geschichte der STIKO eine kleine Revolution.

Denn viele Empfehlungen aus den 1970er Jahren waren zwar erfolgreich und gelten im Kern bis heute, etwa die für die Impfung gegen Masern oder Röteln. Nach welchen Kriterien damals entschieden wurde, ist aber nicht mehr nachvollziehbar. Und manchmal zählte die Meinung einzelner STIKO-Mitglieder mehr als systematisch zusammengetragene, wissenschaftliche Beweise.

Nach einem Jahre dauernden Modernisierungsprozess sorgt das Arbeiten nach der SOP nun für größtmögliche Transparenz. Es ist auch der Versuch, jedes persönliche Empfinden, jeden Interessenkonflikt, jede Privatmeinung vom wichtigsten deutschen Impfstoffgremium abzustreifen.

Dafür legt das Dokument Arbeitsschritte, Fragen und Ziele fest, die Thomas Harder und ein Team abarbeiten. Im Fall der HPV-Impfung fragten sich die Forscher: Ist die Wahrscheinlichkeit einer Krebserkrankung bei Männern hoch genug, um eine bundesweite Impfung zu rechtfertigen? Darf die Tatsache, dass die Impfung auch Genitalwarzen verhindert, bei der Bewertung eine Rolle spielen? Wie muss eine Empfehlung aussehen, damit auch schwule Männer, die nicht durch eine Impfung der Frauen geschützt werden können, nicht durchs Raster fallen?

Sind die Ziele festgelegt, beginnt die systematische Literaturrecherche. Dabei suchte Harder weltweit in Datenbanken nach wissenschaftlichen Publikationen, um die Fragen zu beantworten – und beurteilt die Qualität der Forschungsarbeiten.

Vier Monate haben Thomas Harder und eine Kollegin allein mit der Literaturrecherche verbracht. Jeder arbeitete dabei zunächst für sich allein, blind für die Ergebnisse des anderen.

Ein unglaublicher Aufwand – und nur ein Bruchteil der Arbeit.

**BEVOR DIE STIKO-MITGLIEDER** schließlich zusammenkamen, um die Entscheidung zu treffen, haben ärztliche Fachgesellschaften Rückmeldung zu den Ergebnissen von Harder gegeben; wurde für hundert Jahre im Voraus bestimmt, wie viele Krebserkrankungen durch eine Empfehlung verhindert werden könnten; haben Ökonomen berechnet, wie viel Geld der Staat durch weniger Krebserkrankungen spart; haben sich Epidemiologen mit möglichen Nebenwirkungen der einzelnen Impfungen beschäftigt, und Sexualforscher schätzten ein, wann ein Jugendlicher im Durchschnitt den ersten sexuellen Kontakt hat.

Schließlich wurde noch überlegt, ob sich die HPV-Impfung reibungslos in den Impfkalender der STIKO einfügen lässt – in dem ganz genau festgelegt wird, in welcher Lebenswoche, in welchem Lebensmonat, in welchem Lebensjahr ein Mensch welchen Impfstoff empfangen soll.

Als schließlich 15 der 18 STIKO-Mitglieder für die Abstimmung zusammentrafen, hatte die Vorbereitung der Empfehlung zwei Jahre gedauert.

Ein Mitglied stimmte gegen die Impfung. 14 stimmten dafür.

Der Vorsitzende der STIKO, Professor Thomas Mertens, 68, saß bei der entscheidenden Sitzung mit am Tisch, stimmte für die Impfung.

Trotzdem sagt er mir: „So ganz sicher ist man sich während der Arbeit vor mancher Entscheidung nicht."

Mertens ist es wichtig, das zu sagen: Es ist normal, zu zweifeln. Jeder Wissenschaftler, jeder Arzt sollte das tun.

Mertens ist seit 2004 bei der STIKO, nicht bei jeder Empfehlung ging er von Anfang an mit. 2014 stimmte er nicht für die Windpockenimpfung, weil ihm mögliche Spätfolgen der Impfung nicht ausreichend klar zu sein schienen.

Eine „individuelle Impfentscheidung" hält er trotzdem für falsch: „Solche Forderungen sind elitär und weltfremd."

Denn welcher Arzt könne das schon leisten: Pro und Contra mit den Patienten diskutieren, stundenlang?

Und wenn jeder impft, was und wann er möchte, wie stellt man dann sicher, dass bei 80 Millionen Menschen niemand übersehen wird?

Dass die Mutter daran denkt, die Tetanus-Impfung nachzuholen, ehe das Kind zum ersten Mal im Wald spielt?

Dass der Drogenabhängige sich daran erinnert, seinen Hepatitis-B-Impfstatus zu checken?

Dass ein Jugendlicher vor dem ersten Sex noch rasch zum Arzt geht, um seine Impfung nachzuholen?

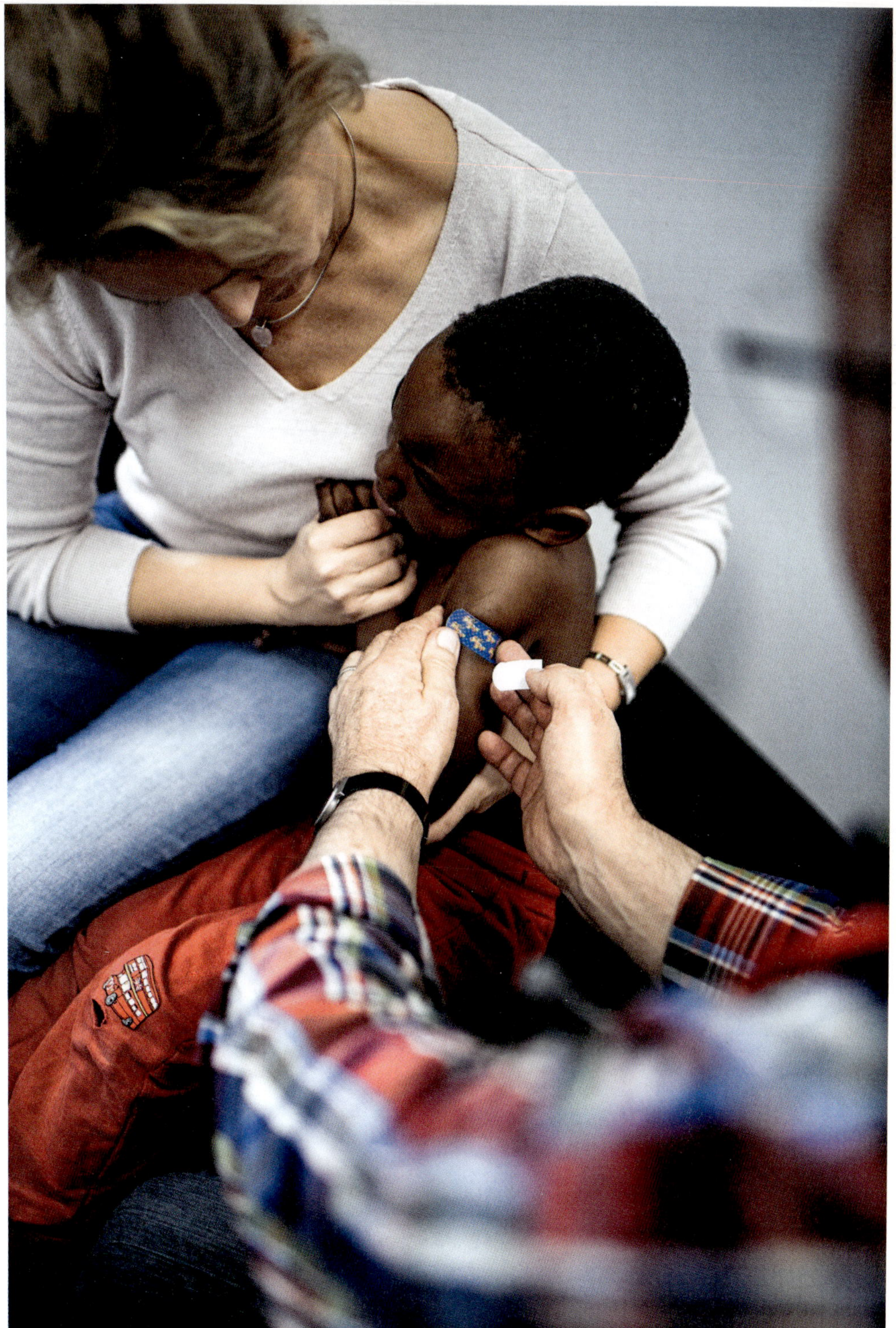

In einer medizinischen Einrichtung für Flüchtlinge in München impfen Ärzte des Vereins »Refudocs« einen Jungen aus Nigeria. In seiner Heimat erkranken Menschen oft, weil Vakzine schwer zugänglich sind – in Europa eher, weil Menschen sich der Impfung verweigern

Und wie schafft man es, Infektionskrankheiten weltweit einzudämmen, wenn jeder nur noch das impft, was er möchte?

Als ich die Praxis von Steffen Rabe in München verließ, schienen mir manche seiner Kritikpunkte plausibel. Am Robert-Koch Institut in Berlin wird mir klar, dass es kein Arzt schaffen kann, die Arbeit von etlichen Wissenschaftlern ganz allein zu machen.

Was aber, wenn trotz aller Sorgfalt der STIKO-Empfehlung etwas schiefgeht? Und ein Mensch durch eine Impfung zu Schaden kommt?

## III

## *Das Kind,*
## ***das niemals sprechen wird***

**ZU BEGINN** meiner Impfrecherche rief ich bei einer Bundesbehörde an. Ich wollte herausfinden, wie viele Menschen in Deutschland mit einem Impfschaden leben. Statt einer Antwort fragte mich die Mitarbeiterin: „Weshalb wollen Sie das wissen? Sie werden doch wohl nichts Schlechtes über das Impfen schreiben!"

„Aber es gibt doch Menschen mit Impfschäden, oder?"

„Ja, aber das sind so wenige! Wenn Sie darüber berichten, könnte die Impfquote sinken. Können Sie das nicht weglassen?"

Erst ärgerte ich mich über diese Frau. Nur weil etwas selten ist, dachte ich, sollte man es nicht verschweigen. Es würde schließlich auch niemand verlangen, nicht über einen Flugzeugabsturz zu berichten, nur weil er sehr selten passiert.

Ganz so einfach ist die Sache beim Impfen aber nicht.

Das zeigt eine Studie der Universität Erfurt. Zu Beginn des Experiments informierten die Wissenschaftler ihre Probanden über die Wahrscheinlichkeit von Nebenwirkungen einer (fiktiven) Impfung.

Danach baten sie die Teilnehmer, sich durch ein Internetforum zu klicken, wo von vielen Einzelschicksalen mit schweren Nebenwirkungen erzählt wurde. Nach dem Besuch des Forums schätzten die Probanden die Wahrscheinlichkeit von Nebenwirkungen viel zu hoch ein – obwohl sie es durch den ersten Teil des Experiments eigentlich besser wussten.

Erbarmungslos leuchtete der Versuch die psychische Schwachstelle des Wesens Mensch aus: Wir sind unglaublich schlecht darin, Risiken einzuschätzen. Menschliche Schicksale lenken uns von Zahlen ab.

**UM ZU VERSTEHEN**, wie verschwindend gering die Wahrscheinlichkeit eines Impfschadens tatsächlich ist, können Statistiken aus den Jahren 2005 bis 2009 helfen. Damals wurde zuletzt die Anzahl aller anerkannten Impfschäden in Deutschland erhoben.

Im Jahr 2008 war die Zahl am höchsten und dennoch winzig klein: 43 Fälle – bei mehr als 45 Millionen verabreichten Dosen. Das entspricht 0,0001 Prozent.

Klickt man sich jedoch durch Internetseiten von Impfgegnern, wird man Zeuge schrecklicher Szenarien, sieht Bilder schwer behinderter Kinder und liest immer wieder die Behauptung: Die Impfung ist schuld.

Eine ungute Situation ist so entstanden: Die Gegner sind schrill und laut und erlangen so Deutungshoheit über menschliche Schicksale. Impfbefürworter dagegen wollen am liebsten überhaupt nicht über Impfschäden sprechen. Trotzdem habe ich das Mädchen Mirja besucht.

**ALS ICH IN BÜRSTADT NAHE FRANKFURT** ankomme, sitzt die Achtjährige allein in der Krabbelecke ihrer kleinen Schwester. Auf den ersten Blick sieht man Mirja ihre Behinderung nicht an. Doch sitzen Achtjährige normalerweise nicht in der Krabbelecke. Achtjährige sprechen. Mirja aber sagt kein einziges Wort.

„Ich antworte nie einfach nur, dass meine Tochter einen Impfschaden hat, sondern immer auch, dass der Schaden gerichtlich anerkannt ist", sagt Mirjas Mutter Nicole Jung, 42. Sonst würden ihr die Menschen ohnehin nicht glauben.

Ruhig erzählt sie, wie Mirja im Alter von einem Jahr nach einer Impfung schwere Krampfanfälle bekam und tagelang im Koma lag.

Ein Arzt fragte die Mutter am Krankenbett ihrer Tochter, ob Mirja Spülmittel getrunken haben könnte. Heute kann sich Mirja selbstständig hinsetzen und im Schneidersitz durch die Wohnung hoppeln.

Kein Arzt kam auf die Idee, dass die Impfung schuld an den Krampfanfällen des Kindes gewesen sein könnte. Eine Bekannte wies Frau Jung schließlich darauf hin. Da es keine Beratungsstellen für solch einen Fall gibt, wandte sie sich an einen Verein, dessen Vorsitzende Impfgeschädigte fast im Alleingang berät.

Mit ihrer Hilfe, sagt Nicole Jung heute, habe sie überhaupt eine Chance gehabt, das zu überstehen: Anträge, Gutachten, Prozesse und Widersprüche in Endlosschleife.

Nicole Jung ist eine unaufgeregte Frau. Doch als sie erzählt, wie sie, nach sechs Jahren Kampf, den Gerichtssaal als Siegerin verließ, wendet sie den Kopf ab und weint.

Das Urteil bewahrt sie nahe der Krabbelecke in einem Schrank auf. Darin steht, wie es gewesen sein muss: Durch die Impfung bekam Mirja hohes Fieber. Ein bekanntes Symptom, das normalerweise keine Probleme verursacht. Weshalb Mirjas Körper aber die Temperatur nicht meistern konnte und sie schwere Krampfanfälle bekam? Konnte kein Gutachter beantworten.

Der Richterspruch erkennt an, dass es ohne Impfung kein Fieber und in der Folge auch keinen Anfall gegeben hätte. Mirja sichert das Urteil eine kleine Rente. Nicole Jung schenkt es ein bisschen Frieden.

**PAUL-EHRLICH-INSTITUT**, Langen bei Frankfurt: Hier telefonieren Mitarbeiter ständig mit Menschen, die sicher sind, Opfer von Nebenwirkungen zu sein. Die sicher sind: Die Impfung hat sie krank gemacht.

Im Gegensatz zu Ländern wie Belgien oder Norwegen gibt es in Deutschland kein Impfregister. Nirgendwo wird zentral gespeichert, wer sich impfen lässt und wer nicht. Vermuten Ärzte oder Pharmafirmen eine Nebenwirkung, so müssen sie Meldung machen.

Dieses „passive Meldesystem" hat eine Schwäche: Was nicht gemeldet wird, geht auch nicht in die Statistik ein. Seit Jahren schon steht das System deshalb in der Kritik, gelöst ist das Problem bis heute nicht. Eine Neu-

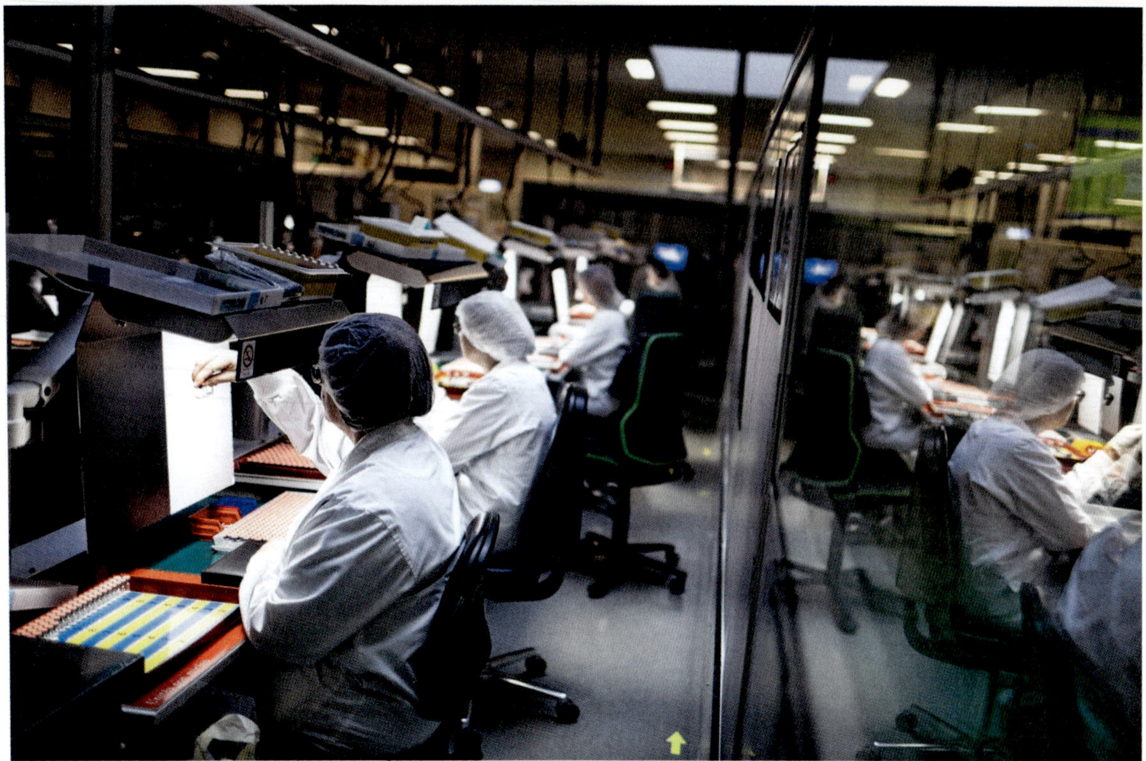

Mitarbeiter von GlaxoSmithKline überprüfen Impfstoffflaschen auf Mängel; eine von etlichen (meist maschinellen) Sicherheitsmaßnahmen. Sie arbeiten nie länger als 30 Minuten, während der Pausen stehen Dehnübungen und Entspannen bei Musik an, um die Konzentration zu erhalten

erung aber gab es: Seit 2012 können auch Patienten selbst offiziell Meldung an das Paul-Ehrlich-Institut machen. Dafür wurde eigens ein Formular im Internet entwickelt.

Trotzdem rufen manche Menschen einfach direkt im Paul-Ehrlich-Institut an. Die Mutter, deren Kind sich seit der Impfung „irgendwie komisch" verhält. Die Frau mit den Migräneattacken. Der alte Mann, der vor Jahrzehnten eine Impfung gegen die Pocken erhielt und nun Probleme mit dem Herzen hat.

Alle Meldungen, ob abwegig oder nicht, tragen die Mitarbeiter in eine Datenbank ein.

Ein Stab aus Wissenschaftlern prüft anschließend, ob das gemeldete Symptom mit der Impfung in Zusammenhang stehen könnte. Bei Fieber oder einer Schwellung an der Einstichstelle ist die Sache klar: Sie werden häufig gemeldet, weil das Immunsystem deutlich auf die Impfung reagiert.

Manchmal aber werden die Wissenschaftler zu Detektiven, durchforsten Krankenakten, sprechen mit Ärzten und Betroffenen, erkundigen sich nach Vorerkrankungen und den Wohnverhältnissen.

Oft stoßen sie dabei auf Menschen mit genetischen Defekten und schwachem Herz, auf Unfälle und natürliche Todesursachen; auf ganz andere Gründe für Krankheit und Tod.

Zum Beispiel im Jahr 2008, kurz nach Empfehlung der HPV-Impfung für Mädchen. Todesfall nach einer HPV-Impfung, hieß es. In Wahrheit war ein kaputter Heizboiler schuld, eine Kohlenmonoxidvergiftung.

**DIE WÄCHTERIN** über die Impfstoffsicherheit in Deutschland tippt auf den Bildschirm eines Mitarbeiters. „Klicken Sie doch mal zurück!", ruft sie, „Da! Die Meldung gab es zuerst in Asien!"

Brigitte Keller-Stanislawski, 60, ist Chefin der Abteilung für Arzneimittelsicherheit am Paul-Ehrlich-Institut; eine Frau, die nicht gern rastet, seit Jahren isst sie vor lauter Arbeit nicht mehr zu Mittag, ihr fehle die Zeit.

Sie sagt: „Wir machen hier so viel, aber bei den Leuten kommt das nicht an. Unsere Kommunikationsstrategie ist nicht so gut. Darin sind die Impfgegner besser."

Die würden zum Beispiel nur von den Schwächen des deutschen Meldesystems erzählen. Kein Wort davon, dass die deutsche Datenbank mit Meldesystemen auf der ganzen Welt verknüpft ist und Brigitte Keller-Stanislawski so nicht nur alle Symptom-Meldungen in Deutschland überblickt, sondern hier, in Langen am Computer, auch Einblick hat in die Nachricht einer Grippeerkrankung nach Impfung in Italien, den Ohnmachtsanfall aus Brasilien, die Nervenentzündung in den USA.

Diese digitale Vernetzung ist das eigentliche Herzstück der Impfstoffsicherheit: Selbst wenn in Deutschland einzelne Zwischenfälle nicht gemeldet werden, wird das durch Meldungen aus anderen Ländern ausgeglichen.

**1674**

**Todesfälle nach Grippe-Infektion wurden in der Saison 2017/18 bestätigt. Experten schätzen die Dunkelziffer siebenmal so hoch ein**

# Das Wirkprinzip

## Wie Impfungen vor Krankheit schützen

*Sie aktivieren das Immunsystem und regen es etwa an, Antikörper zu bilden: So trainieren Impfstoffe unsere Körperabwehr, um eindringende Erreger abzuwehren*

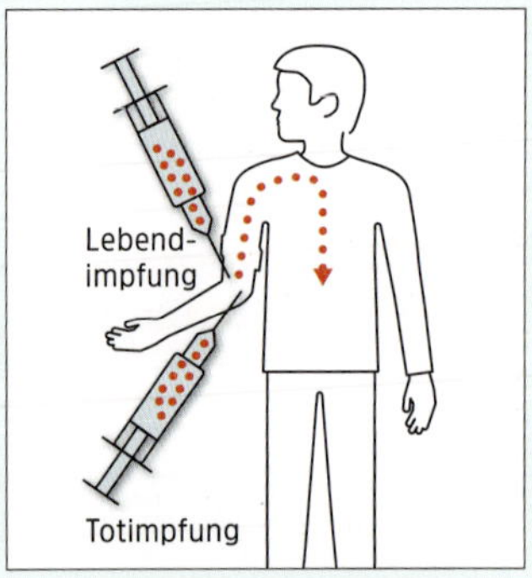


**IMPFUNG WIRD VERABREICHT**

Fast alle Impfstoffe werden in den Muskel gespritzt, entweder als abgeschwächte oder als abgetötete Erregerteile. Letztere brauchen oft Wirkverstärker, um eine Immunantwort zu provozieren

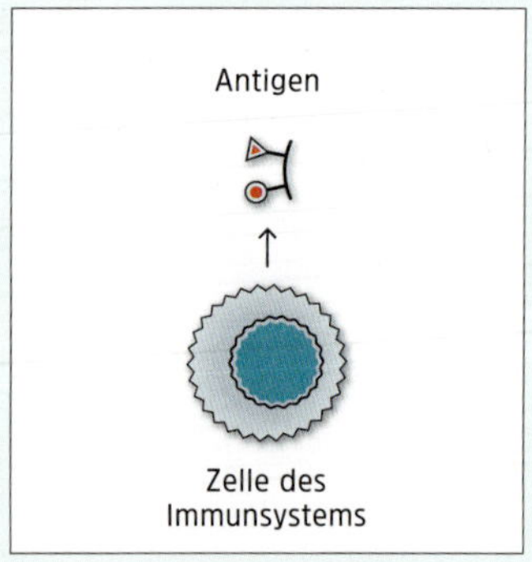


**IMMUNZELLEN WERDEN AKTIV**

Zellen des Immunsystems (etwa Monozyten oder Neutrophile) erkennen den Impfstoff (Antigen) als fremd. Die Körperabwehr leitet die Aktivierung weiterer Immunzellen (etwa von B- oder T-Zellen) ein

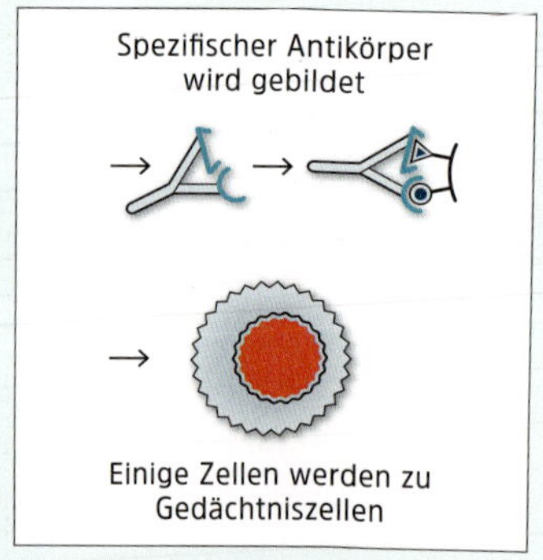


**GEDÄCHTNIS WIRD GEBILDET**

Einige der aktivierten Immunzellen ändern ihre Struktur und produzieren Antikörper, die den Erreger deaktivieren. Gleichzeitig bilden sich Gedächtniszellen, die sich die Struktur des Antigens merken

Würde ein Impfstoff, wie Impfgegner behaupten, Nahrungsmittelunverträglichkeiten, Allergien, Autismus auslösen – es wäre den Impfstoffwächtern, die Daten von zig Millionen Menschen zusammenführen, aufgefallen.

Elfmal im Jahr reist Keller-Stanislawski nach London, um Auffälligkeiten mit Kollegen aus allen EU-Ländern zu besprechen. Als 2010 die Impfung gegen die pandemische Schweinegrippe in äußerst seltenen Fällen eine schwere Form der Schlafkrankheit verursachte, schlugen die Schweden und Finnen Alarm. Der Impfstoff ist inzwischen vom Markt genommen.

Keller-Stanislawski sagt: „Meistens aber geht es bei unseren Treffen überhaupt nicht um Impfstoffe, sondern um andere Arzneimittel. Impfstoffe sind nicht unsere Problemkinder. Verstehen Sie? Das sind die sichersten Medikamente überhaupt."

## IV

## *Wie Impfstoffe entstehen:* ***die Suche nach der perfekten Erreger-Kopie***

**ICH HABE FRAGEN** zu meinem Gesundheitszustand beantwortet und mein Handy abgeben müssen. Ich habe zwei Schleusen durchquert, meine Kleidung abgelegt, einen sterilen Schutzanzug und zwei Haarnetze angezogen.

Dann bin ich drin.

„Kommen Sie", sagt eine Mitarbeiterin und eilt voraus. Unter Luftfilteranlagen hindurch, an gläsernen Trennwänden vorbei, dahinter Rohre, Tanks, Menschen in Schutzanzügen, wie von einem fremden Planeten. Die Mitarbeiterin öffnet eine Code-gesicherte Tür. Sie zeigt auf zwei hüfthohe Stahltanks, die im Bauch des Gebäudes ruhen wie Embryonen.

„Hier ist es", sagt sie feierlich, „hier fängt alles an."

**ICH BIN NACH BELGIEN GEREIST**, um zu verstehen, woher Impfstoffe kommen und wie sie funktionieren. Wie machen das Forscher: unser Immunsystem zu überlisten, dieses wahnwitzige Konstrukt aus Milliarden von Zellen, das wegen seiner Komplexität und Lernfähigkeit fast als zweites Gehirn bezeichnet werden könnte?

Der britische Pharmakonzern GlaxoSmithKline (GSK) ist einer der wichtigsten Hersteller von Impfstoffen überhaupt; für nahezu jeden empfohlenen Impfstoff in Deutschland hat der Konzern die entsprechende Zulassung. Die Liste der Angreifer, mit denen sie es hier aufnehmen, liest sich wie ein Portfolio der Grausamkeiten von Mutter Natur: Das Tetanus-Bakterium, das Muskeln krampfen lässt, so stark, dass mitunter dabei Knochen brechen. Das Keuchhusten-Bakterium, das kleine Kinder röcheln lässt wie Hunde.

Das Poliovirus, das die Infizierten innerhalb weniger Tage zu Krüppeln machen kann.

Der Erreger der Diphtherie, auch „Würgeengel" genannt, weil er den Hals so stark anschwellen lässt, dass Patienten daran ersticken können.

Das Pharmaunternehmen GSK unterhält Labore und Büros auf der ganzen Welt. Und hier, in Wavre nahe Brüssel, sitzt so etwas wie ihr Herz: eine der größten Produktionsstätten für Impfstoffe weltweit.

Man könnte auch sagen: eine der größten Produktionsstätten von Krankheitserreger-Kopien weltweit.

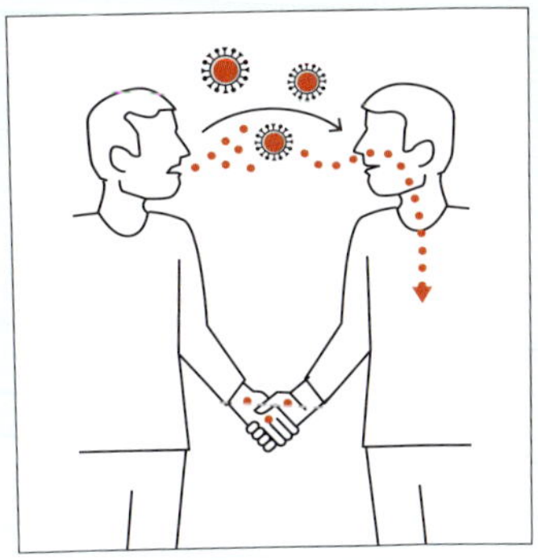

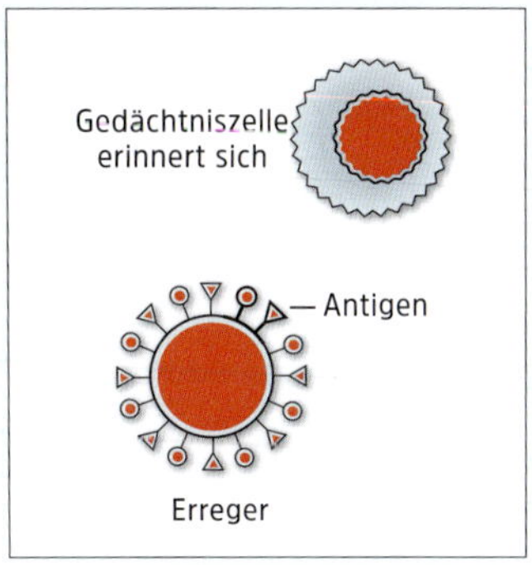


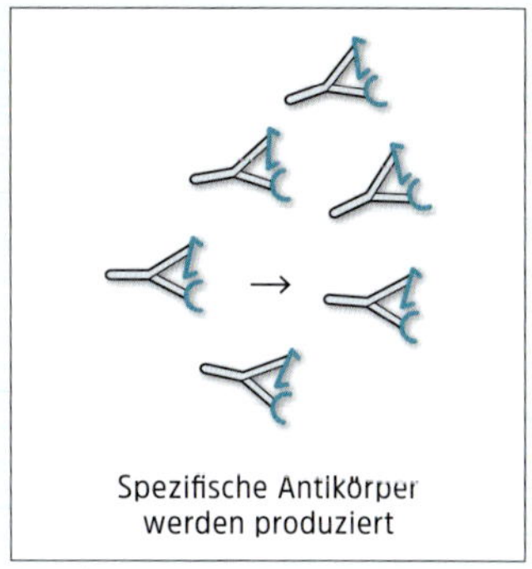


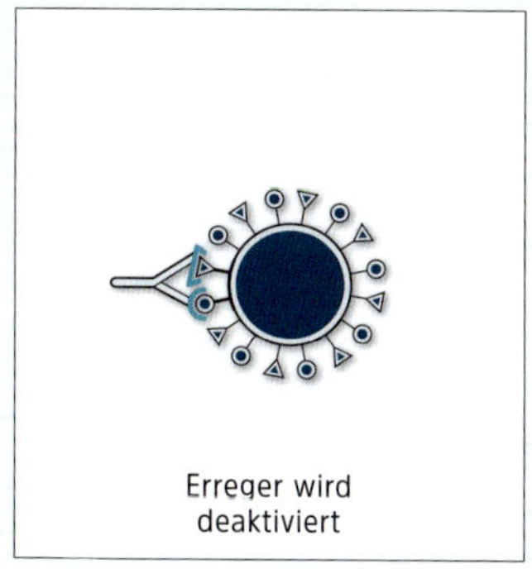


**INFEKTION**

Ein Kranker trifft auf einen geimpften Menschen, gibt ihm die Hand, niest, hustet, atmet ihn an. Auch während der Geburt oder beim Geschlechtsverkehr können manche Keime übertragen werden

**ERREGER WIRD ERKANNT**

Der Erreger trifft auf das Immunsystem. Das erkennt die spezifischen Teile (Antigene), weil sie dem zuvor verabreichten Impfstoff gleichen. Die Gedächtniszellen werden aktiviert

**ANTIKÖRPER WERDEN GEBILDET**

Die Gedächtniszellen kennen den Eindringling bereits und können deshalb für eine schnellere und größere Produktion von Antikörpern sorgen als beim ersten Kontakt mit dem Antigen (durch den Impfstoff)

**INFEKTION WIRD ABGEWEHRT**

Die gebildeten Antikörper binden sich an das Antigen des Erregers und machen ihn unschädlich, etwa indem sie spezifische Vermehrungsmechanismen des Eindringlings unterbinden

Denn nichts anderes tun Impfstoffe: Sie imitieren einen Erregerbefall.

Daraufhin bildet unser Immunsystem etwa spezielle Eiweiße, um sich zu verteidigen, die Antikörper.

Im Fall einer echten Infektion erinnert sich der Körper und kann sich dann viel effektiver gegen den Erreger wehren (siehe Grafik Seite xx).

Was simpel klingt, birgt eine Frage, an der sich Wissenschaftler seit mehr als 200 Jahren abarbeiten; die entscheidend für die Gesundheit der ganzen Welt sein kann:

Wie sieht die perfekte Erreger-Kopie aus?

**FRÜHER, ZU ZEITEN DER POCKEN,** schien die Antwort klar: Forscher nahmen ein ungefährlicheres Virus (Kuhpocken) und verabreichten es dem Impfling. Ein Vorgehen, das oft zu schweren Impfreaktionen und Impfschäden führte – schließlich hat das Virus rund 200 Antigene, auf die der Körper reagiert.

Im Laufe der Jahre hat der Mensch immer feinere Herstellungstechniken für zunehmend maßgeschneiderte Kopien eines Erregers gefunden. Im Fall von Tetanus und bei Diphtherie beispielsweise wird nicht das ganze Bakterium unschädlich gemacht, sondern lediglich das abgeschwächte Gift injiziert.

Oder man betrachte die Pneumokokken, Verursacher schwerer Lungenentzündungen: Der Impfstoff besteht nur aus Teilen der Zellhülle.

Die beiden Stickstofftanks, vor denen ich beim Pharmariesen GSK im belgischen Wavre stehe, sind so etwas wie ein vorläufiger Höhepunkt auf der Suche nach der perfekten Kopie. Die Zellkulturen darin können etwas herstellen, das nach etlichen Prozessen in fast vollkommener Reinheit vorliegt: das „Glykoprotein E“ – die neueste Virusstück-Kopie des Unternehmens.

Sie ist Hauptbestandteil eines Impfstoffes, der im Dezember letzten Jahres von der STIKO empfohlen wurde.

Er soll der Gürtelrose (einer schmerzhaften Erkrankung von Nerven) vorbeugen und ist aus vielen Gründen ein Schritt in Richtung Zukunft.

Nicht nur wegen seiner Zielgenauigkeit, sondern auch weil er keine Aluminiumverbindungen enthält (siehe Kasten Seite XX).

Außerdem ist er einfach herzustellen – zumindest, wenn man ihn mit anderen Impfstoffen vergleicht.

Bei der Grippe etwa züchten Unternehmen die Viren in Hühnereiern, eine halbe Milliarde Eier werden so für die Impfstoffe benötigt – jedes Jahr.

Bei manchen komplizierten Mehrfachimpfstoffen dauert es drei Jahre, bis alle Komponenten bereit sind. Lange bevor ein Kind gezeugt wird, hat die Produktion seiner Impfstoffe also schon begonnen.

**150**

**Antigene etwa befinden sich in allen modernen Schutzimpfungen zusammen – deutlich weniger als in einzelnen alten Impfstoffen**

Impfstoffe, das verstehe ich bei GSK, sind mit anderen Medikamenten nicht vergleichbar.

Wenn eine Krankheit ausbricht, dann kann man keine Maschine anschmeißen und die Impfstoffe mal eben schnell nachproduzieren.

Das erklärt, weshalb es manchmal zu Engpässen während großer Krankheitsausbrüche kommt oder warum bisweilen auch viel mehr Impfstoff produziert wird, als am Ende benötigt wird.

**THOMAS BREUER**, 57, leitet die medizinische und wissenschaftliche Abteilung für Impfstoffe bei GSK. Seit 17 Jahren ist er bei dem Unternehmen, davor war er am Robert-Koch-Institut angestellt.

Als seine Kollegen und Freunde hörten, dass er zu einem Pharmakonzern wechsle, wünschten sie ihm viel Glück „auf der dunklen Seite".

Breuer frustrieren solche Pauschalurteile über seine Arbeit. Auch deshalb hat er angefangen, im Internet Fotos hochzuladen.

**20 %**

**der bayerischen Kinder waren bei der Schuleingangsuntersuchung 2016 nicht gegen Pneumokokken geimpft – einer der höchsten Werte deutschlandweit**

Thomas Breuer, lachend, wie er sich die Impfung gegen die Grippe in den Arm spritzen lässt. Thomas Breuer, wie er den neuesten Impfstoff gegen die Gürtelrose empfangen hat.

Jede seiner Gesten soll ausdrücken: Meine Firma verdient zwar Geld mit Impfstoffen, aber ich glaube auch an sie.

Hört man Thomas Breuer zu, wird auch klar, dass die Suche nach der perfekten Erreger-Kopie, gerade am Höhepunkt angelangt, bald schon wieder Vergangenheit sein könnte.

Stattdessen forschen Pharmariesen längst an Impfstoffen, die viel mehr abwehren sollen als Bakterien- oder Virusattacken. Man plant hier schon Impfungen gegen Bluthochdruck, gegen Übergewicht, Akne, sogar gegen genetisch angelegten Krebs.

Die ersten Schritte hierfür, sagt Thomas Breuer, seien längst unternommen.

## V

## *Impfgegner: der Wunsch nach* ***100-prozentiger Sicherheit***

**IMMER WIEDER** werden die Zweifel in mir angefacht. Ich war nicht vorbereitet auf diese Wucherung von Thesen und Ängsten. Das Thema Impfen polarisiert, kaum einer meiner Gesprächspartner bleibt davon unberührt.

Schließlich, Wochen nachdem ich aufgebrochen bin, erfahre ich: Es gibt einen zweiten Impf-Reisenden.

Sein Name ist David Sieveking, ein Filmemacher aus Berlin. Er wollte seine Tochter impfen lassen, seine Freundin war dagegen. Der Film dokumentiert seine Suche nach Antworten auf die Impf-Angst seiner Freundin.

Dabei passiert Sieveking etwas, gegen das auch ich während meiner Reise immer wieder ankämpfen muss: Er geht in der Flut aus Falschbehauptungen verloren.

Am Ende lässt er seine Tochter nur gegen selbst ausgewählte Krankheiten impfen. Im Herbst 2018 läuft sein Film „Eingeimpft" in deutschen Kinos an.

Danach bricht über Sieveking die mediale Hölle los. Journalisten und Zuschauer machen sich hundertfach über die Erkenntnisse seines Films lustig.

Die Bandbreite reicht von sachlicher Kritik bis zu dem Vorwurf, Sieveking sei ein Kindermörder.

Eine Frage, vielleicht die wichtigste, rückt dabei in den Hintergrund: Wie konnte es dazu kommen, dass ein Vater, der ehrlich rausfinden wollte, was das Beste für seine Tochter ist, entscheidet, ihr wichtige Impfstoffe zu verweigern?

Wie machen das Impfgegner: dass Suchende wie David Sieveking ihnen mehr Glauben schenken als den Empfehlungen der STIKO?

**ES IST „WICHTIG**, dass Menschen die Techniken der Impfgegner verstehen. Dann fallen sie nicht so leicht auf sie herein", sagt Cornelia Betsch, 39. Sie ist Professorin für Psychologie an der Universität Erfurt, in ihren Arbeiten beschäftigt sie sich auch mit der Frage, weshalb Menschen impfen oder nicht.

Betsch sagt, die Strategien der Impfgegner seien unter Forschern längst identifiziert.

Zum Beispiel das *cherry picking*: Aus der Masse von wissenschaftlichen Veröffentlichungen picken sich die Gegner nur diejenigen heraus, die ihre Behauptungen unterstützen. Dabei ignorieren sie, dass eine Gesamtschau aller Ergebnisse die Wahrheit abbildet, nicht einzelne wissenschaftliche Veröffentlichungen.

Im Gegensatz zu Thomas Harder, der am Robert-Koch-Institut über Monate hinweg Literaturrecherchen betreibt, zitieren sie oft nur wenige Studien, die ihre Behauptungen vermeintlich stützen. Gegenreden oder widersprüchliche Veröffentlichungen unterschlagen sie.

Andere stellen unmögliche Erwartungen an die Wissenschaft, die kein Forscher je erfüllen kann. Eine davon: Impfungen müssten zu 100 Prozent sicher sein. Schließlich würden sie gesunden Menschen gespritzt. Eine Bedingung, die niemand bei anderen Arzneien stellen würde, weil es ein Medikament ohne Nebenwirkungen schlicht nicht gibt.

Wieder andere haben mehr Angst davor, dass die Impfung ihnen schadet, als davor, ohne Impfung schwer krank zu werden. Vollkommen unlogisch, aber ebenfalls psychologisch erklärbar, sagt Cornelia Betsch: Wenn etwas Schlimmes (etwa eine Krankheit) als Folge einer eigenen Handlung (etwa einer Impfung) eintritt, bewerten wir das als schlimmer, als wenn dasselbe Ereignis ohne eigenes Zutun auftritt. *Omission bias*, Unterlassungseffekt, nennt die Psychologie dieses Phänomen.

Und noch etwas trägt aus psychologischer Sicht Mitschuld daran, dass Leute auf Impfungen verzichten. Cornelia Betsch schaut mich an und sagt: „Menschen wie Sie."

Sie zeigt mir eine fiktive Talkshow, ein amerikanischer Satiresender hat sie produziert, um ein Phänomen

## Wie der Gemeinschaftsschutz durch Impfen funktioniert

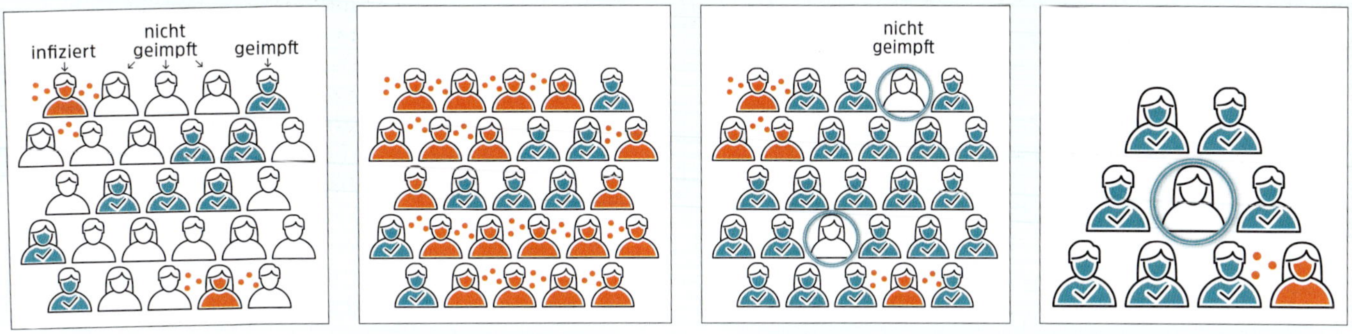


Fehlende Herdenimmunität: Infizierte stecken Ungeimpfte an, diese infizieren weitere Menschen – die Krankheit breitet sich aus. Gefährlich ist das vor allem für Immungeschwächte oder Säuglinge: Sie können nicht gegen alles geimpft werden und sind auf den Schutz durch die Gemeinschaft angewiesen

Sind genug geimpft, schützen sie sogar Menschen, denen sie nie begegnen. Bei den meisten Krankheiten (etwa Masern) funktioniert das sehr gut. Manchmal können aber auch Geimpfte den Erreger weitertragen (etwa bei Keuchhusten). Nur auf den Schutz durch andere zu vertrauen ist nicht ratsam

zu erklären, das Psychologen *false balance* nennen, falsche Gewichtung.

Ein Gesprächspartner behauptet, dass es den Klimawandel nicht gibt. Ein anderer widerspricht. Bevor beide ihre Argumente vortragen dürfen, bittet der Moderator Wissenschaftler hinzu, die ähnliche Ansichten vertreten. Er wolle, sagt der Moderator, das Verhältnis herstellen, in dem sich beide Parteien auch abseits der Kamera gegenüberstehen.

Neben den Klimawandel-Leugner stellen sich zwei weitere Menschen. Neben den Wissenschaftler 96.

„Das", sagt Cornelia Betsch „wäre eine faire Diskussion, weil es die Realität richtig widergibt."

**ZUM HANDWERK** eines Journalisten gehört es, alle beteiligten Seiten auf der Suche nach Wahrheit anzuhören. „Ähnlich wie bei Diskussionen über den Klimawandel gaukeln manche Journalisten beim Impfen aber eine Ausgeglichenheit vor, die so nicht existiert."

In Wahrheit, so die Psychologin, seien Wissenschaftler, die am Impfen zweifeln, unter Tausenden von seriösen Wissenschaftlern absolute Einzelfälle. Journalisten aber setzen gern je einen Vertreter beider Gruppen an einen Tisch und lassen sie Argumente austauschen.

Cornelia Betsch sagt: „Das macht etwas mit den Zuschauern. Sie glauben, zwei gleichwertige Standpunkte vor sich zu haben."

Welche Wucht die *false balance* von Journalisten haben kann, zeigte sich 1998, als der britische Arzt Andrew Wakefield behauptete, die Dreifachimpfung gegen Masern, Mumps und Röteln verursache Autismus.

Seine Studie war falsch. Aber als die Lüge aufflog, hatten Journalisten die Nachricht längst in der ganzen Welt verbreitet.

Bis heute lässt sich die Fehlinformation nicht ausrotten; auch deswegen kommt es selbst in Ländern mit gutem Zugang zu Impfstoffen immer wieder zu Masernepidemien.

Vielleicht hätte der Filmemacher David Sieveking eine andere Entscheidung getroffen, wenn er über die Techniken der Impfgegner Bescheid gewusst hätte. Vielleicht hätte man verhindern können, dass sein Film weitere Menschen verunsichert. Denn darum geht es im Kern: zu verhindern, dass eine Gruppe von Extremisten andere Menschen mit ihren Zweifeln ansteckt.

Die Impfgegner, sagt Cornelia Betsch, könne man ohnehin nicht überzeugen, die würden nicht impfen, egal mit welchen Argumenten man sie zu überzeugen versuche. „Es sind die Impfskeptiker, die wir nicht verlieren dürfen."

## VI

## *Hoffnung*

**ES WAR IM MÄRZ** vor vier Jahren, als das Ehepaar Barutcu vor einem Arzt saß und erfuhr, dass ihr Sohn bald sterben würde.

Coskun Barutcu, ein Junge von damals 14 Jahren, hatte immer wieder das Gleichgewicht verloren, Worte vergessen und war nachts aus dem Bett gefallen wie ein dementer Greis. Der Arzt sagte den Eltern, man habe Antikörper gegen die Masern im Hirnwasser ihres Jungen gefunden.

Dann: „Ihr Sohn hat SSPE."

„Klingt wie eine Untersuchungsmethode, so wie MRT oder CT", dachte der Vater. Seine Erinnerung an das Gespräch ist heute verschwommen, doch weiß er noch, wie er zu Hause am Computer saß, den Arztbrief in der Hand, und zu googeln begann. Er sagt: „Danach war mein Herz kaputt."

Der Vater Cemil Barutcu, 43, ist Türke, vor 18 Jahren kam er als Gastarbeiter nach Deutschland. Ein fleißiger Mann, der im Dreischichtdienst bei einem Getränkehändler arbeitet, schwäbischen Dialekt spricht und gern Fußball spielt.

Sein Sohn Coskun ist in Deutschland geboren. Wie für alle Kinder vorgesehen, brachten ihn die Eltern als Säugling zum Kinderarzt, für die Vorsorgeuntersuchungen.

Das Masernvirus ist einer der ansteckendsten Erreger auf unserem Planeten. Schon Tage bevor der charakteristische Hautausschlag auftritt, ist ein Mensch infektiös. Verlässt er das Wartezimmer oder steht er von seinem Sitz im Bus auf, dann bleibt das Virus zurück. Bis zu zwei Stunden überlebt es außerhalb des Körpers.

Ein Infizierter kann so Ursprung von Zehntausenden weiteren Erkrankungen werden (siehe Grafik Seite XX). Anders als gegen Diphtherie oder Tetanus können Kinder erst mit etwa einem Jahr gegen Masern geimpft werden.

**WO SICH DER JUNGE** Coskun Barutcu mit dem Virus infizierte, kann man heute nicht mehr sagen. Fest steht, dass er im Alter von fast neun Monaten, wenige Wochen, bevor man ihn hätte impfen können, erst Fieber und dann rote Punkte bekam.

Und dass er das Pech hatte, mehr als 14 Jahre später an SSPE, der „subakuten sklerosierenden Panenzephalitis" zu erkranken.

Eine seltene Spätfolge der Masern, die oft erst viele Jahre nach der eigentlichen Infektion auftritt. Je nach Alter trifft es vier bis 60 von 100 000 ehemals Erkrankten.

SSPE ist eine grausame Krankheit von bislang unbekanntem Mechanismus. Schrittweise zerstört sie das Gehirn und nimmt Patienten alles, für was es sich zu leben lohnt. Ein Leiden, das nicht heilbar ist, alle sterben daran, oft nach zwei, drei Jahren.

Das Zuhause der Familie Barutcu in Ingersheim bei Stuttgart ist klein, das Pflegebett steht im Wohnzimmer, dicht neben Esstisch und Sofa. Vier Jahre nach der Diagnose lebt der Sohn noch – länger als es Ärzte voraussagten.

Coskun kann kaum mehr deutlich sprechen und nur mit Hilfe gehen und essen, auf einem Auge ist er fast blind. Er ist jetzt 18 Jahre alt, ein Junge mit zartem Bartwuchs, der seine Mutter überragt. Sie pflegt ihn rund um die Uhr. Vor und nach dem Schichtdienst trainiert der Vater mit seinem Sohn in der Straße vor dem Haus das Gehen, an schönen Tagen sitzen sie in der Sonne oder essen Kuchen. „Er kann Sie verstehen", flüstert er mir zu und stupst Coskun an. „Coskun, sag Hallo zu der Frau von der Zeitung!" Coskun sieht mich an, mit wachem Blick. Er lacht.

**0,0001 %**

**aller Impfdosen, die in Deutschland verabreicht wurden, zogen offiziellen Zahlen zufolge im Jahr 2008 einen Impfschaden nach sich**

**KURZ NACHDEM** ich die Familie Barutcu besucht habe, beobachte ich ein Mädchen auf einer Kletterburg in einer Stadt in Süddeutschland. Neben ihr steht ihre Mutter, sie hat das Kind bis jetzt nicht impfen lassen, aus Angst vor Impfschäden.

Sie hat sich bereit erklärt, mit mir über ihre Entscheidung zu sprechen. Sie erzählt: „Die Anfeindungen waren brutal. Freunde fragten, ob ich möchte, dass mein Kind stirbt. Ein Kinderarzt nannte mich eine Rabenmutter."

Sie habe, sagt die Mutter, jetzt eine Lösung gefunden, um Diskussionen zu vermeiden: Sie würde einfach lügen.

Ich frage sie, ob sie keine Angst hätte, dass ihre Tochter krank würde. „Ich lasse mich von dieser Impfpropaganda nicht verunsichern", antwortet sie. „Wissen Sie, es ist viel wahrscheinlicher, von einem Auto überfahren zu werden, als eine dieser Krankheiten zu bekommen."

Ich stimme ihr zu, dass Autofahren ein größeres Sicherheitsrisiko ist, als sein Kind nicht zu impfen. Zumindest wenn viele andere Menschen geimpft sind.

Dann erzähle ich der Mutter von meiner Reise. Ich sage, dass die STIKO nicht nur Empfehlungen ausspricht, um etwa Todesfälle zu verhindern. Sondern auch, damit Kleinkinder nicht im Krankenhaus landen, um unser Gesundheitssystem zu entlasten oder einfach, um Schwächere zu schützen. Ich erzähle, dass diese Empfehlungen nicht immer perfekt sind, es andere Länder aber nicht zwingend besser wissen als wir.

Ich stimme der Mutter zu, dass Ärzte nicht immer Ahnung von Impfungen haben und durch unser Meldesystem Nebenwirkungen durchrutschen können. Ich sage, dass die weltweite Vernetzung aller Meldesysteme aber hilft, dass in der Gesamtheit keine schweren Zwischenfälle übersehen werden.

Ich erzähle, dass es in der DDR eine Impfpflicht gab und die Impfquote dort nach der Wiedervereinigung abnahm. Die Zahl der Allergien nahm jedoch zu. Das sei schon ein recht guter Hinweis dafür, dass Impfungen nicht mit Allergien in Zusammenhang stehen.

An jenem Tag, als ich Antworten auf die Impfangst dieser Frau habe, komme ich zu einer Einschätzung, die ich in den letzten Monaten gewonnen habe: Ich finde es gut, dass es impfkritische Menschen gibt. Durch ihre Fragen sind Wissenschaftler und Behörden gezwungen, korrekt zu arbeiten.

Die Interessenkonflikte der STIKO sind so zum Thema geworden, ihre Entscheidungsprozesse viel transparenter. Das Meldesystem des Paul-Ehrlich-Instituts wurde verbessert. Sollten in den nächsten Jahren neue Impfstoffe auf den Markt kommen, werden Impfkritiker nicht locker lassen, ehe mögliche Fragen öffentlich debattiert sein werden.

Doch, und das blenden Kritiker oft aus: Menschen werden krank, und Menschen sterben. Das geschieht meist nicht wegen einer Impfung, sondern weil sie

## Wogegen soll ich mich impfen?

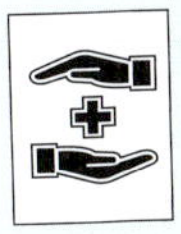

**Ist es ratsam, einzelne Impfungen wegzulassen?**
Nein. Die Empfehlungen der STIKO sind sinnvoll und wissenschaftlich nachvollziehbar. Eine »individuelle Impfentscheidung«, also die Auswahl einzelner Impfungen, birgt mehr Gefahren als Nutzen.

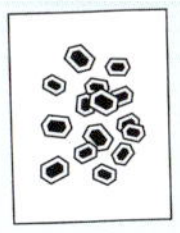

**Aber ist das Aluminium in Impfstoffen nicht schädlich?**
Manche Impfstoffe (etwa gegen Tetanus) brauchen Wirkverstärker, meistens Aluminiumverbindungen. Wie das Aluminium die Impfung verstärkt, ist nicht ganz klar, obwohl es seit rund 80 Jahren im Einsatz ist. Eine Gefährdung ist nicht bekannt, auch wegen der geringen Dosis. Aluminium nehmen wir auch mit der Nahrung auf.

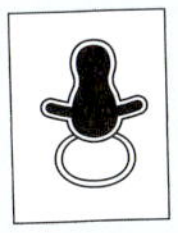

**Sollten Säuglinge lieber später geimpft werden?**
Nein. Gerade Säuglinge profitieren von einer frühen Impfung, da manche Krankheiten in diesem Alter schwerer verlaufen können, etwa Keuchhusten.

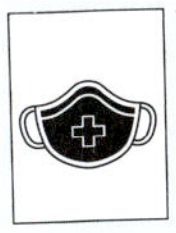

**Wären Krankheiten auch ohne Erfindung von Impfstoffen zurückgegangen?**
Teilweise schon, durch verbesserte Hygiene und Ernährung. Das bedeutet aber nicht, dass Impfungen überflüssig wären. Viele Erreger infizieren Ungeimpfte, egal wie sie sich ernähren oder leben: etwa Masern, Diphtherie oder Keuchhusten.

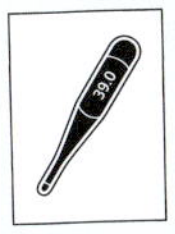

**Sind Krankheiten gut für die Entwicklung des Kindes?**
Es gibt keine Studie, die allgemeingültig zeigt, dass sich ungeimpfte Kinder geistig und körperlich besser entwickeln als Geimpfte. Allein ihr Risiko, eine Infektionskrankheit zu bekommen, liegt höher.

nicht geimpft sind. Der Mutter sage ich, dass ich diese Feststellung nicht für „Impfpropaganda" halte.

Sondern für die Wahrheit.

Die Mutter antwortet: „Ach wissen Sie, jeder hat seine eigene Wahrheit."

„Glauben Sie denn nicht an die Wissenschaft?"

„Nein, aber ich glaube ja auch nicht an den lieben Gott."

**DER ARZT** David Bardens, der als Medizinstudent einen Impfgegner verklagte, verlor den berühmten Masernprozess in zweiter Instanz, wegen einer juristischen Spitzfindigkeit.

Der Impfgegner, urteilte der Richter, habe eine einzelne wissenschaftliche Veröffentlichung gefordert, um die Existenz des Masernvirus zu belegen. Bardens aber habe sechs Veröffentlichungen eingereicht, die nur gemeinsam den Beweis erbringen.

Vielleicht ganz gut so, sonst wäre der Hass womöglich außer Kontrolle geraten, sagt Bardens heute.

Es sei mehr um das Zeichen gegangen: dass man nicht einfach irgendwas behaupten kann, ohne die Konsequenzen dafür zu tragen.

Bis heute hält er Vorträge nur unter Personenschutz.

Bardens ist ein höflicher Mensch, einer, der sich dafür entschuldigt, wenn er das Wort „idiotisch" gebraucht.

Als ich ihn frage, weshalb er sich diesem Stress aussetze, mit Menschen diskutiere, die ohnehin nicht zuhören, zögert er mit einer Antwort.

Dann sagt er: „Vielleicht ist das ein unpassender Vergleich, aber es ist wie mit den Nazis. Wenn niemand was gegen sie sagt, werden es immer mehr. Ich sehe es als meine Bürgerpflicht an, die Lügen der harten Impfgegner nicht kommentarlos stehen zu lassen."

Cemil Barutcu, der Vater des 18-jährigen Coskun, sagt, er habe seinen Frieden gemacht mit dem Menschen, der seinen Sohn als Säugling mit den Masern ansteckte.

Die Zeit, die bleibt, will er nicht mit Wut verbringen. Bis heute glaubt er, dass Coskun eine Ausnahme ist, dass er viel länger leben wird als andere SSPE-Erkrankte.

Der Vater hat angefangen, jeden Monat einen kleinen Betrag von seinem Lohn beiseite zu legen. Wenn er in Rente geht, möchte er davon eine Wohnung in der Türkei kaufen. Dort sei es sehr günstig, solch eine Wohnung behindertengerecht auszubauen, ebenerdig, mit breiten Türen für den Rollstuhl.

Vielleicht reiche das Geld sogar für einen kleinen Garten, das würde Coskun gefallen. 15, 20 Jahre noch, sagt der Vater, dann könne es losgehen.

•••

### Hinter der Geschichte

*GEO-Redakteurin Vivian Pasquet recherchierte den Text 2018/19, rund ein Jahr vor der Corona-Pandemie. Er wurde vielfach ausgezeichnet: etwa mit dem Georg von Holtzbrinck Preis für Wissenschaftsjournalismus, dem Dr. Georg Schreiber-Medienpreis oder dem Deutschen Medizinjournalistenpreis. Wir haben uns entschieden, die Geschichte nicht zu aktualisieren, weil sie den Weg zu einer Impfentscheidung umfassend beschreibt und zeigt, wie wir in die Corona-Krise gestartet sind.*

*Auch während der Pandemie war Pasquet als Medizin-Reporterin unterwegs und begleitete Patienten, Pfleger und Ärztinnen auf einer Intensivstation (siehe „Den Feind im Nacken, Seite 56). Zudem besuchte sie erneut das Robert-Koch-Institut und erfuhr, dass die ständige Impfkomission (STIKO) auch in der Krise nach der „Standardvorgehensweise" SOP arbeitet. Allerdings haben die Experten erheblich mehr Zeitdruck als üblicherweise. Die Mitarbeiter zeigten Pasquet ein Computerprogramm, das die STIKO bei ihren Entscheidungen unterstützt (siehe „Eine Impfung für die Welt", Seite 96). Die Mitarbeiter des Paul-Ehrlich-Instituts sind in der Krise rund um die Uhr mit der Prüfung der Vakzine beschäftigt. Auch die Nachverfolgung möglicher Nebenwirkungen der bereits zugelassenen Impfungen hat längst begonnen. Die Ergebnisse können auf www.pei.de eingesehen werden (auf „Arzneimittelsicherheit und Pharmakovigilanz" klicken).* ○

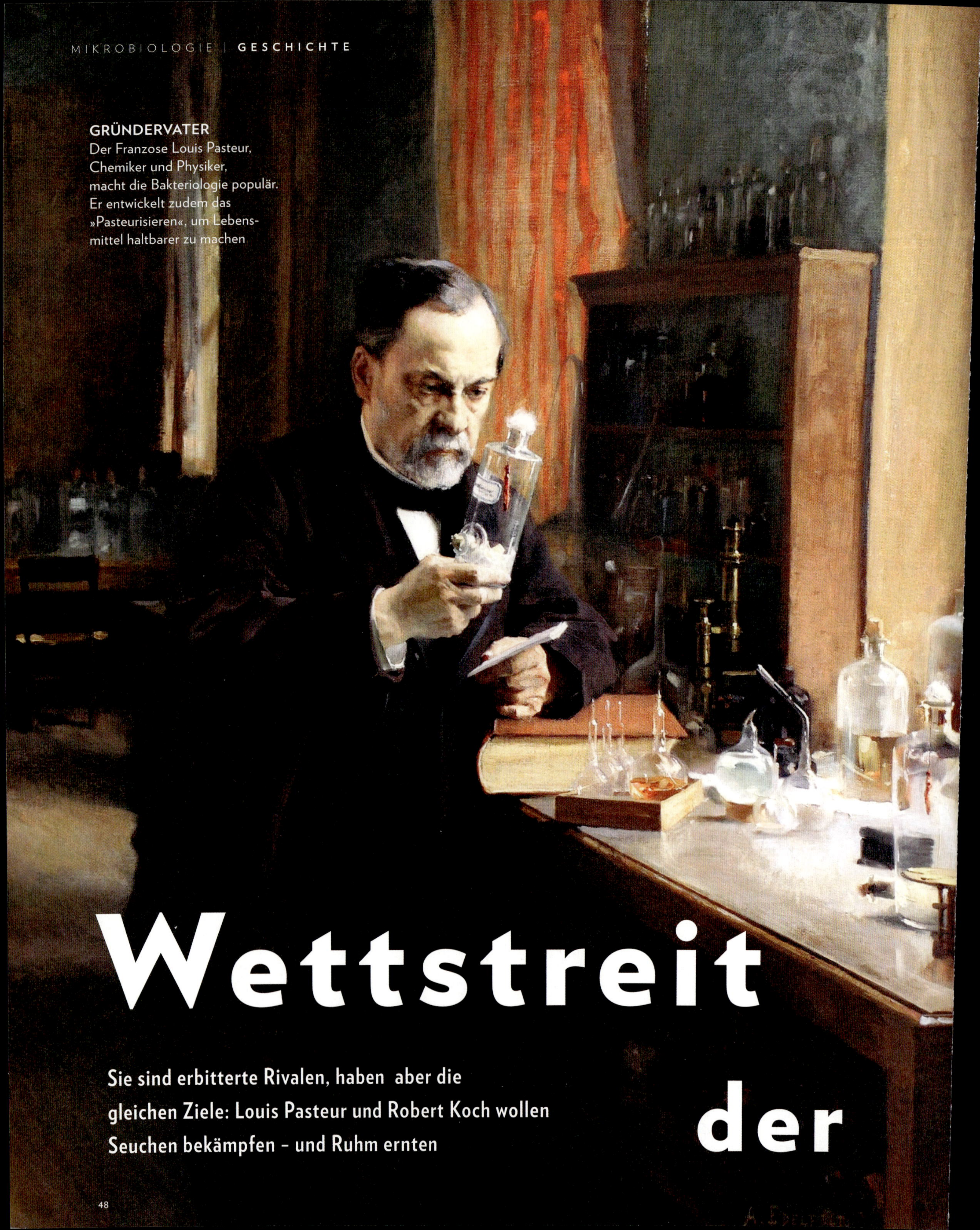

**GRÜNDERVATER**
Der Franzose Louis Pasteur, Chemiker und Physiker, macht die Bakteriologie populär. Er entwickelt zudem das »Pasteurisieren«, um Lebensmittel haltbarer zu machen

# Wettstreit der

**Sie sind erbitterte Rivalen, haben aber die gleichen Ziele: Louis Pasteur und Robert Koch wollen Seuchen bekämpfen – und Ruhm ernten**

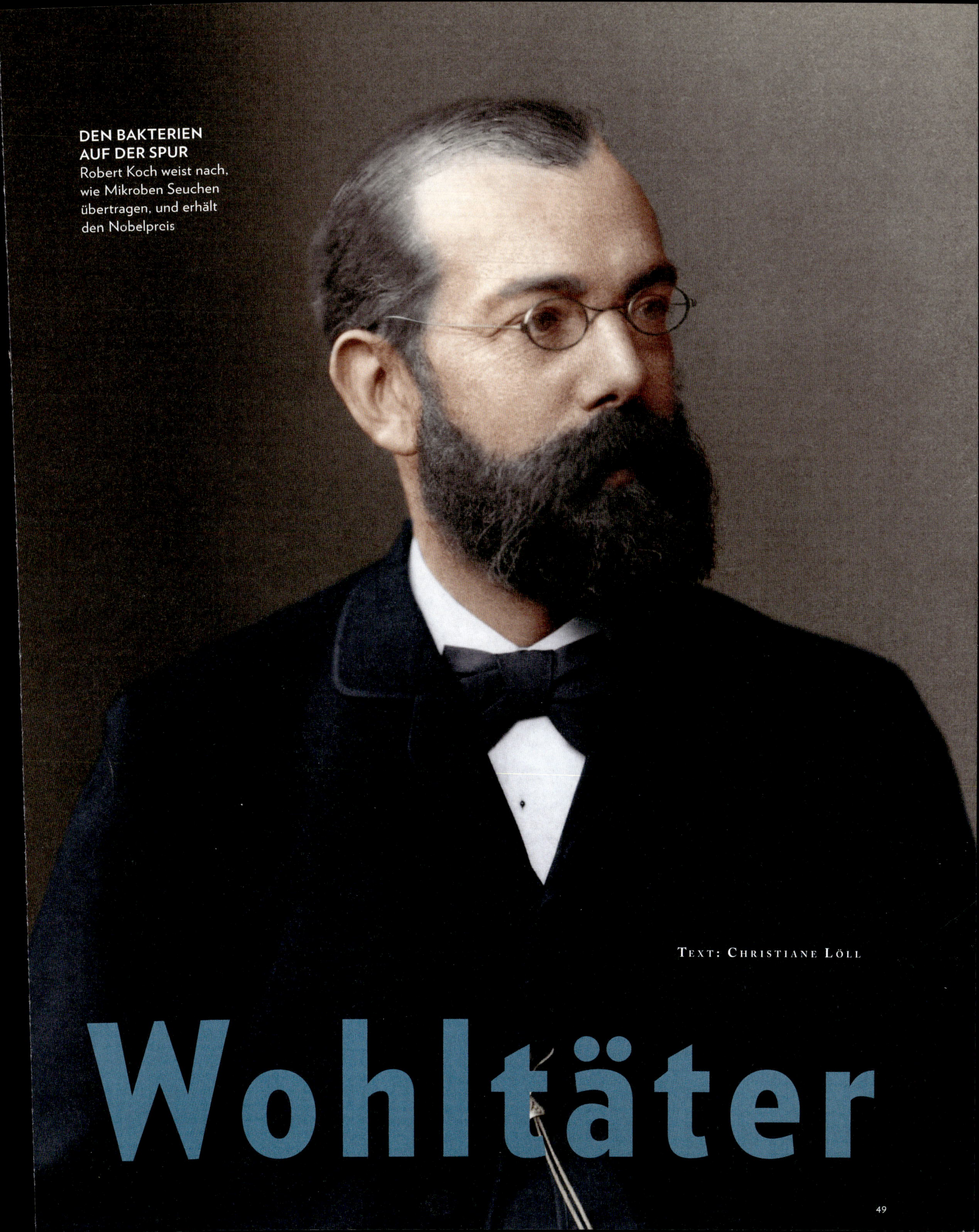

**DEN BAKTERIEN AUF DER SPUR**
Robert Koch weist nach, wie Mikroben Seuchen übertragen, und erhält den Nobelpreis

TEXT: CHRISTIANE LÖLL

# Wohltäter

D

Die Mutter hat Angst, als sie im Juli 1885 mit ihrem Sohn vom Elsass nach Paris reist. Ein tollwütiger Hund hat den neunjährigen Joseph Meister angefallen. Das bedeutet einen grausamen Tod. Doch noch zeigt der Junge keine Symptome der Erkrankung, und in Paris gibt es Hoffnung: Dort forscht der Wissenschaftler Louis Pasteur an einem Mittel gegen die Krankheit. Er vermutet, dass kleinste Lebewesen, die mit bloßem Auge nicht zu erkennen sind, die Tollwut auslösen. Eine gewagte These. Denn nur sehr wenig ist zu jener Zeit über die unsichtbare Welt der Mikroben bekannt. Und sehr vieles ist noch umstritten.

In Versuchen an Kaninchen hat Pasteur gezeigt, dass sich der Tollwutkeim im Rückenmark befinden muss. Der Forscher ist überzeugt: Lässt man dieses Mark an der Luft „altern", so wird sich der Erreger darin abschwächen. Und injiziert man eine Suspension aus diesem Mark einem Menschen, der vor Kurzem gebissen wurde, so wird die Tollwut bei ihm nicht auftreten. So die Hoffnung.

Pasteur ist kein Arzt, sondern Chemiker und Physiker. Aber der 62-Jährige hat bereits Impfungen gegen Tierseuchen wie die Geflügelcholera und Milzbrand entwickelt. Jetzt will er auch Menschen heilen. In den folgenden elf Tagen erhält der Junge aus dem Elsass 13 Injektionen – und erkrankt nicht an Tollwut. Eine Sensation. Bald strömen die Patienten von überall nach Paris, selbst aus den USA und Russland.

Pasteurs Forschung ist symptomatisch für den Umbruch in der Medizin. Lange Zeit ging die Fachwelt davon aus, dass Krankheiten durch Ausdünstungen aus der Erde oder Verunreinigungen in der Luft verursacht werden. Mikroben? Das ist ein völlig neues Konzept von Krankheit. Dass es die winzigen Lebewesen gibt, haben Forscher mit Mikroskopen bereits im 17. Jahrhundert entdeckt. Teils werden sie schon „Bakterien" genannt, aber ihre Eigenschaften sind noch rätselhaft. Seit dem Beginn des 19. Jahrhunderts gibt es zwar einen Impfstoff gegen die tödlichen Pocken. Aber niemand kann sagen, was er genau bekämpft.

Seit mehr als 20 Jahren erforscht Pasteur zu diesem Zeitpunkt bereits die Welt der Mikroben. Mitte der 1860er Jahre entdeckt er zum Beispiel in erkrankten Zucht-Seidenraupen einen Keim. Der stellt, ähnlich wie eine Pflanze, kleine Sporen her und scheint verantwortlich zu sein für die Erkrankung.

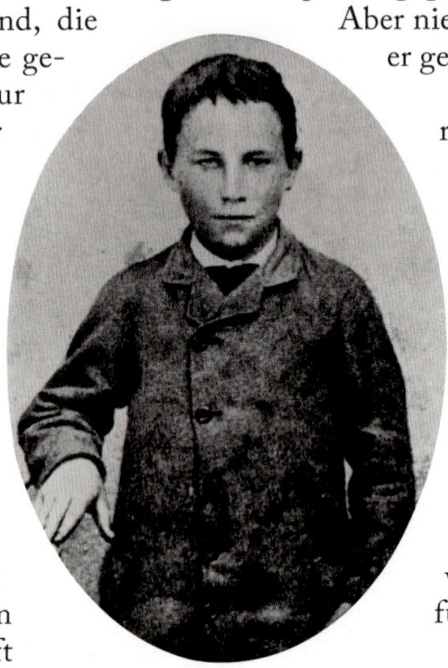

**DER ERSTE PATIENT**
Joseph Meister wird mit neun Jahren von einem tollwütigen Hund gebissen. Pasteur kann ihn retten. Dank seinem Impfstoff bricht die tödliche Krankheit bei dem Jungen nicht aus

Auch andere wollen sich einen Namen auf dem neuen Feld der „Mikrobiologie" machen. Pasteurs schärfster Konkurrent zum Zeitpunkt der ersten Tollwutimpfung ist Robert Koch, ein Arzt aus Clausthal, der 1882 den Verursacher der Tuberkulose entdeckt hat, die jährlich Hunderttausende Menschen das Leben kostet.

Ausgerechnet ein Deutscher macht Pasteur den Rang streitig! Der französische Forscherstar ist seit dem Krieg von 1870/71 ein brennender Nationalist und hasst die Deutschen, er hat sogar einen Ehrendoktor der Universität Bonn zurückgegeben. Und dann ist dieser Koch auch noch gut 20 Jahre jünger, hat seine Karriere noch vor sich. Koch ging noch zur Schule, als der Franzose entdeckte, dass Mikroben bei der Gärung von Nahrungsmitteln eine Rolle spielen. Und während Koch in Göttingen studierte, entwickelte Pasteur bereits das nach ihm benannte Verfahren, um Keime in Lebensmitteln abzutöten. Als Koch anfängt, als Arzt zu arbeiten, wird Pasteur Professor an der Sorbonne. Und dieser Mann aus der Provinz will dem großen Pionier aus Paris jetzt die Show stehlen?

Ja, das will Koch. In den 1870er Jahren betreibt er eine Landarztpraxis im preußischen Wollstein, kommt finanziell kaum über die Runden. Dennoch bestellt er das modernste Lichtmikroskop. Beim Blick durchs Okular vergisst er seine Patienten, seine Frau, seine Tochter Trudy.

Für die Experimente des Hausherrn muss die Familie Mäuse fangen und Meerschweinchen halten. Koch sucht einen Beweis: Er will die rätselhaften Mikroben selbst kultivieren und dann Versuchstiere systematisch mit Krankheiten anstecken. Nur so könne man Kritiker der Mikroben-Theorie überzeugen, findet er, während er am Milzbrand forscht. Die Tierseuche lässt jeden Sommer Schaf- und Rinderherden verenden. Die Tiere liegen in ihrem schwarzen Blut auf den Weiden, die fortan als verseucht gelten.

Im Frühjahr 1874 entdeckt Koch durch sein Mikroskop bestimmte Bakterien im Blut von Schafen, die an Milzbrand gestorben sind. Im Inneren dieser stäbchenförmigen Bakterien tauchen immer wieder kleine Punkte auf. Was kann das sein?

Koch sucht nach einem Medium, in dem er die ominösen Stäbchen kultivieren kann. Und er findet es: In einer Flüssigkeit, die er aus den Augen von Kaninchen extrahiert, fühlen sich die Mikroben offenbar wohl, vermehren sich. Die Körnchen, die aus den Bakterien hervorgehen, beschreibt er als „Sporen", über die sich die Keime ausbreiten. Das würde auch

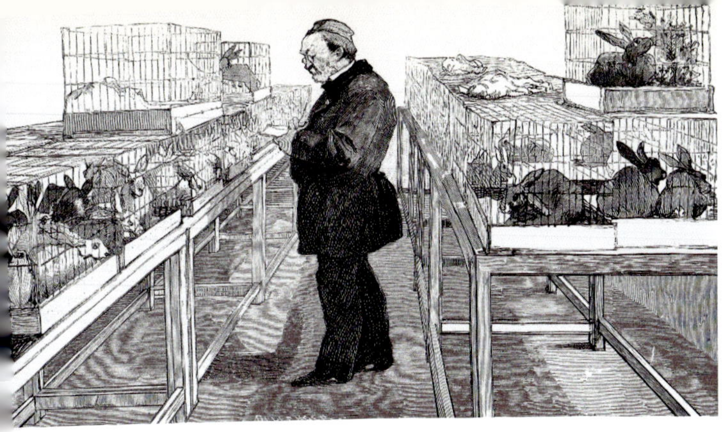

**TIERVERSUCHE**
Louis Pasteur begutachtet in seinem Labor einige Kaninchen, an denen er mit Krankheitserregern experimentiert

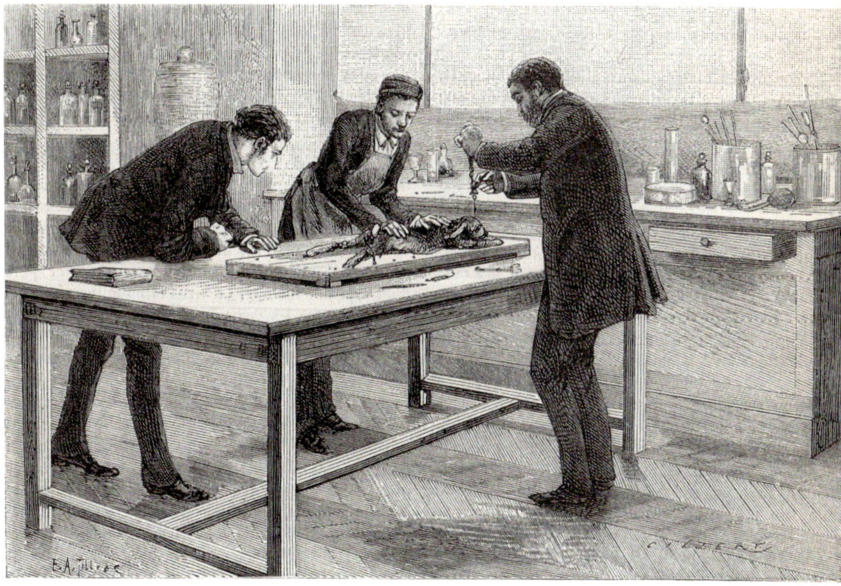

**AM SEZIERTISCH**
Pasteur untersucht in seinem Labor ein Versuchskaninchen, Stich von 1886

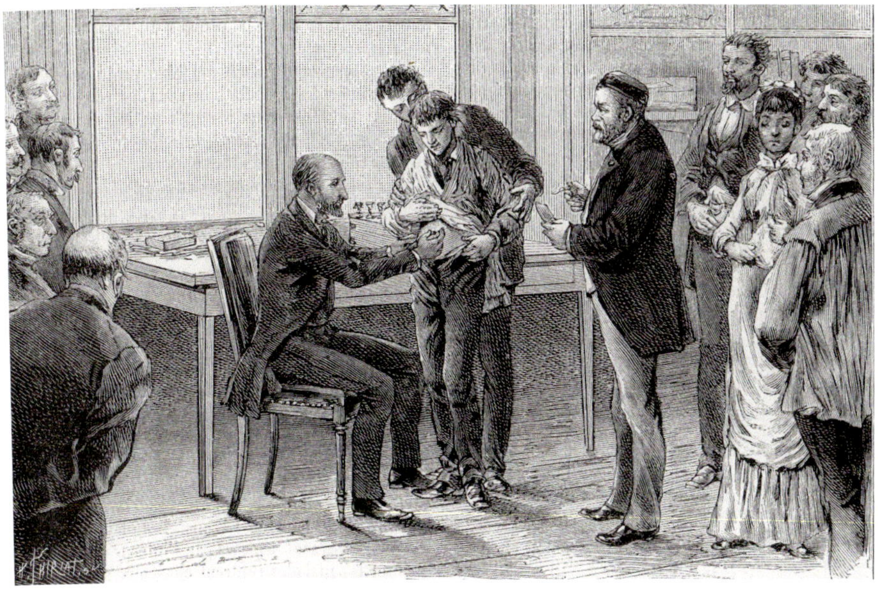

**KAMPF GEGEN DIE TOLLWUT**
Der Franzose beaufsichtigt eine Schutzimpfung an einem jungen Patienten

**Die Forscher eint der KAMPF gegen die Erreger**

erklären, warum der Milzbrand jährlich erneut ausbricht: Die zähen Sporen überdauern im Boden den Winter. Im Sommer lassen sie die Infektion wieder aufleben, sobald Tiere auf vormals befallenen Wiesen grasen.

Im Jahr 1876 veröffentlicht Koch seine Ergebnisse über den Bacillus anthracis. Er hat damit erstmals lückenlos eine Infektionskette zwischen Erreger und Krankheit hergestellt. Louis Pasteur in Paris nimmt die Publikation des Deutschen zur Kenntnis – und ist nicht erfreut. Er selbst wird darin nicht ein einziges Mal zitiert, obwohl seine Studien zu Seidenraupen auch schon Erkenntnisse zu Sporen geliefert haben.

Mit aller Macht widmet Pasteur sich von 1877 an ebenfalls der Bekämpfung des Milzbrandes, macht Besuche bei Bauern, lässt sich Fälle beschreiben. Er geht davon aus, dass Regenwürmer beim Durchwühlen der Erde den Erreger verbreiten – was sich bewahrheitet.

Um 1880 steht Pasteur vor einem Durchbruch. Einige Schafe, die auf dem „Grab“ im Vorjahr verendeter Tiere geweidet haben und später bei Versuchen mit Milzbrand infiziert worden waren, erkrankten nicht, wie Annick Perrot und Maxime Schwartz in ihrem Buch „Duell zweier Giganten“ beschreiben. Hatten sie eine Immunität gegen den Erreger entwickelt? Wenn ja: Könnte man diese auch gezielt hervorrufen?

Pasteur ist bereits dabei, die Idee mit einer anderen Krankheit zu testen: Einige Hühner erhalten alte und damit abgeschwächte Kulturen von Erregern der Geflügelcholera – und bekommen dann frische Mikroben gespritzt. Ergebnis: Die Tiere werden tatsächlich nicht krank. Der Versuch gilt bis heute als Geburtsstunde der im Labor entwickelten Impfstoffe.

Auch am Milzbrand forscht Pasteur weiter, verkündet bald, dass er

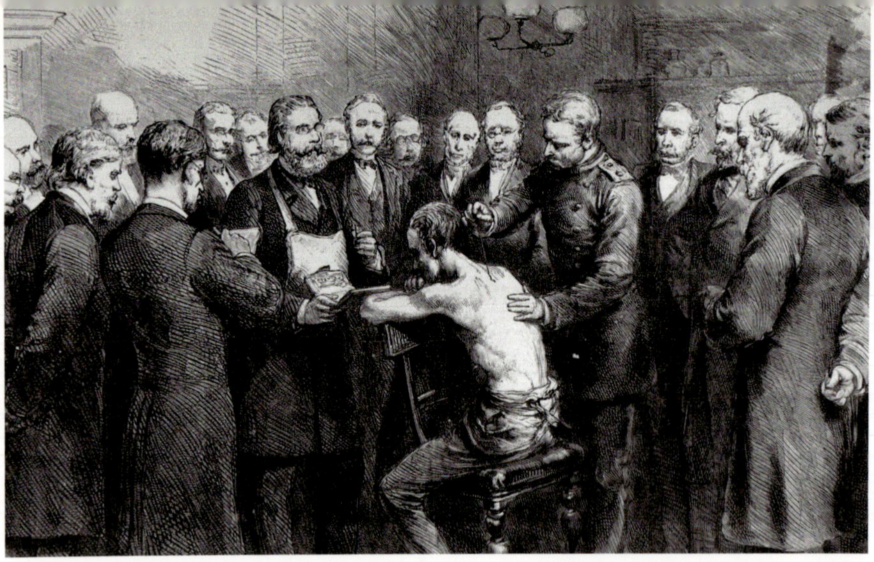

**LEHRSTUNDE**
Der bereits berühmte Robert Koch impft im Kreis von Mitarbeitern und Kollegen in Berlin einen Patienten

**AUF DER SPUR DER MIKROORGANISMEN**
Pasteur wird viel gewürdigt. Der Nobelpreis wird aber erst nach seinem Tod eingeführt

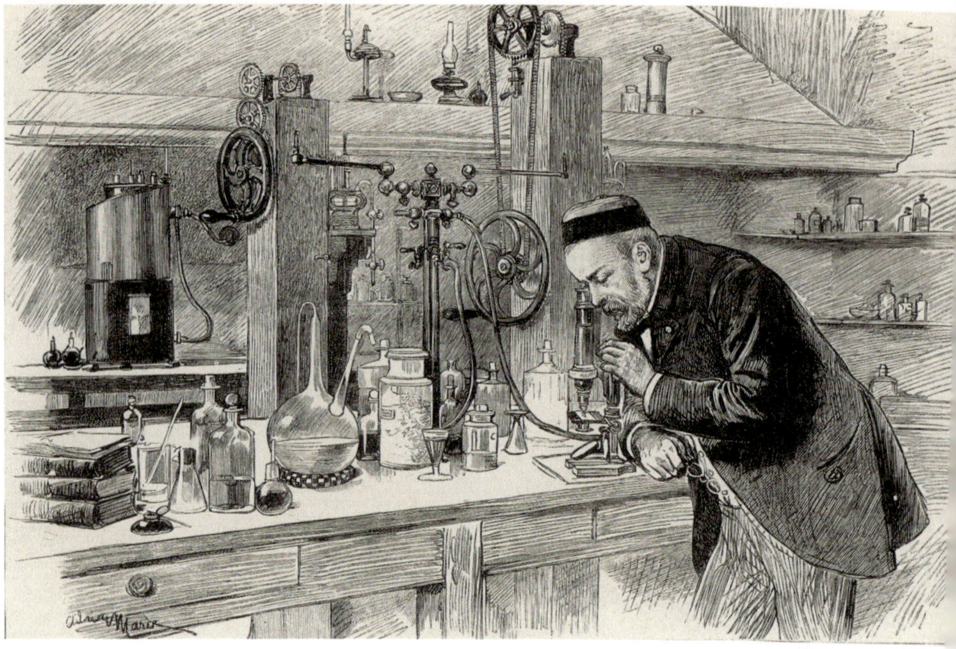

auch gegen diese Seuche ein wirksames Serum hat. In Paris machen sich seine Mitarbeiter an die Produktion des Milzbrandimpfstoffes. Die Nachfrage nach Impfstoffdosen geht bald in die Hunderttausende, sodass ein eigenes Labor und ein Vertrieb eingerichtet werden.

Unterdessen hat es der Autodidakt Koch nach Berlin geschafft. Seit 1880 ist er beim Kaiserlichen Gesundheitsamt angestellt. Dort stürzt sich der 37-Jährige auf die Verfeinerung der Techniken in der neuen „Bakteriologie“: Er entwickelt feste Nährmedien, experimentiert mit Färbemitteln, mit denen Bakterien unter dem Mikroskop besser sichtbar gemacht werden können und die auch heute noch verwendet werden.

Er befasst sich mit Desinfizierung und Sterilisierung, also damit, Geräte und Materialien im Labor von Keimen zu befreien. Mit all dem verfolgt er einen Feind, der jährlich für ein Viertel aller Todesfälle in Europa verantwortlich ist: die Tuberkulose.

Am 24. März 1882 präsentiert Robert Koch im Institut für Physiologie in Berlin seine Studien zum „Kochschen Bazillus“, dem Erreger der Tuberkulose. Er hat 200 Gewebeproben dabei, die für den Blick unterm Mikroskop eingefärbt sind. In den Monaten vor seinem Vortrag hat er diese Tuberkelbazillen unter die Lupe genommen und erkannt, dass die dünnen Stäbchen gänzlich anders aussehen als andere Bakterien. Er hat sie im Gewebe von kranken Tieren und Menschen ausgemacht und dann kultiviert. Schließlich hat er damit Meerschweinchen infiziert – die nach vier Wochen erkrankten. Koch ist sich sicher, den Übeltäter hinter der Schwindsucht nun eindeutig dingfest gemacht zu haben.

Sein Vortrag geht um die Welt, die „New York Times“ berichtet euphorisch. Das Verhältnis zwischen Koch und Pasteur wird dadurch nicht besser. Einen schriftlichen Schlagabtausch hatten sich die beiden schon länger geliefert, in Briefen und Fachartikeln die Ergebnisse des jeweiligen Kontrahenten skeptisch kommentiert, die Methoden des anderen hinterfragt.

Im Herbst 1882 kommt es bei einem Kongress für Hygiene in Genf zum Showdown. Pasteur will seine Theorie über die „Abschwächung der Viren“ vorstellen. Koch sitzt im Publikum, als Pasteur ihn auf Französisch angreift. Er verhöhnt Koch wegen der Vorwürfe, die der ihm schriftlich gemacht hat. Der Deutsche springt auf, tritt schließlich auf das Podium – um zur Verblüffung der Anwesenden zu sagen: „Ich halte es nicht für nützlich, hier auf die Attacken des Herrn Pasteur zu antworten.“

Womöglich hatte ein Missverständnis zur Verstimmung beigetragen, wie Recherchen der Autoren Perrot und Schwartz nahelegen: Pasteur sprach auf dem Podium von „recueil allemand“, den „deutschen Veröffentlichungen“, während Koch wohl „orgueil allemand“ verstanden hat – und damit „deutsche Überheblichkeit“. In seiner Replik Monate später trifft Koch den Franzosen empfindlich: „In der Wissenschaft entscheiden bekanntlich Tatsachen, nicht schöne und wohlgesetzte Reden. (…) Pasteur ist eben kein Arzt.“

Freunde werden die beiden Forscher nicht mehr – auch wenn sie beide dafür brennen, die Menschen von Seuchen zu befreien. 1883 ist es dann die Cholera, die beide Hitzköpfe wieder aneinandergeraten lässt.

Die Durchfallerkrankung hat Ägypten im Griff. Ein kommaförmiges Bakterium steht seit Jahren in Verdacht, der Auslöser zu sein. Sowohl das Deutsche Reich als auch die Franzosen entsenden Delegationen nach Nordafrika. Die Presse in beiden Ländern verlangt von den eigenen Forschern: Sie sollen die mikrobiologische Vorherrschaft des eigenen Landes unterstreichen!

Während Pasteur seine Mitarbeiter schickt, macht sich der jüngere Koch persönlich auf den Weg nach Ägypten. Auf der Jagd nach dem Cholerakeim hat er seine Nährmedien, Mikroskope und 50 Mäuse im Gepäck, berichtet Christoph Gradmann, Autor des Buches „Krankheit im Labor“. Am 17. September 1883 schreibt Koch, dass er den Keim im Darm von Patienten gefunden habe. Aber noch kann er ihn nicht kultivieren oder ein Tier zu Testzwecken damit anstecken. Der Beweis der Schuld dieser Mikrobe steht also weiterhin aus.

Einen Tag später wirft der dramatische Tod des französischen Forschers Louis Thuillier einen Schatten auf die Arbeit: Der 27-Jährige hat sich bei der Arbeit selbst mit Cholera angesteckt. Die Deutschen nehmen am Begräbnis teil, bringen Lorbeerkränze mit. Eine Geste der Versöhnung.

Von Ägypten aus reist Koch später weiter nach Indien, wo die Cholera ihren Ursprung haben soll. Dort sammelt der Deutsche weitere Hinweise, dass Vibrio cholerae der Auslöser der Krankheit ist: Er identifiziert das Komma-Bakterium eindeutig im Darm von Patienten, kann es kultivieren, wenngleich ihm auch keine überzeugenden Tierversuche gelingen. Er findet auch einen Infektionsweg: Die Einheimischen trinken aus Gewässern, in denen Wäsche von Cholerapatienten gereinigt wird. Andere Forscher zweifeln zwar noch. Dennoch: Als Koch und seine Mannschaft im Mai 1884 in die Heimat zurückkehren, titelt ein Berliner Blatt „Willkommen, Ihr Sieger“.

Doch nun hat die Cholera-Epidemie auch Frankreich erreicht. Und Koch reist an: Wo das Bakterium ist, da will auch er sein. In Toulon stellt er fest, wie schlecht die hygienischen Zustände sind. Pasteur ist empört, dass ausgerechnet dieser Preuße vor Ort ist. Seine Mitarbeiter hetzt er gegen Koch auf: „Lassen Sie sich nicht einwickeln und wickeln Sie sich nicht selbst ein, indem Sie ihm bei jeder Gelegenheit Ihre Präparate und Ihre Kulturen bringen.“

Ein Jahr später, 1885, wird Pasteur durch seine Tollwutimpfung in Frankreich zum Nationalhelden. Er erhält Fördermittel und kann seine eigene Forschungseinrichtung eröff-

**UMJUBELTER FORSCHER**
Deutsche Wissenschaftler und ausländische Forschungsgäste applaudieren Robert Koch, kolorierter Stich von 1890

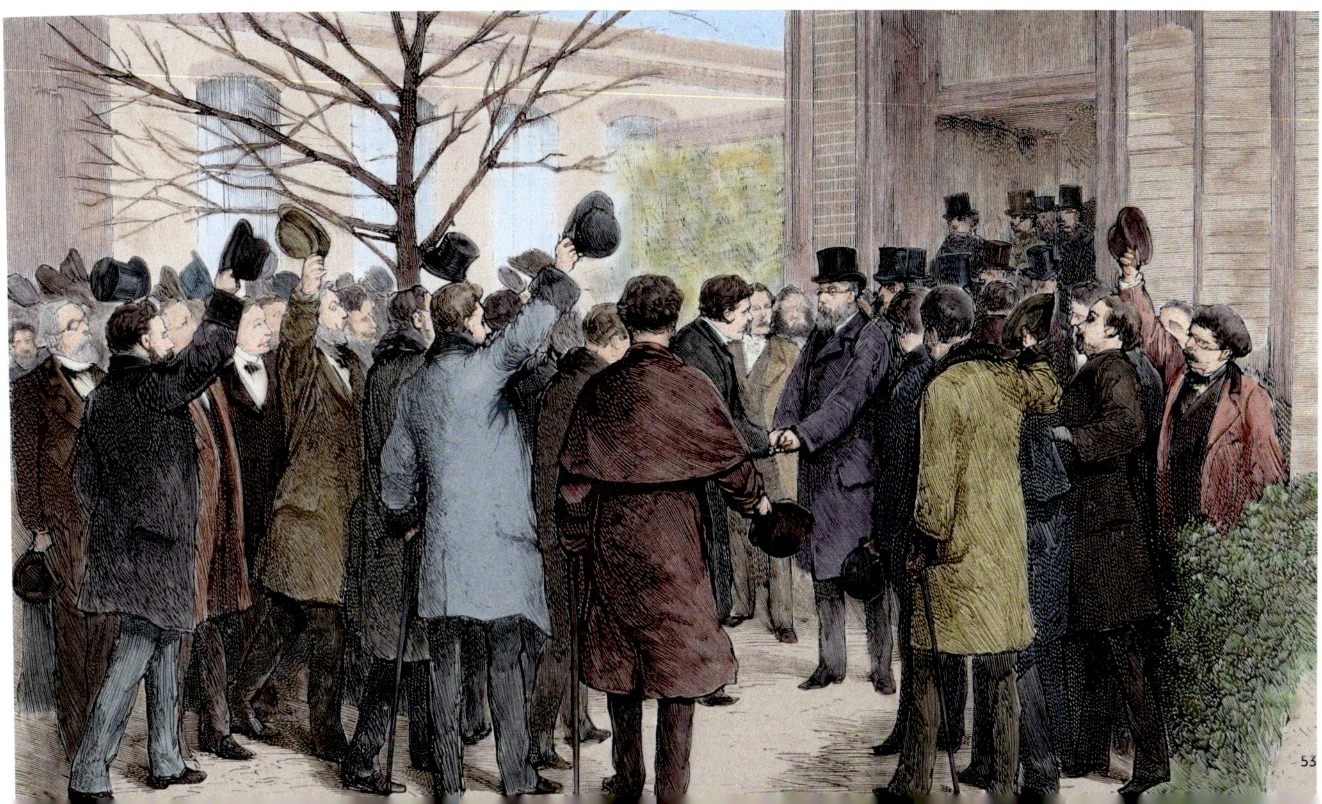

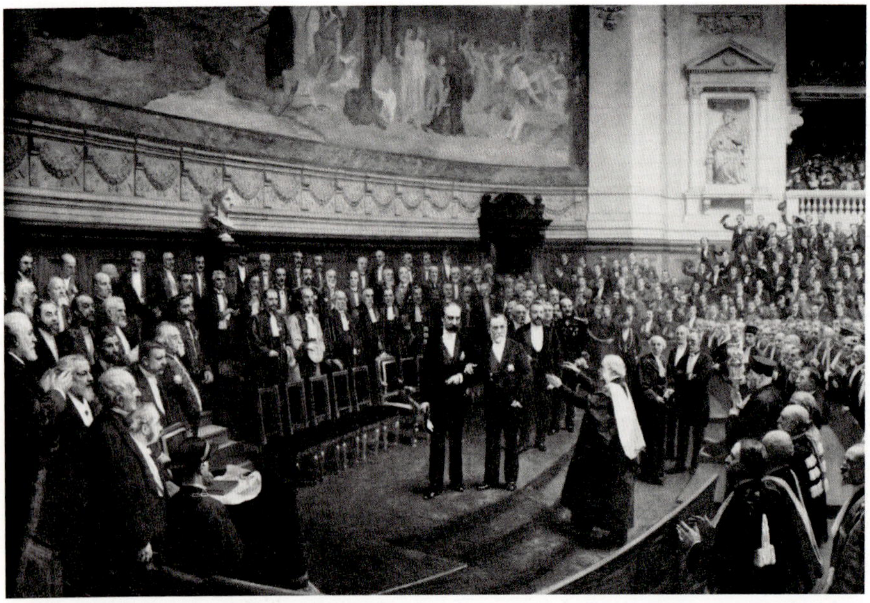

**GROSSE EHRUNG**
Zu Pasteurs 70. Geburtstag gibt es einen Festakt an der Sorbonne (1892)

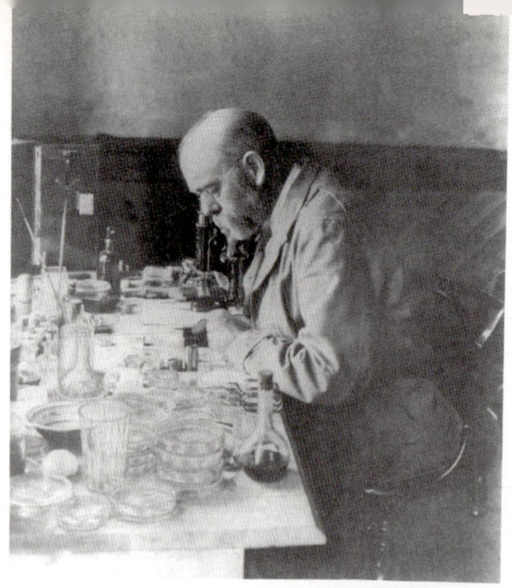

**AUF REISEN**
In den Jahren 1896 und 1897 forscht Koch im südafrikanischen Kimberley; er arbeitete auch in Ägypten und Indien

nen: Das Institut Pasteur, heute noch einer der weltweit führenden Orte für medizinische Forschung.

Um Koch bleibt es fünf Jahre lang eher ruhig. Er will nachziehen und ein Mittel gegen die Tuberkulose finden. Am 4. August 1890 lüftet er das Geheimnis seiner Forschung, vor Tausenden Gelehrten im Circus Renz. Er redet umständlich von „Substanzen", die er an Meerschweinchen getestet hat. Der „Krankheitsprozess" sei bei den Tieren zum Stillstand gekommen. Koch ist sich bewusst, dass die Ergebnisse vorläufig sind. Aber die Presse akzeptiert die leisen Töne nicht, das Mittel kommt nach Versuchen an kaum 50 Patienten auf den Markt.

Aus aller Welt reisen Kranke nach Berlin, um sich behandeln zu lassen mit dem Mittel, das „Kochsche Lymphe" genannt wird, später „Tuberkulin". Koch gibt nicht preis, was in der Flüssigkeit enthalten ist, versendet aber Proben an andere Mediziner. Sogar Pasteur erhält zwei Fläschchen. Kochs Kritiker beschreiben drastische Nebenwirkungen bei Patienten, denen sie die bräunliche Flüssigkeit injiziert haben: hohes Fieber, Schüttelfrost, Schläfrigkeit bis hin zum Koma und an der Einstichstelle Hautreaktionen.

**Auf den Spuren der CHOLERA und der Tuberkulose**

Eine 1891 veröffentlichte Auswertung von Behandlungen mit mehr als 1700 Kranken ist vernichtend: Nur wenige Tuberkulosepatienten gelten als geheilt. Koch steht als Scharlatan da. Notgedrungen deckt er seine Rezeptur auf: Es ist ein Extrakt aus Tuberkelbazillen in Glyzerin. Das Mittel sollte die Bakterien nicht unmittelbar töten, sondern das Gewebe um sie herum – sodass sie „aushungern". Die Fachmeinung: Tuberkulin wurde zu wenig getestet.

Doch trotz all der Kritik hat Koch noch gewichtige Befürworter. 1891 wird er Direktor am neu geschaffenen Preußischen Institut für Infektionskrankheiten, das heute nach ihm benannt ist – wenngleich ihm das Ministerium harte Auflagen stellt: Alle Einnahmen, die auf Kochs Erkenntnissen beruhen, gehören dem Staat. Dabei hatte der Forscher geplant, mit Tuberkulin reich zu werden.

Bis 1904 bleibt Koch Institutsdirektor in Berlin und ist trotz des Tuberkulin-Skandals hoch angesehen in der Welt der Wissenschaft. Rund ein Jahr später, 1905, erhält er den Nobelpreis in „Anerkennung seiner Untersuchungen und Entdeckungen im Bereich der Tuberkulose". Der große Pasteur hat keine Gelegenheit mehr zu Neid. Als der Nobelpreis 1901 eingeführt wird, ist er schon einige Jahre tot. Er konnte ihn also trotz aller Verdienste nicht mehr bekommen.

Pasteurs Vermächtnis haben seine Schüler angetreten, unter ihnen Alexandre Yersin, der den Pesterreger nachwies, und Émile Roux, der Entdecker des Diphtherietoxins.

Das Prinzip der Impfung gegen Tollwut, das den neunjährigen Jungen rettete, wird heute noch angewendet, Mediziner sprechen von einer „Postexpositionsprophylaxe."

Aber auch Kochs ehemalige Mitarbeiter prägen die Medizin. Unter seinen Schülern sind die Nobelpreisträger Paul Ehrlich und Emil von Behring. Es entstehen Bande zwischen den Lagern: Roux und Behring forschen gemeinsam und freunden sich an. Der Franzose wird Pate des ersten Kindes des Deutschen. Eine undenkbare Geste zwischen Pasteur und Koch. Und doch haben die Streithähne gemeinsam den Tod unzähliger Menschen verhindert. ○

# Viele Wegbereiter

**Neben Pasteur und Koch gab es zahlreiche weitere Forscher, die mit ihren Ideen für Impfstoffe die Medizin revolutionierten**

## Edward Jenner, 1749–1823

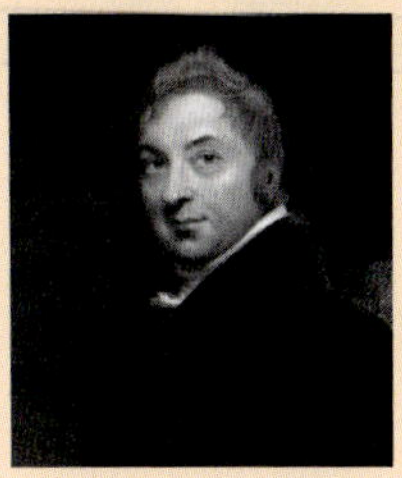

Jenner legte viele Jahre vor Pasteur den Grundstein für Impfungen

Es ist ein ungeheures Menschenexperiment, das der englische Landarzt Edward Jenner am 14. Mai 1796 wagt: Er infiziert den achtjährigen Jungen James Phipps vorsätzlich mit Pockenviren. Zu einer Zeit, als die Pocken, die Blattern, die schlimmste Seuche des Kontinents sind.

Doch in seiner Praxis hatte Jenner beobachtet, dass Menschen, die vom recht harmlosen Kuhpocken-Virus befallen worden waren, von der gefährlichen Variante der Krankheit verschont blieben. Seine Theorie: Wenn er den Jungen zunächst mit Kuhpocken infizierte, würde dieser auch gegen die Blattern gefeit sein.

Das Experiment gelingt, James Phipps, Sohn von Jenners Gärtner, widersteht der Geißel. Er wird noch nicht einmal krank – die künstliche Impfung ist erfunden. „Vakzination" nennt Jenner sein Verfahren, nach Variolae vacciniae, dem lateinischen Fachbegriff für die Kuhpocken.

Sechs Jahre nach Jenners Experiment sind allein in England schon 470 000 Menschen gegen Blattern geimpft, auch im Rest Europas schützen Mediziner Tausende mit dem neuen Verfahren. Doch erst 1979 kann die Weltgesundheitsorganisation verkünden: Die Krankheit ist endgültig besiegt, die Pocken sind ausgerottet – als einzige Infektionskrankheit der Welt.

## Emil von Behring, 1854–1917

Den ersten Medizin-Nobelpreis überhaupt erhält ein Deutscher: Emil von Behring, geschätzt und gefürchtet gleichermaßen. Denn der Preuße gilt als brillanter Forscher – aber auch als schroff und herrschsüchtig.

Zur Begründung der Preisvergabe schreibt das Nobelpreiskomitee 1901: „Für seine Arbeiten über Serumtherapie und besonders für deren Anwendung gegen Diphtherie, mit denen er der medizinischen Wissenschaft neue Wege erschloss und dem Arzt eine siegreiche Waffe im Kampf gegen Krankheit und Tod gegeben hat."

„Heilserum" nennt Behring seine Waffe: Ende des 19. Jahrhunderts hat er damit endlich ein wirksames Mittel gefunden, um das Leid von vielen Hunderttausend Kindern zu lindern. Allein in Deutschland sterben damals jedes Jahr rund 45 000 von ihnen an Diphtherie, jener Krankheit, die sich vor allem im Hals- und Rachenraum ansiedelt und die den Patienten bei schweren Verläufen nach und nach den Atem nehmen kann.

Bekannt ist damals bereits, dass ein Bakterium die Krankheit auslöst, indem es den menschlichen Körper mit Giftstoffen flutet. Gegen ein solches Toxin könnte ein Gegengift wirken, hofft Behring, ein Antitoxin also. Bekannt ist außerdem, dass selbst hochansteckende Krankheiten manche Menschen und Tiere verschonen oder bei ihnen in nur sehr abgeschwächter Form ausbrechen. Sie tragen das gesuchte Gegengift offenbar bereits im Körper, schlussfolgert Behring.

Diesem Wirkstoff will er gemeinsam mit dem Japaner Shibasaburo Kitasato auf die Spur kommen: In ihrem Berliner Labor kultivieren die beiden Forscher Diphtherie- sowie Tetanuserreger und injizieren sie Versuchstieren. Viele dieser Tiere sterben, einige Kaninchen aber scheinen unempfindlich gegen die Toxine: Ihr Blut muss Antitoxine enthalten.

Behring und Kitasato gelingt es, diese Stoffe aus dem Blut der Kaninchen zu isolieren. Damit können sie mit Diphtherie infizierte Tiere heilen und auch gesunde Tiere vor einer Ansteckung schützen. Die Impfung ist geglückt – am 4. Dezember 1890 berichten die Forscher der Weltöffentlichkeit von ihrem Erfolg.

Innerhalb von nur vier Jahren gelingt es Behring, ein Präparat zu entwickeln, das auch den Menschen schützt: In den Farbwerken von Hoechst produzieren 57 Pferde in ihrem Blut Antitoxine, schnell verbreiten sich Fläschchen mit „Behring'schem Gold" in den Arztpraxen – und lassen die Sterblichkeit an Diphtherie auf ein Fünftel der Zahlen von 1893 schrumpfen. Zu Tausenden senden Eltern Dankesbriefe an den „Retter der Kinder". Zum „Retter der Soldaten" wird Behring wenige Jahre später: Im Ersten Weltkrieg liefert er Tetanusserum an die Front – und schützt so das Leben Tausender Soldaten.

Mit seiner Arbeit hat Emil von Behring den Weg für grundlegende Erkenntnisse über die Immunreaktion geebnet. Ein Körper, der zunächst mit einem harmlosen Erreger konfrontiert wird, entwickelt Antikörper, die den Eindringling unschädlich machen. Kommt es später zum Kontakt mit Verwandten des Erregers, „erinnert" sich das Immunsystem an den früheren Kontakt und stellt die passenden Antikörper sofort wieder her. Gewinnt man solche Antikörper aus dem Blut von bereits genesenen Menschen oder Tieren, so kann man sie anderen als Schutz verabreichen – das Prinzip der passiven Impfung.

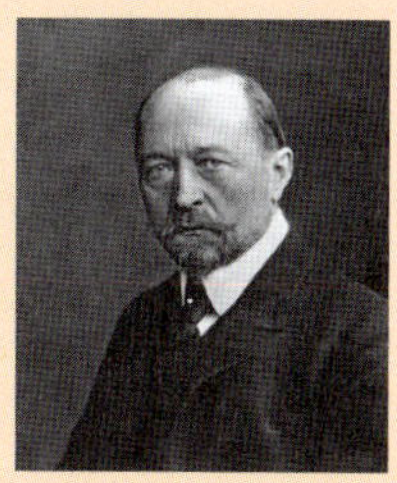

Von Behring lernte bei Koch an der Charité und lehrte später in Marburg

# DEN FEiND iM NACKEN

**Bis zur Erschöpfung ringt ein Team im Universitätsklinikum Bonn mit dem Virus, das die Welt verändert hat. In der Coronakrise waren unsere Reporter im April und Mai 2020 über vier Wochen im Inneren dieses Apparats, in dem es um Leben und Tod geht. Und manchmal um Wunder**

TEXT: VIVIAN PASQUET
FOTOS: DANIEL ETTER

**ELISA FERRARA* schlägt ihre Augen auf.** Sie trägt ein Hemd, das hinten offen ist, ein Beatmungsschlauch drückt Luft in ihre Lunge. Am Fußende des Bettes stehen Menschen in gelben Kitteln, maskiert mit Mundschutz, Haarnetz, Brille, und halten ihr handgeschriebene Zettel vors Gesicht:

*Siamo in un ospedale a Bonn. Hai dolore? Respira bene?*

Wir sind in einem Krankenhaus in Bonn. Haben Sie Schmerzen? Können Sie gut atmen? Einmal scheint Elisa Ferrara schwach zu nicken. Einer der Menschen sagt: „Guten Morgen!“

In Bergamo fiel die Italienerin ins Koma, in Bonn erwacht sie Wochen später an Schläuchen. Ein Moment, den Pflegerinnen, die ihr beistanden, immer wieder schildern. Ein Moment wie aus einem Katastrophenfilm. Elisa Ferrara, 66, und Mario Grazzini, 51, sind die ersten schwer kranken COVID-19-Patienten aus Italien, die das Universitätsklinikum Bonn aufnimmt.

Wenige Tage zuvor hat die Deutsche Luftwaffe sie nach Nordrhein-Westfalen geflogen. Die Bonner wissen nicht viel über ihre italienischen Patienten. Nur, dass beide aus Bergamo kommen, eine Familie haben, in ihrer Heimat beatmet wurden, die Kapazitäten dort aber nicht ausreichen, um sie weiter zu behandeln. Und dass diese Reise ihre letzte Chance zum Überleben ist.

„Nur keine italienischen Verhältnisse“ hieß das Mantra, das uns in den Shutdown begleitete; die Berichte aus Kliniken, in denen Betten für

* Name geändert

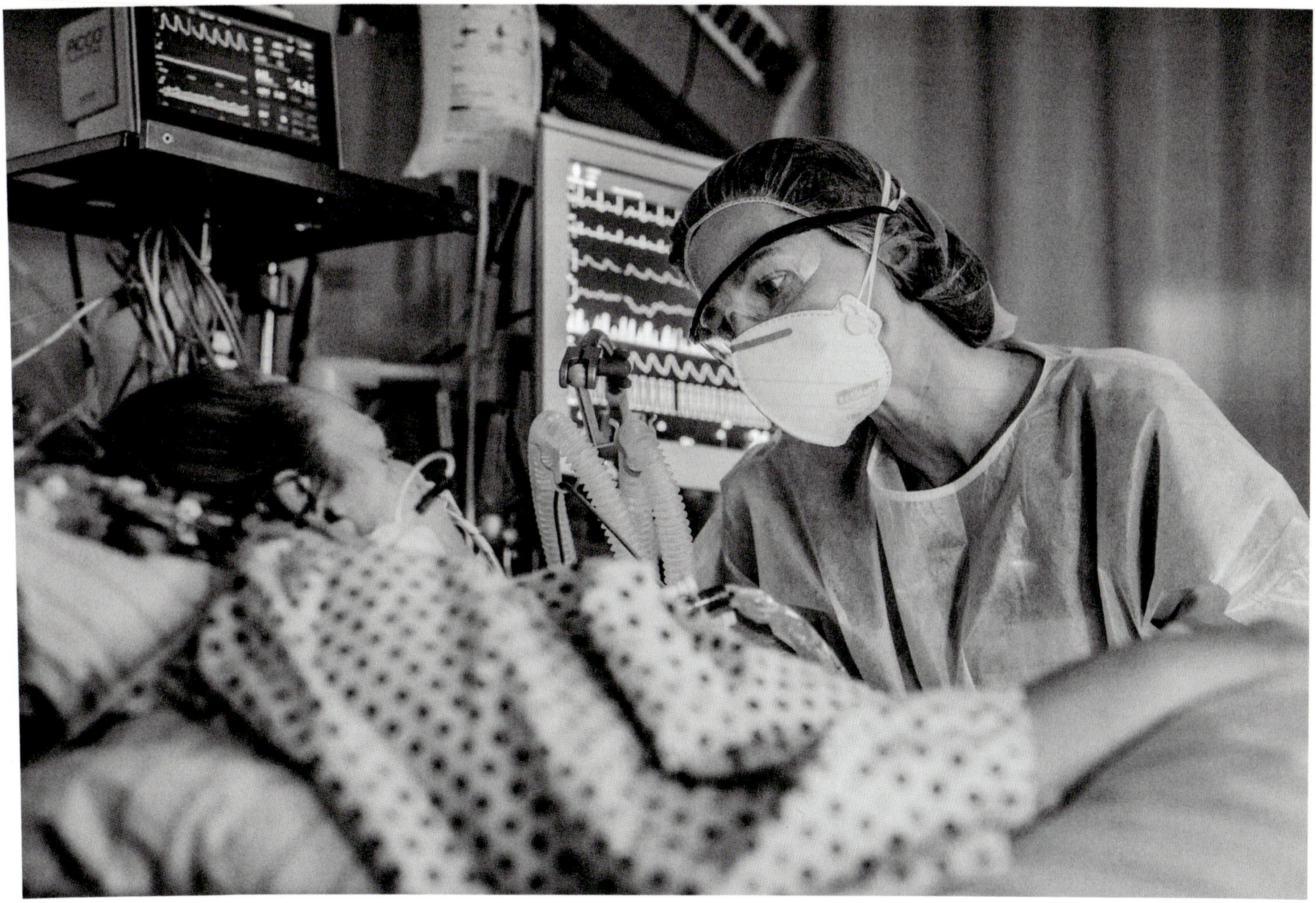

**MENSCHLICHE NÄHE**

Den Patienten zugewandt zu bleiben ist der Intensivpflegerin Annemie Heinz ebenso wichtig wie die Maschinen korrekt zu bedienen

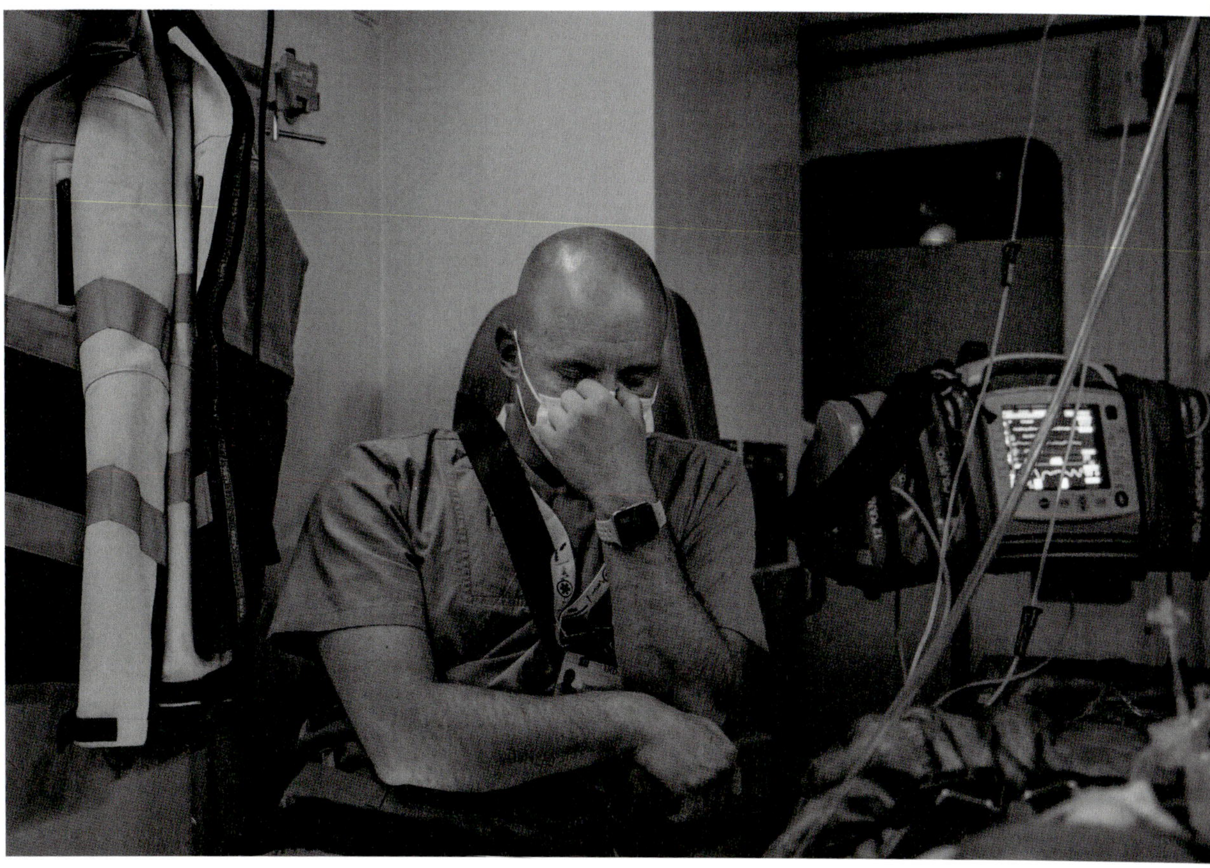

**LANGE NACHT**

Schon viele Stunden hat der Intensivpfleger Stefan Lenkeit mit dem Patienten verbracht. Nun geht es im Krankenwagen zur Behandlung in die Uniklinik Bonn

Erstickende fehlen, Pflegekräfte am Ende sind, Menschen ohne ihre Angehörigen sterben. Deswegen wurden die Krankenhäuser in Deutschland zur vordersten Front gegen das Virus SARS-CoV-2, den neuen Feind. Und deshalb haben wir alle uns wochenlang in Isolation begeben: um das Schlimmste zu verhindern. In der Uniklinik Bonn aber mussten sie mit dem Schlimmsten rechnen.

Uns nennen sie in der Klinik „die Welt da draußen": die Lehrer, Klempnerinnen, Verkäufer, Ingenieurinnen, Bäcker, Journalisten. Uns, die wir unsere eigenen Kämpfe mit SARS-CoV-2 ausfechten. Mit der Einsamkeit, der Angst vor dem finanziellen Ruin, den Thesen von Verschwörungsideologen, der Sorge um die alten Eltern. Einen Kampf aber kämpfen die wenigsten von uns: den gegen das Virus selbst. Für die meisten bleibt SARS-CoV-2 ein Feind, dem sie niemals begegnen.

**WÄHREND DAS** öffentliche Leben erlahmte, haben der Fotograf Daniel Etter und ich „die Welt da draußen" verlassen und insgesamt vier Wochen „drinnen" verbracht, im Universitätsklinikum Bonn. Wir begleiteten Menschen, die diese Maschine auch in einem Ausnahmezustand am Laufen halten, und erlebten den Angriff des Virus aus ihrer Perspektive. Für den Intensivmediziner ist Corona ein Tanz mit dem Körper, für den Krankenhaus-Einkäufer ein schlechtes Geschäft, für den Chef der Notaufnahme ein guter Plan. Für Schwestern und Pfleger ist Corona ein Alarmtonquiz, für die Seelsorgerin ein Liebesbrief, den sie einer Patientin vorliest. Und für einen Menschen in diesem Haus wird Corona ein Wunder sein.

## I. CORONA, EIN FEUERWEHREINSATZ

**EINES ABENDS** Ende Februar kommt das Virus im Wohnzimmer des Krankenhaushygienikers Steffen Engelhart an. Er hat gerade mit seiner Familie gegessen, da klingelt sein Telefon. Die Klinik habe den ersten positiven Test auf SARS-CoV-2, sagt der ärztliche Direktor. Engelhart fährt sofort los.

Im Labor der Klinik überzeugt er sich vom positiven Ergebnis. Minuten später hat er die infizierte Person am Telefon. Ein Student, der mit leichten Symptomen in der Notaufnahme auftauchte, einen Abstrich genommen bekam und längst nach Hause gefahren ist. Er hat zuvor Schülergruppen Nachhilfe gegeben: mehr als 100 Kinder. 100! Kurz vor Mitternacht wählt Engelhart die 112 und lässt sich mittels einer geheimen Durchwahl mit dem Gesundheitsamt verbinden.

> **WAS, WENN EIN FIEBRIGER REISERÜCKKEHRER DURCH DIE KANTINE LÄUFT?**

Um vier Uhr in der Früh treffen sich: die Leiter von Ordnungs- und Gesundheitsamt, die Chefs von Polizei und Feuerwehr, der Schul-, der Klinik- und der Stadtdirektor. Allen ist klar: Sie müssen verhindern, dass sich das Virus weiter verbreitet. Bald macht jemand den Vorschlag, die betroffenen Kinder zur Testung ins Klinikum zu bestellen. Abstrichzentren gibt es zu jener Zeit noch nicht in Bonn.

Mehr als 100 potenziell Corona-positive Kinder mitsamt Familie drohen ohne Hygieneplan für einen Massenabstrich ins Krankenhaus einzufallen. Steffen Engelhart, 57, ist Arzt und arbeitet als Leiter der Stabsstelle Krankenhaushygiene. Andere Ärzte am Klinikum behandeln Menschen mit gebrochenen Beinen oder kranken Herzen. Er kümmert sich um einen viel komplexeren Patienten: das Universitätsklinikum selbst. Ein Haus, das alle medizinischen Fachgebiete auf höchstem Niveau in 32 Kliniken vereint – ein „Maximalversorger" mit 8000 Mitarbeitern und 430000 Patienten im Jahr. Hunderttausende potenzieller Keimschleudern.

Engelharts Job ist es, zu verhindern, dass Patienten und Personal einander anstecken. Dafür leitet er ein Team aus sieben Hygiene-Detektiven. Entscheidungen, die er trifft, retten im Verborgenen Leben: Wie muss eine Station gebaut sein, damit ein Pfleger nicht von einem kontaminierten Bereich durch einen sauberen laufen muss? Was, wenn ein Patient einen Keim in seiner Blase trägt und im Nebenzimmer ein Immungeschwächter liegt? Oder wenn ein fiebriger Reiserückkehrer durch die Kantine läuft? Soll ein Zimmer entseucht, ein Bett gesperrt oder vorsorglich ein Antibiotikum eingenommen werden?

Engelhart ist ein korrekter Mensch. Einer, der „ich befand mich in der Häuslichkeit" sagt, wenn er „ich war zu Hause" meint, und der Aussagen mit Paragrafen aus dem Infektionsschutzgesetz untermauert. In jener Nacht liefert er ein Meisterstück ab, das er nie so nennen würde. Er sagt stattdessen: „Das war von allen eine stramme Leistung."

Es ist schon hell, als Engelhart vor rund 60 Feuerwehrleuten der Berufsfeuerwehr steht. Ein Abstrichstäbchen in seiner Hand, den Pflegedirektor der Klinik als Demonstrationsobjekt vor sich. Der Direktor öffnet den Mund, und Engelhart zeigt den Feuerwehrleuten, wie tief und mit welchem Druck man korrekt einen Corona-Abstrich macht.

Dann schwärmen die Männer aus. Klingeln maskiert an 100 Haustüren und streichen die Kinder ab.

Erzählt Engelhart von dieser Nacht, wird klar: Es macht nicht nur an den Beatmungsplätzen einer Klinik einen Unterschied, ob ein einzelner Patient kommt oder mehr als 100 gleichzeitig erscheinen.

Und es ist für die Gesundheit und damit die Funktionskraft eines gan-

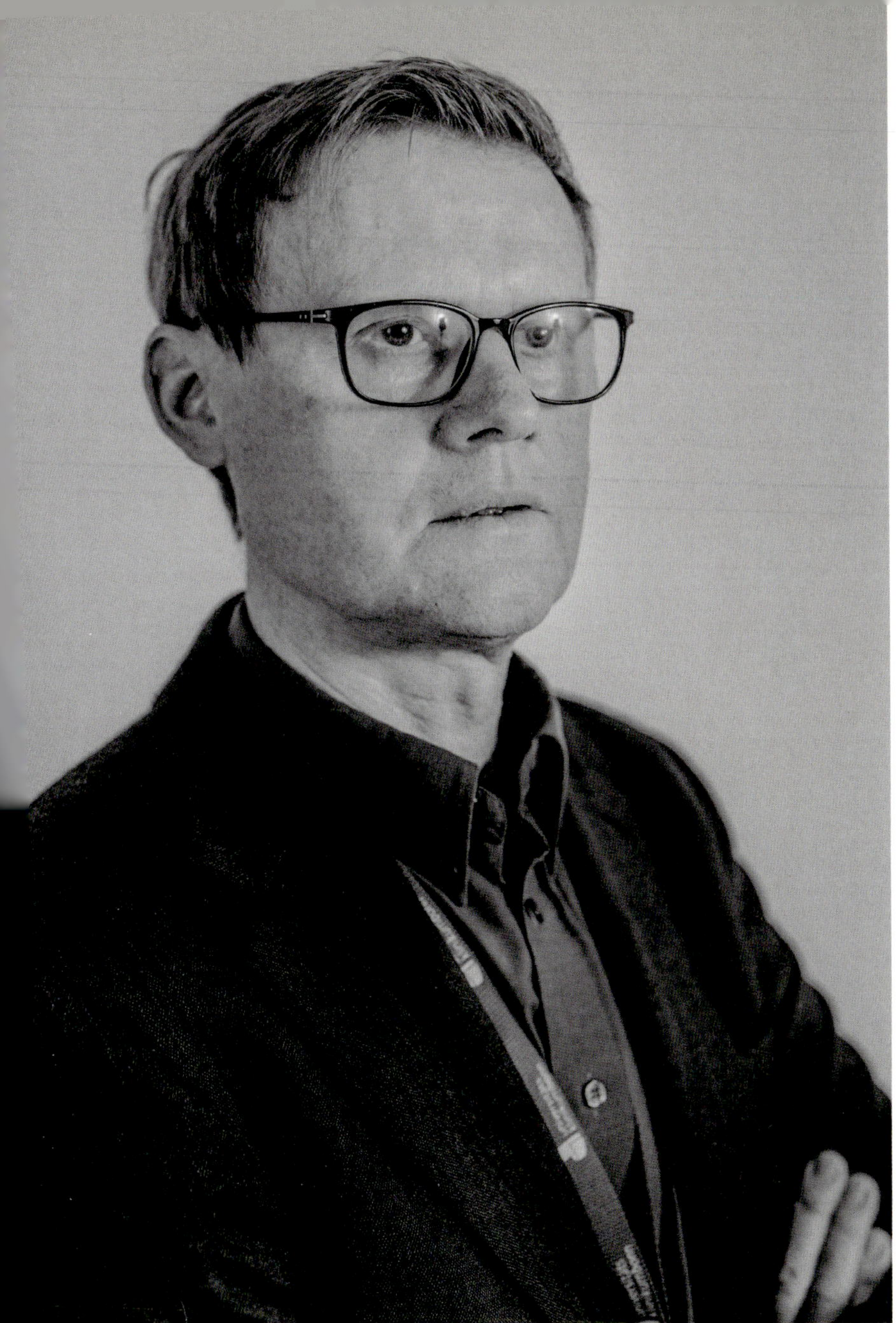

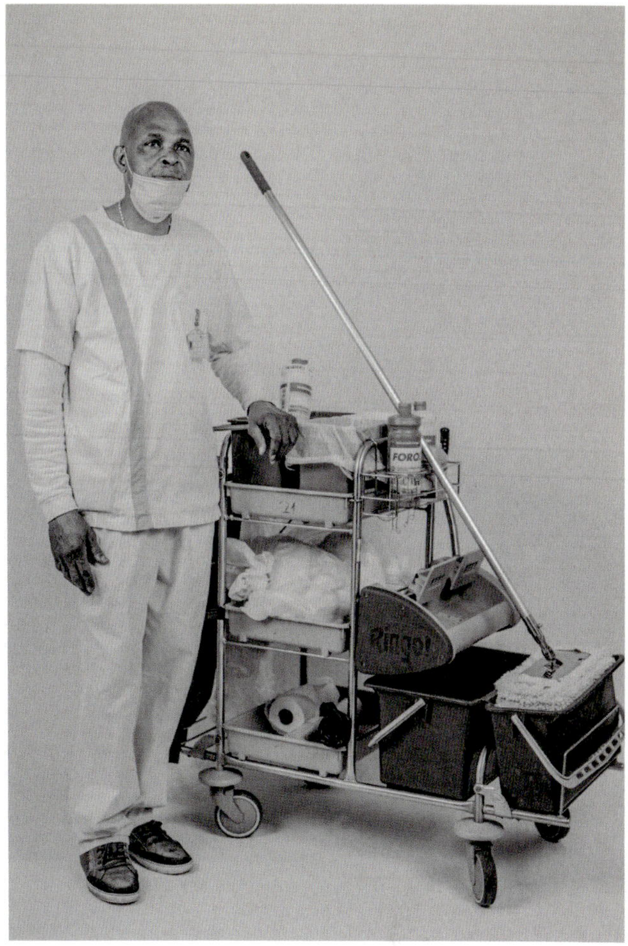

**SCHRUBBER VORAN**

Krankenhaus-Reinigungsfachmann Nosa Aikpitanyi tut alles dafür, dass sich das Virus SARS-CoV-2 nicht weiter in der Klinik ausbreitet

**ALARM AM ABEND**

Der Leiter der Stabsstelle Krankenhaushygiene, Steffen Engelhart, sitzt gerade mit seiner Familie beim Abendessen, als er über den ersten Corona-Fall informiert wird

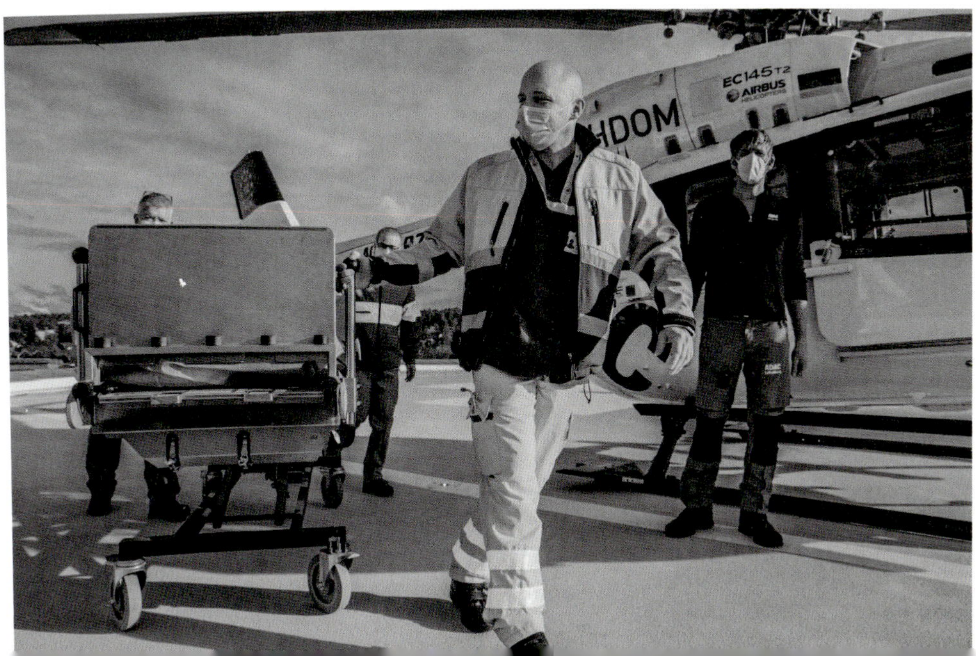


**SPITZENLEISTUNG**

Per Hubschrauber gelangt das mobile »ECMO-Team« der Bonner Uniklinik zu einem Einsatz: Es ist darauf spezialisiert, künstliche Lungen anzuschließen

zen Hauses nicht relevant, ob diese Patienten schwer krank sind oder nur leichte Symptome zeigen. Allein schon das Risiko einer Verseuchung ganzer Stationen, die Gefahr, dass die Lage kippen könnte, verändert alles im Alltag eines Krankenhauses. Seit jener Nacht tagt am Uniklinikum regelmäßig die „Task Force COVID-19", zu der Ärztinnen und Pfleger, Klinikdirektoren, Einkäufer und Virologinnen gehören. Auch Engelhart berichtet dort vom Stand der Dinge. Bislang konnte er immer sagen: alles im Griff.

## II. CORONA, EIN KNISTERN

**DIE ITALIENISCHEN** Patienten sind angekommen, erzählten die Kollegen von der Tagschicht bei der Übergabe an die Nachtschicht. Die Intensivpflegerin Annemie Heinz, 44, trat gerade ihren Dienst an. Der Mann aus Bergamo, Mario Grazzini, liege auf der Nachbarstation. Die Frau, Elisa Ferrara, hier, in Zimmer zehn – die erste COVID-19-Patientin der anästhesiologischen Intensivstation.

Als es darum ging, wer sich während der Nacht um Ferrara kümmern würde, sagte Annemie Heinz: „Ich übernehme das!" Da wurde es im Aufenthaltsraum seltsam still.

So erinnert sie sich daran. Natürlich hätte sich auch jemand anderes gefunden, sagt sie. Wie sonst auch. Aber am Anfang der Pandemie war die Unsicherheit groß.

Später stand Annemie Heinz an Ferraras Bett und schaute die bewusstlose Frau aufmerksam an. Das Gesicht der Italienerin war rosig, ihre Haut deutete auf eine ausgeglichene Flüssigkeitsversorgung hin. Heinz meinte das Südländische in ihren Gesichtszügen erkennen zu können. Sie legte sanft die Hand auf ihre Schulter.

In jener Nacht war Annemie Heinz sicher, dass Elisa Ferrara die Virusattacke überleben würde.

Das Uniklinikum Bonn hat neun Intensivstationen mit 113 Beatmungsplätzen. Die schwer erkrankten COVID-19-Patienten sind auf drei Stationen verteilt. Die anästhesiologische Intensivstation, auf der Annemie Heinz arbeitet, ist zuständig für komplizierte Beatmungsfälle. Ein Zentrum für Menschen mit ARDS, „Acute Respiratory Distress Syndrome": schweres Lungenversagen. Patienten, die von kleinen Krankenhäusern oder anderen Stationen nicht

**MIT DURCHBLICK**

**Oberarzt Stefan Münster legt einem Schwerstkranken eine Lungenmaschine an. Was gar nicht so einfach ist, da seine Brille wegen der Maske immer wieder beschlägt**

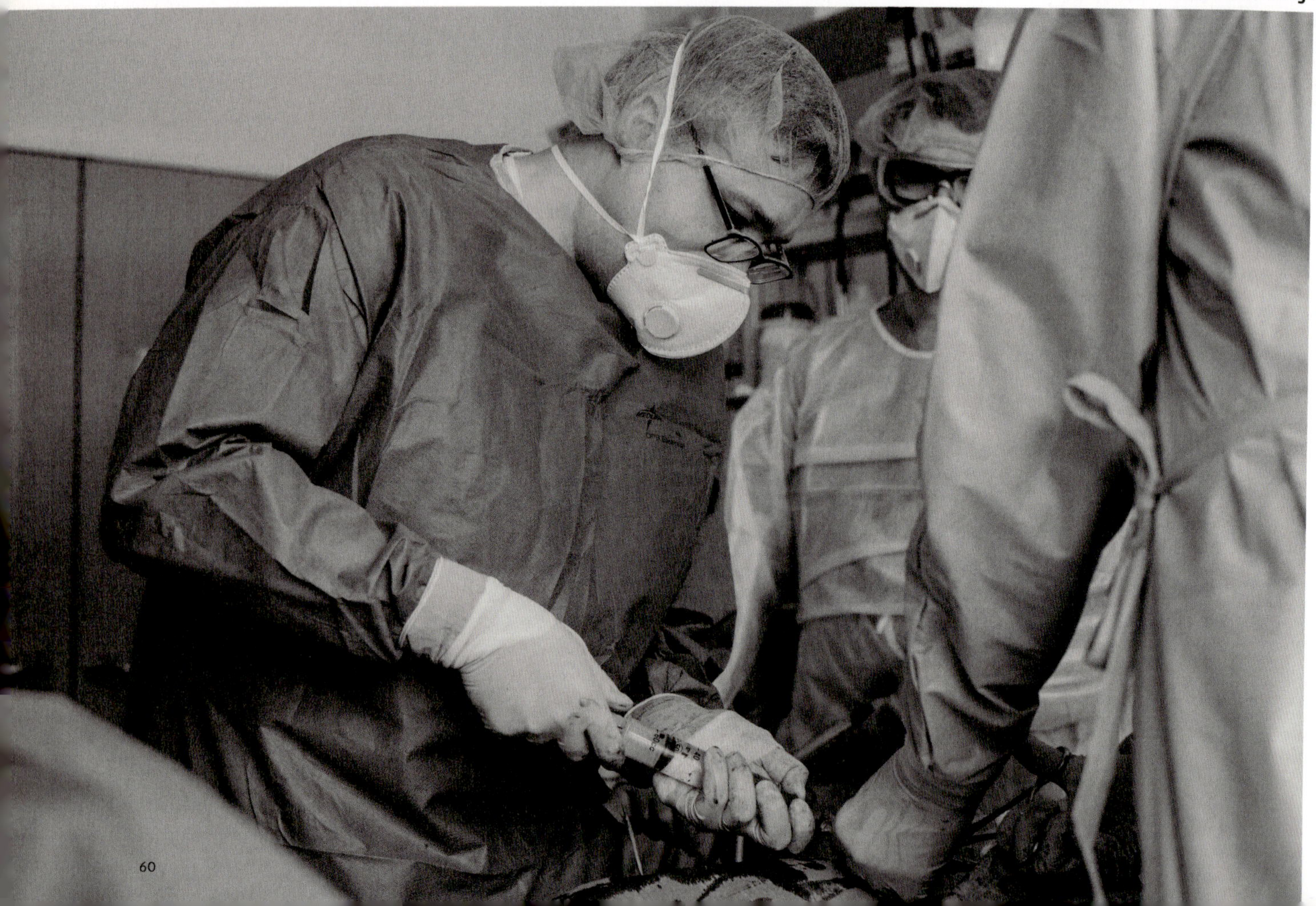

versorgt werden können, bekommen hier noch eine Chance. Manche nennen die Station „die letzte Wiese".

Wer sie während des Shutdowns betreten will, muss an einem Wachmann vorbei. Wegen des Besuchsverbots und der Diebstähle von Desinfektionsmitteln und Atemmasken sind Sicherheitskräfte Tag und Nacht im Klinikum unterwegs. Normalerweise kontrollieren sie Besucher von Großveranstaltungen oder Diskotheken. Jetzt müssen sie Angehörige abweisen. Einmal legt ein Kahlrasierter seine tätowierte Hand zum Trost auf die Schulter einer älteren Frau, die nicht zu ihrem Mann darf.

**ANNEMIE HEINZ SAGT,** als sie vor 24 Jahren ihre Ausbildung zur Pflegerin begann, sei sie auf manchen Stationen „wie eine Dienstleisterin" behandelt worden. Eine, die Betten aufschüttelt, Essen bringt, „wie in einem Hotel". Heute ist sie eine hoch spezialisierte Fachkraft. Auf Station spricht niemand von „den Pflegern" und „den Ärzten", es heißt immer „das Team".

Nach der Italienerin sind noch zwei COVID-19-Patienten hier „eingezogen". Annemie Heinz steht am Bett eines Kranken, prüft das Beatmungsgerät, all die Monitore und Medikamente: gegen Infektionen und Schmerz, zur Sedierung. Sie weiß, dass sie manche dieser Medikamente besonders stark überwachen muss, weil sie die Gefäße verengen und Patienten so ihre Fingerkuppen verlieren könnten. Ihr fällt auf, dass die Haut des Mannes beim Darüberstreichen knistert. Ein Zeichen dafür, dass sich Luft im Körper verteilt. Er leidet an einem Lungenemphysem: Seine Lunge wird löchrig. Heinz stellt für alle Geräte die „Alarmgrenze" ein. Bei jedem Patienten müssen die Maschinen bei einem anderen Wert Alarm schlagen.

Hört man als Laie nur sehr viel Piepen, Pumpen und Klopfen, können die Pflegekräfte mehr als 50 Alarmtöne unterscheiden: Knick im Kabel, Medikament leer, Lungenmaschine streikt; Irgendwas-ist-ab-Alarm, Sauerstoffsättigung zu niedrig, Blutdruck zu hoch; Dialyse gestartet, Luftblase im Schlauch, Blutkonservenkühlschrank zu warm. Herzstillstand-Alarm. Einmal, auf einer Weihnachtsfeier, machten sie bei Keksen und Glühwein ein „Alarmton-Quiz".

## III.
## CORONA,
## EIN TANZ MIT DEM KÖRPER

**AN EINEM NACHMITTAG** kommt eine Kollegin von Annemie Heinz aus einem COVID-19-Zimmer, streift zwei Paar Handschuhe, Kittel und Haarnetz ab, wirft ihre Schutzbrille in einen Eimer mit Desinfektionslösung und hebt ihr durchgeschwitztes Hemd an. Sie sagt: „Augen auf bei der Berufswahl!" Dann steckt sie ein Blutröhrchen in eine Maschine. Die spuckt einen Zettel aus, nicht größer als ein EC-Beleg.

Immer wieder sieht man Pfleger mit diesen kleinen Zetteln in der Hand. Sie zeigen die Werte der „Blutgasanalyse" an, einer Blutuntersuchung, bei der neben Sauerstoffgehalt und pH-Wert auch gemessen wird, ob der Körper die Kraft hat, verbrauchten Sauerstoff in Form von Kohlendioxid loszuwerden. Wenn Stefan Münster, Oberarzt der anästhesiologischen Intensivstation, auf die Zettel schaut, sagt er entweder: „Das sind aber schöne Gase!" Oder: „Das sind aber keine schönen Gase!"

Das Urteil entscheidet mit darüber, ob ein Patient von der Beatmungsmaschine befreit wird oder seine Nieren überwacht werden müssen; ob sie rasch eine Schnittbildtomografie anmelden oder noch mal Blut abnehmen. Ob sie einen Menschen sterben lassen oder weiter Maximaltherapie fahren.

**STEFAN MÜNSTER,** 40, nennt das Team der Intensivstation „meine zweite Familie". Viele Pfleger kennen ihn noch als Studenten, als er auf der Station die hohe Kunst der Intensivmedizin erlernte.

Einerseits, sagt Münster, ähnelt die Behandlung von COVID-19-Kranken der von anderen Intensivpatienten. Andererseits tauchen immer neue Probleme auf: Mal spielt die Blutgerinnung verrückt, mal zerstört SARS-CoV-2 die Lunge, oder das Immunsystem entgleist. Um mehr über COVID-19 zu lernen, rufen Münster und seine Kollegen spät abends noch Kollegen in Italien und den USA an. Münsters Patienten liegen fast alle in Narkose und haben einen Schlauch im Hals. Hinter dem Schlauch, im Innersten der Lungenflügel, vollbringen die Beatmungsmaschinen etwas, das Münster „einen Tanz mit der Physiologie des Körpers" nennt.

Atmet ein Gesunder ein, flacht sein Zwerchfell ab, jener bogenförmige Atemmuskel, der den Brust- vom Bauchraum trennt. Bei der Abwärtsbewegung zieht das Zwerchfell die

**MANCHE NENNEN DIE ANÄSTHESIOLOGISCHE INTENSIVSTATION »DIE LETZTE WIESE«**

Lunge auseinander, ein Unterdruck entsteht. Dabei strömt Luft in die Verästelungen der Atembäumchen bis zu den Lungenbläschen, Sauerstoff gelangt ins Blut.

Beatmungsgeräte können den Unterdruck nicht nachahmen. Stattdessen leiten die Maschinen mittels Überdruck Sauerstoff in die Bronchien. Die Beatmungsgeräte sind über die Jahre immer besser geworden: die Evita 1. Die Evita XL. Die Evita Infinity V500.

Je kaputter die Lunge durch die Attacke des Coronavirus ist, je schlechter also der Gasaustausch zwischen den Lungenbläschen und den Blutgefäßen funktioniert, desto höher muss Münster die Drücke der Maschine einstellen.

Im besten Fall, bei einem Großteil der schwer beatmeten Patienten, erholt sich der Körper nach der Therapie. Im schlechteren Fall beginnt sich die Lunge gegen die hohen Drücke zu wehren: Sie wird steifer. Noch höherer Druck ist jetzt notwendig, damit zumindest ein bisschen Sauerstoff im Blut ankommt.

Damit es gar nicht so weit kommt, muss Münster genau wissen, wie er die Maschinen einzustellen hat. Außerdem muss er den Patienten die Chance geben, aus eigener Kraft mitzuatmen, weil sonst das Zwerchfell verkümmert.

Während dieses Hin und Her zwischen Mensch und Maschine drehen sie den Patienten immer wieder auf den Bauch, um die Luftverteilung in der Lunge zu verändern. Weil allein das Umdrehen lebensgefährlich ist, sind neben vier Pflegern auch stets Münster oder ein anderer Arzt dabei.

Bei Gesprächen mit Angehörigen schwer kranker Patienten sagt Münster niemals Sätze wie: „Ihre Ehefrau ist über den Berg". Er sagt: „Heute war ein guter Tag." Oder, falls es kritisch ist: „Heute war kein guter Tag. Aber morgen ist ein neuer Tag." Er tut das, weil seine Arbeit so unvorhersehbar ist. Weil der Zustand zwischen Leben und Sterben nirgendwo im Krankenhaus in so vielen Wellen verläuft wie auf einer Intensivstation: Einem COVID-19-Patienten geht es nachmittags so schlecht, dass ein Pfarrer kommt, um die letzte Salbung zu erteilen. Tage später fühlt sich der vermeintlich Sterbende plötzlich so gut, dass er auf eine andere Station verlegt werden kann. Oder Elisa Ferrara: Als die Italienerin zum ersten Mal die Augen aufschlägt, diskutieren Pfleger, ob sie die Hörgeräte der Frau aus Bergamo nachschicken lassen sollen, um sich bald besser mit ihr unterhalten zu können. Wenige Tage später liegt Ferrara wieder in tiefer Betäubung: schlechte Gase.

**DIE TÄGLICHE AUTOFAHRT NACH HAUSE NUTZT DER ARZT, UM DEN KOPF WIEDER FREI ZU BEKOMMEN**

## IV. CORONA, EINE ZAUBERMASCHINE

**ETWA ELF SCHRITTE** sind es vom Büro des Oberarztes Stefan Münster bis zum Ausgang der anästhesiologischen Intensivstation. Er schafft es eigentlich nie, die Schritte am Stück zu gehen. Ständig wird er angehalten: von Intensivpflegern, die ihm die aktuellen „Gase" unters Gesicht halten, von Assistenzärzten, die das Vorgehen bei einem Patienten besprechen möchten.

Einmal, während er mit seinen Kollegen die schwierige Behandlung eines COVID-19-Patienten bespricht, werden sie in ein Zimmer gerufen, in dem ein Patient reanimiert wird. Am Bett ist die Situation unübersichtlich, zu viele Personen im Zimmer. Da tut Münster etwas, was er fast nie macht. Er erhebt seine Stimme: „Jetzt mal Ruhe!" Während ein Arzt weiter auf den Brustkorb des Patienten drückt, beobachtet Münster die Monitore und ordnet die Szenerie. Zurück im Besprechungsraum, verliert er kein Wort darüber, dass er eben geholfen hat, ein Leben zu retten. Er sagt stattdessen zu seinen Kollegen: „So, wo waren wir stehengeblieben?"

Manchmal, sagt Stefan Münster, sei er froh über die 40 Minuten Autofahrt nach Hause. Er nutzt die Zeit, um den Kopf frei zu kriegen, weil er mit seiner Familie so wenig wie möglich über seine Arbeit sprechen will.

Die gestiegene Anspannung während des Shutdowns merken sie ihm natürlich trotzdem an. Neulich legte sich seine Tochter morgens auf seinen Bauch und weigerte sich, abzusteigen. So wollte sie verhindern, dass er wieder ins Krankenhaus fuhr.

**AM SPÄTEN ABEND** steht Stefan Münster am Bett einer Patientin und hält eine Sonde, die über ein kleines Loch am Hals in der Lunge der narkotisierten Frau steckt. Behutsam schiebt er das videogesteuerte Gerät in die Atemwege vor. Dabei lässt er die Sonde immer wieder vor und zurück gleiten.

„Ha! Da haben wir aber einen großen Kameraden!", ruft er, zieht die Sonde vorsichtig heraus und streift von einem kleinen Greifarm einen geronnenen Blutspfropfen ab. So geht das weiter: Sonde in die Lunge, vor, zurück, vor. Ha! Vor, zurück, vor. Ha!

Über eine Stunde lang. Später sagt er, das sei ganz typisch für beatmete Patienten. In deren Bronchien sammelten sich Schleim- und Blutspfropfen. Die müsse er regelmäßig „herausfischen".

Draußen sprechen die Menschen oft davon, dass COVID-19-Patienten beatmet werden müssen. Hier drinnen wissen sie, dass Intensivmedizin viel mehr ist als das. Nicht nur, dass Münster ständig in den Luftwegen beatmeter Patienten nach Schleimsekreten „fischen" muss. Wenn er zum Beispiel trotz Beatmungsmaschine zu dem Urteil „keine schönen Gase" kommt, entscheidet er sich manchmal für die letzte Stufe des Heilversuchs: das Anschließen an eine künstliche Lunge. Eine Art Zaubermaschine, kaum größer als ein Werkzeugkoffer, die Blut künstlich mit Sauerstoff anreichert und Kohlendioxid abtransportiert. Dafür werden Schläuche, daumendick, etwa in die großen Gefäße der Leisten geschoben. Durch einen Schlauch fließt das Blut in die Maschine und durch den anderen zurück in den Körper. In der Woche des Shutdowns hängen ein paar schwer kranke COVID-19-Patienten an Lungenmaschinen. Weil viele kleine Krankenhäuser diese Technik der „extrakorporalen Membranoxygenierung", kurz ECMO, nicht beherrschen, hat das Uniklinikum Bonn ein mobiles „ECMO-Einsatzteam" ge-

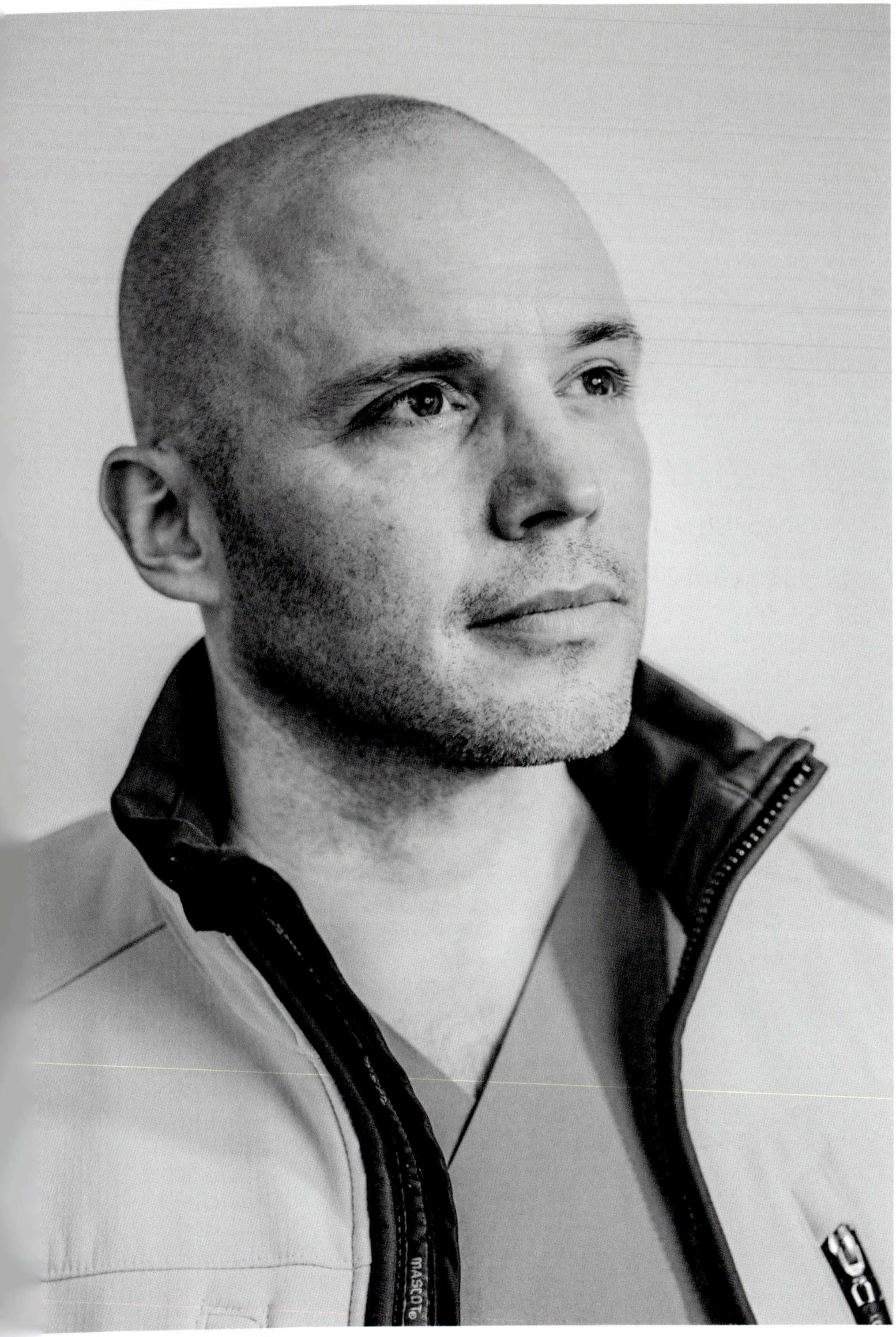

**GUT GEPLANT**
**Stefan Lenkeit hat mit Kollegen genau aufgelistet, was für einen Intensivplatz gebraucht wird. So konnte das Klinikum innerhalb kürzester Zeit Kapazitäten schaffen**

gründet. Immer wieder fährt oder fliegt ein Team aus Arzt und Pfleger im Schichtdienst in andere Kliniken, legt noch vor Ort eine Lungenmaschine an und transportiert Schwerkranke in ihr Haus.

Unterm Strich, sagt Münster, gehe es beim Einsatz all dieser Spitzentechnik immer darum, Zeit zu gewinnen. Zeit, damit die Medikamente wirken; damit der Körper Kraft sammelt. Zeit, damit ein kleines Wunder geschehe.

Auf dem Weg dorthin muss Münster Hunderte Entscheidungen treffen, die weitere Entscheidungen fordern. Wählt er zum Beispiel die künstliche Lunge, kann es passieren, dass das Gerät die Gerinnungseiweiße kaputt macht und der Patient innerlich zu bluten beginnt. Toleriert Münster aber die schwache Leistung der Lungen zu lange, fällt der pH-Wert auf den kleinen Zettelchen der Blutgasanalyse ab: Der Körper übersäuert. Dann sind auch die Nieren, der Darm, das Herz ein Problem.

Sie wissen auf der Intensivstation nicht sicher, was die Schlafenden von ihrer Behandlung mitbekommen. Wann das Gehör aussetzt oder ob unterbewusst auch in tiefster Narkose noch Worte bei den Patienten ankommen. Manchmal, wenn Stefan Münster einen Kampf aufgibt und die Maschine abstellt, wenn er das Herz auf dem EKG langsam sterben sieht, redet er auch dann noch mit dem Patienten, wenn der laut Bildschirm eigentlich schon tot ist.

Die Pflegerin Annemie Heinz fasst ihre Patienten immer an, um zu zeigen: „Ich bin da.“ Und sie spricht auch mit den Schlafenden. Eines Abends tritt sie ans Bett einer Frau, die im Koma liegt. Als sie ihr in die Augen leuchtet, sagt sie: „Achtung, es wird kurz hell.“ Sie sagt: „Nicht erschrecken, ich hebe Ihren Arm hoch.“ Sie sagt: „Vorhin hat Ihr Mann angerufen. Alle daheim denken an Sie.“ Dann: „Heute ist Mittwoch, der 29. April, wir haben jetzt 22.15 Uhr. Mein Name ist Annemie Heinz. Ich werde heute Nacht gut auf Sie aufpassen.“

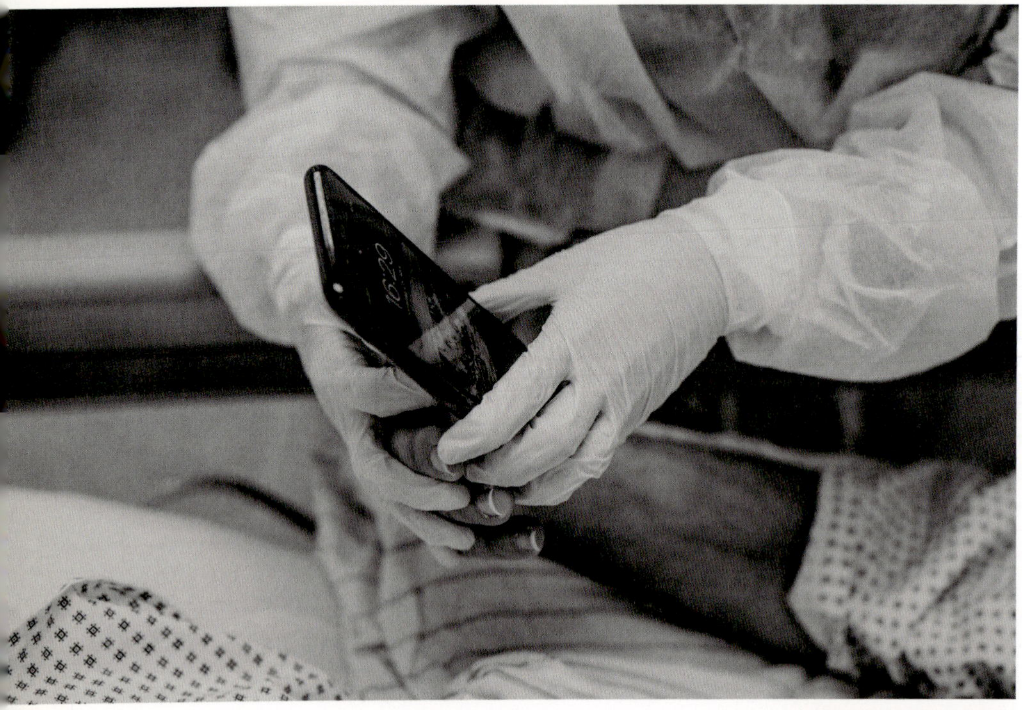

**KONTAKT HALTEN**
Eine Pflegerin nimmt die Hand eines erschöpften COVID-19-Patienten, um sein Smartphone zu entsperren. Gemeinsam rufen sie dann bei der Frau des Mannes an

**EXPERTEN-MEETING**
»Beatmungspapst« nennen seine Mitarbeiter den Chefarzt Christian Putensen (M.). Er gilt als Spezialist für die schwersten Fälle von Lungenversagen. In der »Task Force COVID-19«, bringen sich die Kollegen aller Abteilungen auf den aktuellen Stand, unter ihnen Prof. Wolfgang Holzgreve (2. v. l.), der Ärztliche Direktor und Vorstandsvorsitzende des Universitätsklinkums Bonn

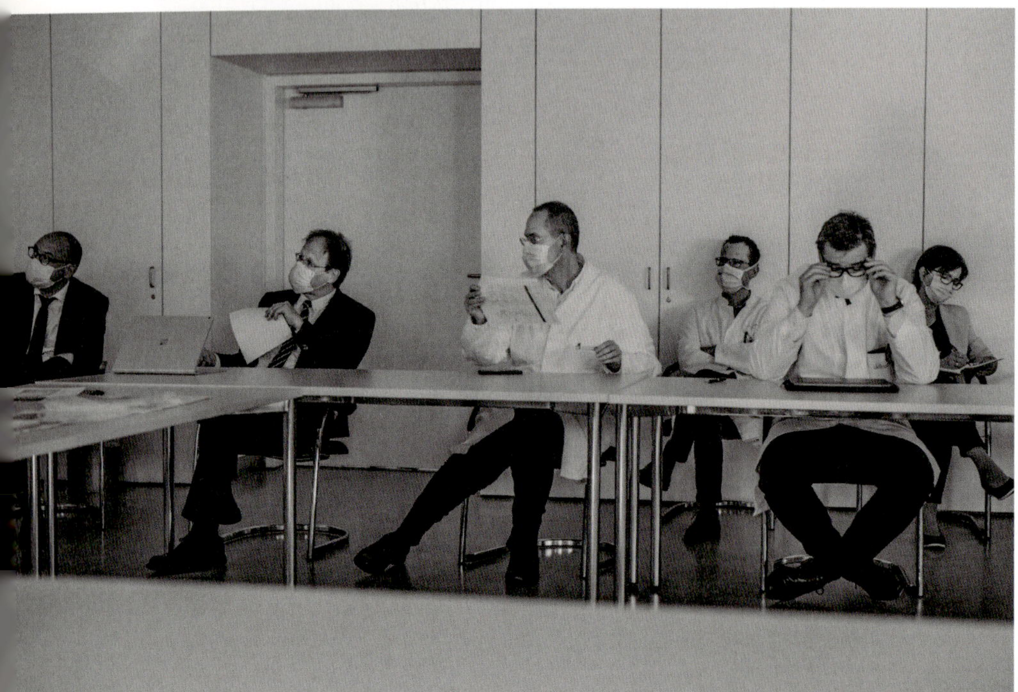

## V.
## CORONA,
## EIN SAISONGESCHÄFT

ZWEI DINGE HAT Anna-Maria Eis-Hübinger, akademische Direktorin der Virologie, in der Krise gelernt. Erstens: „Twitter!" Dort postete der Virologe Christian Drosten die Anleitung für einen Corona-Test. „Selbst gestrickt", sagt Eis-Hübinger, wie oft zu Beginn einer Krise, wenn Universitäten die ersten Verfahren entwickeln. Zweitens: „wie empfindlich der Weltmarkt ist". Eis-Hübinger gehen die Zutaten für die Tests auf SARS-Cov-2 aus. Fährt in China ein Zug nicht, fehlt in Bonn das passende Enzym. Wenn nichts mehr geht, sagen Kollegen, kennt Eis-Hübinger immer noch jemanden, der jemanden kennt – und dann geht es weiter.

Frage vom Gesundheitsamt ans Labor: Kann man statt Abstrichtupfern auch Ohrenstäbchen aus der Drogerie zum Abstreichen der Patienten nehmen? Eis-Hübinger probiert es aus, lässt das Virus anzüchten, „vermehrt sich erschreckend gut". Taucht die Wattestäbchen in die Virensuppe. Testet, ob man das Virus so nachweisen kann. Nicht zuverlässig, zu straff gewickelt.

Eigentlich ist die Hochphase der Virologen jetzt schon vorbei: Die geht normalerweise bis März, Influenza-Zeit. Gewissermaßen sei die Virologie ein „Saisongeschäft", „ähnlich dem Weihnachtsgeschäft in Kaufhäusern", sagt die Virologin. Diesmal sind sie von Influenza direkt in Corona „reingerutscht". Ein Satz der Krise: Testkapazitäten erhöhen! Sie untersuchen nun statt 100 rund 1000 Proben pro Tag. Die Abstrichröhrchen werden in großen Müllsäcken zu den Laboren getragen. Langsam bekommen sie die Lage in den Griff. Auch die Irren rufen nicht mehr so häufig an. Oft sagten die: Virologen hätten SARS-CoV-2 nur erfunden.

## VI.
## CORONA,
## EINE EXCEL-LISTE

UM ZUSTÄNDE wie in Italien zu vermeiden, gibt die Regierung draußen ein ehrgeiziges Versprechen: Noch ehe die COVID-19-Zahlen explodieren könnten, sollen doppelt so viele Intensivbetten mit Beatmungsgeräten in deutschen Kliniken stehen. Am Uniklinikum Bonn wollen sie die Zahl der Beatmungsplätze von 113 auf 202 erhöhen. Seit das Versprechen in der Welt ist, ploppt hier eine Arbeitsgruppe nach der nächsten auf: die „AG Verbrauchsmaterial", die „AG Arzneimittel", die „AG Beatmung".

Ein Mann sitzt in fast allen diesen Arbeitsgruppen. Wenn seine Kollegen von ihm erzählen, klingt es manchmal, als sprächen sie von mehreren Personen. Von Stefan Lenkeit, dem Notfallmanager, von Lenkeit, dem Intensivpfleger. Oder von Lenkeit, dem Keyboarder der Band „Bosse", zu deren Konzerten schon mal 10000 Menschen kommen. In diesen Tagen aber vor allem: von dem Mann, der weiß, wie man 89 Intensivbetten aus dem Boden stampft.

Dafür hat er sich gemeinsam mit Kollegen überlegt, welche Station er wann in eine Intensivstation verwandeln kann. Er sagt: „Viele Menschen denken, man stellt ein Beatmungsgerät und einen Monitor neben ein Bett, und schon hat man einen Intensivplatz." Die Wahrheit sei etwas komplizierter.

Zunächst macht Lenkeit Kontrollgänge auf Normalstationen, prüft, ob der Strom in den Zimmern ausreicht und wie viele Sauerstoffanschlüsse es gibt. Zählt Halterungen für medizinische Geräte, Kabelsätze. Wie viele ausgemusterte Beatmungsgeräte gibt es in der Klinik? Wie viele könnte man wieder in Betrieb nehmen? Welchen Versorgungsdruck braucht ein Gerät? Und er konzipiert mit Kollegen in wenigen Tagen ein Kursprogramm, um Pfleger von anderen Stationen zu schulen.

Ein Herzstück seiner Arbeit aber hat Stefan Lenkeit auf seinem Computer gespeichert. Es ist eine Excel-Tabelle, die 297 Artikel auflistet. Lenkeit hat genau notiert, was man braucht, um einen Intensivplatz zu betreiben. Die Einkaufsabteilung hat nach seiner Liste berechnet, wie viele dieser Dinge nachbestellt werden müssen. 100 „Beatmungsschlauchverlängerungen" etwa oder 23600 „Absaugkatheter"; 60000 „Kanülen rosa"; 936 „Schallkopfüberzüge"; 50640 „Waschhandschuhe antibakteriell feucht"; 3095 Stück „Leichensack weiß 90 × 234 cm".

Viele der Artikel – die auch für andere Intensivbetten gebraucht werden – sind nicht lieferbar. Deswegen testet eine Arbeitsgruppe, welche der Materialien man zur Not auch mehrmals verwenden kann, und eine Unterabteilung der Arbeitsgruppe prüft, ob diese Artikel „niedertemperatursterilisiert" oder „chemothermisch desinfiziert" werden müssen. Die Excel-Tabelle berechnet schließlich, für wie viele Tage ein Artikel noch reicht.

**ANGEHÖRIGE STEHEN UNTER DEN FENSTERN DER ABGERIEGELTEN STATIONEN, UM DEN PATIENTEN NAHE ZU SEIN**

Einer der Artikel, „Restlaufzeit" 17 Tage, bereitet Stefan Lenkeit Sorge: Es ist ein kleiner Filter, der, zwischen dem Beatmungsschlauch und dem Patienten platziert, Keime fernhält und die Lunge vor Austrocknung und Unterkühlung schützt. Er muss im Rhythmus von 24 Stunden gewechselt werden.

Kommt eine COVID-19-Welle, dann wird es eng. Von diesem kleinen Teil könnte es abhängen, ob die Klinik das Versprechen einhalten kann.

Stefan Lenkeit beschäftigt eine Frage, auf die er auch nach wochenlangen Vorbereitungen keine Antwort gefunden hat: Ab wann gilt eine Lage als Notstand? Bislang steht nirgends geschrieben, wie ein Krankenhaus seine Kapazitäten verdoppeln soll – und ab wann es zu unkonventionellen Maßnahmen, beispielsweise längeren Nutzungszeiten, greifen darf. Lenkeit sagt: „Jede Klinik ist sich selbst überlassen und sucht nach Lösungen."

**SCHREIBT DER** Notfallmanager Stefan Lenkeit seine Artikellisten, sorgt Wolfgang Csaszar, 54, dafür, dass die Bestellungen auch ankommen. Er leitet ein Team aus 35 Profi-Einkäufern, die allein damit beschäftigt sind, Material zu beschaffen – rund 60000 Artikel. Drei der Einkäufer hat er nur für Corona abgestellt.

Männer und Frauen, die den Überblick über alle Bettpfannen und Pflaster haben, Chemikalien in den Laboren, künstliche Hüftgelenke, Kugelschreiber in den Ärztekitteln. Die wissen, dass ein Atemgerät nutzlos ist, wenn ein Teil namens „Gänsegurgel" fehlt.

Die Lage während der Krise nennt Csaszar „wie auf dem Ölmarkt": Oft kommen E-Mails mit Angeboten, und er muss binnen einer halben Stunde entscheiden, ob er zuschlägt. Teils kontaktieren seine Mitarbeiter 30 Anbieter für einen einzigen Artikel. Werden sie fündig, wägen sie ab: hamstern oder nicht hamstern? Bislang meist: hamstern!

Manchmal spürt Csaszar Gewissensbisse. Sind es nicht auch die Profi-Einkäufer der Uniklinik, die den kleineren Häusern und Altenheimen die Materialien wegkaufen? Andererseits: Behandeln sie hier nicht auch besonders viele und schwer kranke Patienten? Trotz der Engpässe kommt fast täglich „Corona-Ware" im Klinikum an. Weil das Lager längst voll ist, horten sie die auf einem Deck des Klinikparkhauses. Ein Sicherheitsmann hält davor Wache.

## VII. CORONA, EIN LIEBESBRIEF

**MANCHMAL STEHEN JETZT** Angehörige unter den Fenstern der abgeriegelten Stationen, um den Patienten nah zu sein. Oder Pfleger nehmen den Finger eines halb wachen

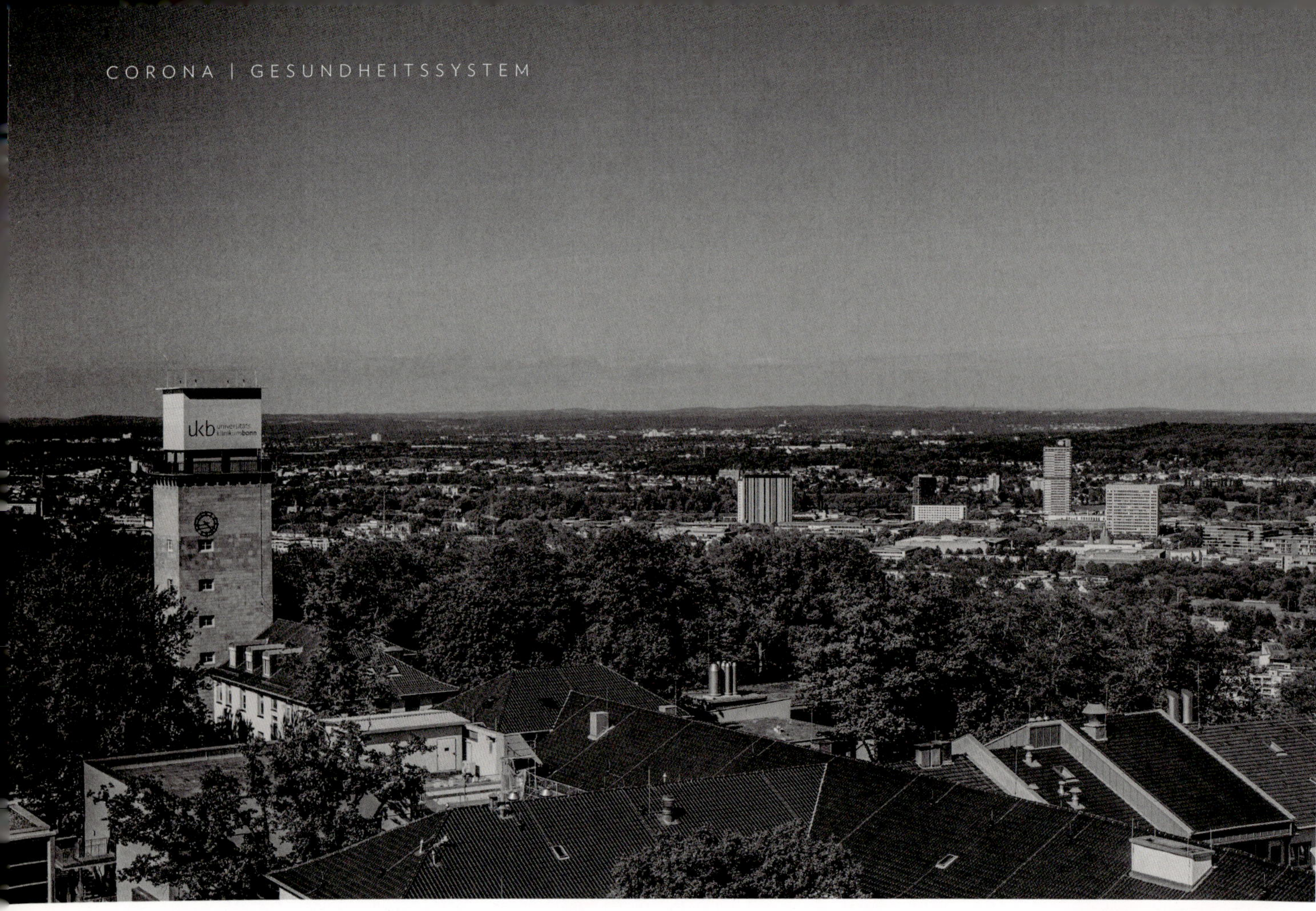

**MAXIMALVERSORGER**
**Unter dem Dach der Bonner Uniklinik gibt es für so ziemlich jedes medizinische Problem eine Behandlung – und man nimmt auch immer wieder COVID-19-Patienten kleinerer Kliniken auf**

Kranken, um sein Smartphone zu entsperren: So können sie gemeinsam einen Videoanruf bei Angehörigen machen.

Der Oberarzt Stefan Münster sagt, ihm fehlen Fotos, die Angehörige sonst aufhängen. Auf denen seine Patienten mehr sind als Körper an der Maschine: ein Vater, eine Feuerwehrfrau, ein Fußballfan. Auch als die Fallzahlen draußen sinken, dürfen Besucher die Intensivstation noch nicht betreten, bleiben die Wände in den Zimmern kahl.

Münster hat gerade einen 24-Stunden-Dienst und ist nassgeschwitzt, weil er in voller Schutzmontur einer COVID-19-Patientin eine Lungenmaschine angeschlossen hat. Schon jetzt hängt er mit seinem Tagesgeschäft um Stunden hinterher und hat kaum etwas getrunken. Da kommt eine Pflegerin ins Arztzimmer und drückt ihm ein Telefon in die Hand, ein Angehöriger ist dran. Er fragt Münster, ob der Zeit für ein Gespräch hätte. Draußen piepen die Maschinen, durch die geöffnete Tür sieht man Pfleger hin- und hereilen, hört die Assistenzärzte reden.

In all dieser Unruhe wird Münsters Stimme ganz ruhig und weich. Er sagt: „Klar habe ich Zeit."

Der Anrufer ist der Ehemann einer schwer erkrankten COVID-19-Patientin, einer Altenpflegerin. Er sitzt mit dem kleinen Sohn allein daheim. Den Mann quält die Angst um seine Frau. Es folgt ein langes Gespräch, an dessen Ende Münster sagt: „Heute war kein guter Tag. Aber morgen ist ein neuer Tag."

Die Ärzte und Pfleger hier betonen oft, sie könnten nicht mit jedem „mitsterben". Sie haben gelernt, sich emotional abzuspalten, um trotz der vielen Erfolge nicht an den unvermeidlichen Niederlagen kaputtzugehen. Das Gespräch mit dem Mann, sagt Münster später, werde er dennoch „mit nach Hause nehmen". Solange die Fallzahlen draußen nicht sinken, gibt es hier drinnen nur eine Möglichkeit, dem Mann, dessen Frau er das Leben retten soll, in die Augen zu blicken: Wenn die Frau im Sterben liegt. Es ist die einzige Ausnahme, wegen der Angehörige die Intensivstationen betreten dürfen.

**DESWEGEN FÄLLT** Stephanie Schmidt-Eggert so auf, wenn sie im Zimmer einer Patientin verschwindet. Als Einzige trägt sie statt der blauen Dienstkleidung Sommerhose und Bluse.

Normalerweise laufen Klinikseelsorger wie sie über die Stationen und bieten nicht nur Patienten, sondern auch deren Angehörigen Gespräche an. Durch das Besuchsverbot begegnen sie einander nicht mehr. Stephanie Schmidt-Eggert sagt: Dass sie trotzdem eine Brücke zwischen Drinnen und Draußen wurde, das sei auch einem Käsebrötchen zu verdanken.

Kurz vor Beginn des Shutdowns betrat Schmidt-Eggert eine Bäckerei, um sich ein Brötchen zu kaufen. Sie ärgerte sich furchtbar über die Verkäuferin, weil die keinen Mundschutz trug. Schmidt-Eggert sagte: „Wissen Sie, ich arbeite in einem Krankenhaus. Sie sollten wirklich eine Maske tragen!"

Die Bäckereiverkäuferin antwortete: „Meine Schwester stirbt gerade in einem Krankenhaus."

Sie liege nach einer schweren Lungenentzündung schon seit Wochen auf der Intensivstation, narkotisiert und ganz allein.

Seitdem steht Schmidt-Eggert jeden Morgen um halb sieben in der Bäckerei. Sie trifft dort die Verkäuferin und den Verlobten der Kranken. Es ist die einzige Uhrzeit, zu der alle drei Zeit haben. Die Verkäuferin sagt: „Schön, Sie zu sehen!" Beide schauen Schmidt-Eggert erwartungsvoll an.

„Was gibt es Neues?", fragt der Verlobte.

Schmidt-Eggert antwortet: „Ich habe ihr das Lied vorgespielt, das Sie mir mitgegeben haben. Darauf hat sie reagiert, ich glaube, sie hat gelächelt."

Dem Verlobten schießen Tränen in die Augen.

Am Ende fragt die Seelsorgerin: „Was soll ich heute mitnehmen?" Die Verkäuferin sagt: „Bitte streicheln Sie meine Schwester von mir." Der Mann sagt: „Bitte sagen Sie ihr, dass ich sie liebe."

**STEPHANIE SCHMIDT-EGGERT** ist auch Pfarrerin, aber die Arbeitswelt der Menschen hat sie immer mehr interessiert, als das Zusammentreffen in den Gemeinden. Seit mehr als 30 Jahren arbeitet sie als Seelsorgerin.

In ihren Gesprächen erwähnt sie Gott niemals von sich aus. Auf den seien die Leute oft wütend – oder sie hätten ein schlechtes Gewissen, weil sie sich so lange nicht bei ihm gemeldet haben. Stattdessen versucht Schmidt-Eggert herauszufinden, was ein Mensch liebt. Jeder, sagt die Seelsorgerin, habe etwas, das ihn berührt. Eine besondere Erinnerung vielleicht, eine Begegnung, einen anderen Menschen. Schmidt-Eggert nennt es „ein inneres Licht". Das zu finden, sei der Schlüssel.

Wenn sie am Bett der Patientin sitzt, redet sie deshalb nicht einfach drauflos. Schwester und Verlobter haben ihr den Lieblingsort der Kranken genannt, den erwähnt sie oft. Mal gibt ihr die Familie Lieblingslieder auf einem USB-Stick mit, mal ein Foto. Oder ein Taschentuch mit einem Spritzer Parfum.

Diesmal trägt Schmidt-Eggert einen kleinen karierten Zettel mit sich. Der Verlobte hat einen Liebesbrief darauf geschrieben. Schmidt-Eggert hält ihn dicht vor die Augen der Patientin, damit sie die Handschrift durch die halb offenen Augen erkennen kann. Als die Seelsorgerin beginnt, die Zeilen vorzulesen, kann man auf dem Monitor beobachten, wie der Herzschlag der Kranken schneller wird.

Auch um Elisa Ferrara, die Patientin aus Bergamo, will Schmidt-Eggert sich kümmern. Sie sagt, sie habe schon einige Worte auf Italienisch vorbereitet.

An einem Abend stehen vor deren Zimmer ein paar Pfleger und Ärzte. Es ist fast Mitternacht, seit Tagen schon geht es Ferrara immer schlechter. Mehr als zwölf Stunden liegt sie jetzt bereits auf dem Bauch, was ihre Lunge unterstützen soll. Doch während man sie durch die doppelten Scheiben in ihrem Bett sieht, während ihr Rücken sich unter der Beatmung auf und ab bewegt, erlauben die Worte der Ärzte auf dem Flur keine Hoffnung mehr.

„Wird bald zu Ende sein." „Botschaft anrufen." „Zweimal obduzieren." „Familie ist informiert." „Grenzen sind zu." „Können nicht kommen."

„Zu spät."

Als Elisa Ferraras Körper den Kampf gegen das Virus verliert, wacht ein Pfleger neben ihrem Bett. Sie stirbt, sechs Tage vor ihrem 67. Geburtstag.

## VIII. CORONA, EIN GUTER PLAN

**DASS DER VORLÄUFIGE** Höhepunkt der Pandemie in Deutschland schon überschritten ist, merken sie hier drinnen daran, dass wieder mehr „Ohrenschmerzen" in die Notaufnahme kommen. So nennen sie die Patienten, die sonntags erst ausschlafen und danach im Wartebereich sitzen. Zu Beginn der Krise blieben sie häufig weg – aus Angst, sich anzustecken. Ingo Gräff, der Leiter des Interdisziplinären Notfallzentrums, weiß, wie gefährlich die Entspannung werden kann. Entspannung macht träge, unaufmerksam. Auch am Ende des Shutdowns schwört er sein Team deshalb immer noch auf eine Haltung für den Ernstfall ein. Er sagt: „Always fly ahead of your plane!" Sei immer einen Schritt voraus!

Ob das Virus heute, morgen oder in ein paar Monaten wieder die Oberhand gewinnt: Hier müssen sie die erste Bewährungsprobe für die Klinik bestehen.

Gräffs Kollegen und er wissen normalerweise ganz genau, was zu tun

**DIE PFLEGER BETONEN, SIE KÖNNTEN NICHT MIT JEDEM »MITSTERBEN« – ALLEIN SCHON AUS SELBST-SCHUTZ**

ist, wenn „es richtig rappelt". Wenn viele Patienten auf einmal kommen. Nach einem Brückeneinsturz, einer Bombenexplosion oder einer Massenkarambolage. Doch was zu tun ist, wenn plötzlich 30 nach Luft ringende Menschen mit COVID-19 vor der Tür stehen, wussten sie bislang nicht.

Ingo Gräff liebt Pläne. Manchmal legt er im Voraus jedes Abendessen der kommenden Woche fest, inklusive der Restaurantbesuche. Er hat mit einer Arbeit über das „Manchester-Triage-System" habilitiert, ein Auswahlsystem, nach dem in der Notaufnahme je nach Symptom entschieden wird, wie schnell ein Arzt den Patienten sehen muss. Als Gräff vor zwölf Jahren Chef des Notfallzentrums wurde, überarbeitete er das gesamte Computersystem. Gibt man dort heute ein Problem ein – ob „Bauchschmerzen" oder „Ausfall der Telefonanlage" –, erscheint auf dem Monitor ein Diagramm mit Handlungsanweisungen. Zweimal hat er 30 mit Kunstblut besudelte Laienschauspieler vors Klinikum bestellt, um den Katastrophenfall zu simulieren.

Bei einer „normalen Katastrophe", einem „Massenanfall von Verletzten", kurz „MANV", ist das Vorgehen klar: Eine Software lässt bei 600 Mitarbeitern gleichzeitig die Handys klingeln. Alle hören die Bandansage: „Bitte begeben Sie sich sofort ins Klinikum!" In der Notaufnahme öffnet sich dann die Glasschiebetür nur noch von innen, damit jeder Patient den „Sichtungstrichter" passiert. Noch ehe auch nur ein Patient weiter behandelt wird, findet hier einer der wichtigsten Momente der Krisenbewältigung statt: Ärzte und Pfleger entscheiden, wie schnell jeder Einzelne behandelt werden muss.

Im Normalfall, sagt Gräff, sei die Einteilung der Kranken eindeutig. Oft sieht man auf den ersten Blick, ob ein Kopf gespalten oder eine Hand gebrochen ist; ob Blut langsam aus dem Patienten sickert oder pulsierend herausspritzt. Doch all die klassischen Kriterien – Rot: sofort, Gelb: dringend, Grün: nicht dringend – funktionieren im Fall von SARS-CoV-2 nicht mehr. Also hat Gräff, basierend auf den Erfahrungen chinesischer Ärzte, eine neue Unterteilung entwickelt.

Jetzt steht er vor einer Gruppe Pfleger, um durchzuspielen, was hier drinnen wichtig wird, wenn etwa ein ganzes Altersheim gleichzeitig Sauerstoff benötigt: wenn aus einem „Massenanfall von Verletzten", ein „Massenanfall von Infizierten" wird. Ein Szenario, so unwahrscheinlich, dass es noch nicht einmal einen offiziellen Namen dafür gibt. Gräff zeigt Zettel mit Pfeilen und Kästen und Farben. Sie sehen aus wie die Schaltpläne eines Elektrikers.

Je nachdem, wie schnell ein Patient atmet, wie viel Sauerstoff er braucht, wie hoch seine Körpertemperatur ist, ob er ansteckend ist oder nicht, verändern sich die Handlungsanweisungen auf Gräffs Plänen. Versteht ein Pfleger nicht gleich die Erklärung, sagt Gräff oft: „Sehr gute Frage! Das scheint also noch nicht intuitiv genug!" Später korrigiert er die Zettel in seinem Büro.

In der klassischen Katastrophenmedizin gibt es neben den grünen, gelben und roten Patienten noch eine weitere Gruppe. Eine, von der sie hier niemals sprechen und von der trotzdem alle wissen, dass sie theoretisch existiert. In italienischen Krankenhäusern, so erzählt man sich in den Pausenräumen der Bonner Klinik, seien auf dem Höhepunkt der Pandemie gesonderte Bereiche für diese Patienten eingerichtet worden: die „blauen Zonen".

Blau wie „hoffnungslos".

In seinen Vorträgen erwähnt Gräff nie diese ungeheuerliche Möglichkeit. Auch auf seinen Zetteln ist die Option, Menschen ohne medizinischen Kampf sterben zu lassen, nicht verzeichnet. Gräff sagt, er wolle seine Mitarbeiter nicht nervös machen. Deutschland stehe durch den frühen Shutdown sehr gut da im Kampf gegen das Virus. Es sei extrem unwahrscheinlich, dass jetzt noch blaue Zonen entstünden.

**VIELE DER ÄRZTE AN DER BONNER UNIKLINIK SIND AUCH WISSENSCHAFTLER, DIE AN SARS-COV-2 FORSCHEN**

Aber die Pläne dafür, die hat er natürlich schon gemacht.

## IX. CORONA, DIE ZUKUNFT

ALS DAS LEBEN draußen langsam wieder hochfährt, liegt ein Pfleger im Bett einer Überwachungsstation. Um ihn herum stehen Kollegen und üben, die Kabel für ein EKG auf seine Brust zu kleben. Obwohl jetzt wieder mehr Patienten kommen, können sie nicht einfach all das zusätzlich als Corona-Vorsorge herbeigeholte Personal nach Hause schicken oder das Operationsprogramm sofort wieder hochfahren. Deshalb haben die Mitarbeiter im Uniklinikum Bonn nun etwas, das ihnen vor der Pandemie oft fehlte: Zeit. Eine Pflegerin setzt sich „zum ersten Mal seit 20 Jahren" an einen Tisch, um länger als 15 Minuten zu Mittag zu essen.

Viele Ärzte am Universitätsklinikum Bonn sind auch Wissenschaftler. Sie nutzen die freien Minuten, um die Forschung an SARS-CoV-2 voranzutreiben. Im ganzen Haus laufen Studien. Mal testen sie antivirale Medikamente, mal lassen sie Infizierte in Tüten husten. Blutboten bringen Proben von den Stationen in die Labore. Der Notfallmanager Stefan Lenkeit sagt, er hoffe, dass die Leute da draußen nicht vergessen, wie schnell die Welt eine andere sein kann. Im besten Fall wird er nie erfahren, ob sein Plan zur Verdopplung der Intensivbetten tatsächlich funktioniert hätte. Doch falls sich das Virus irgendwann wieder rasant verbreiten sollte, werden sie hier drinnen noch schneller auf eine neue Attacke reagieren können.

UND EIN WUNDER, das spielt sich jetzt schon ab, auf der Infektionsstation der Klinik. Eine Station, wo

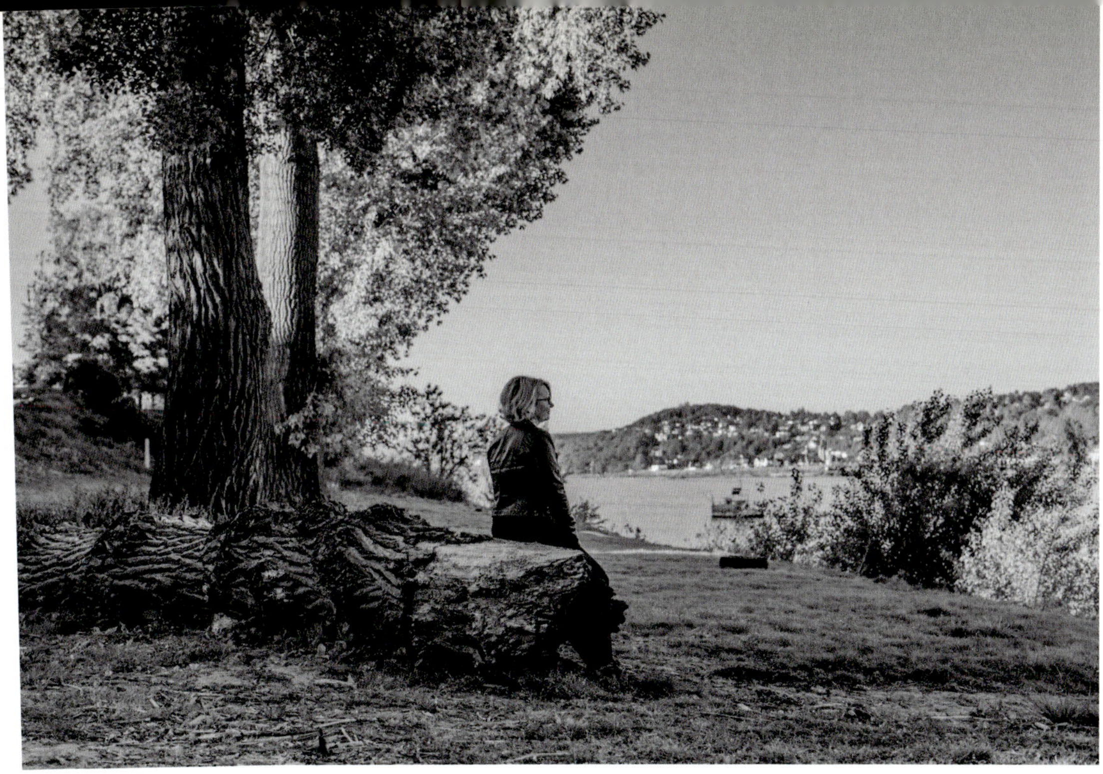

**AM RHEINUFER**
**Die Seelsorgerin Stephanie Schmidt-Eggert nimmt sich ein paar Minuten für das eigene Gemüt: Fast jeden Morgen spricht sie mit Angehörigen von Schwerkranken**

COVID-19-Patienten liegen, die nicht auf die Intensivstation mussten – oder die dort waren und sich jetzt von den Strapazen erholen.

Seit Tagen schon zeigt die Patientenkurve eines Mannes hier stabile Werte an. In wenigen Tagen kann er in seine Heimat entlassen werden: nach Bergamo in Italien.

Es ist Mario Grazzini, der zweite Patient, den sie zu Beginn der Krise nach Deutschland geholt haben. Der genau wie die Italienerin Elisa Ferrara um sein Leben kämpfte. Jetzt sitzt er aufrecht in seinem Bett.

Mit seinen verwuschelten Haaren und den Bartstoppeln sieht Grazzini aus, als sei er gerade erst aus einem langen Traum erwacht. Aus diesem Schlaf, der rund fünf Wochen dauerte. Mithilfe einer Dolmetscherin erzählt er, dass er sich nicht erinnern kann, wie er von Italien nach Deutschland kam. Er weiß nicht, dass er eine Schicksalsgenossin hatte, die es nicht geschafft hat.

Und natürlich hat er keine Ahnung davon, wer diese Menschen sind: der Hygieniker Steffen Engelhart, die Intensivpflegerin Annemie Heinz, der Oberarzt Stefan Münster. Die Virologin Anna-Maria Eis-Hübinger, der Notfallmanager Stefan Lenkeit, der Einkäufer Wolfgang Csaszar. Die Seelsorgerin Stephanie Schmidt-Eggert, der Chef der Notaufnahme Ingo Gräff. All die anderen Mitarbeiterinnen und Mitarbeiter des Universitätsklinikums Bonn, die Direktoren, Laboranten, Manager, Reinigungskräfte und Logistiker. Die während des Shutdowns hier drinnen gegen das Virus kämpften. Und so auch ihm das Leben retteten.

**WENN MARIO GRAZZINI** wieder zurück in Bergamo ist und seine Frau in die Arme schließt, werden in Deutschland Tausende Menschen gegen die Mundschutzpflicht auf die Straße gehen. Derweil werden im Bonner Uniklinikum immer noch Materialien für die Verteidigung gegen das Virus ankommen. In der Notaufnahme wird der Chef seinem Team einschärfen, weiterhin wachsam zu bleiben. Die Bäckereiverkäuferin wird das erste Mal ihre Schwester besuchen, der es bald so gut geht, dass der Verlobte die Seelsorgerin fragt, ob sie die Trauung übernehmen möchte. Weitere COVID-19-Patienten werden genesen, und ein paar werden sterben. Keinen werden sie auf der Intensivstation kampflos gehen lassen.

Aber jetzt, im Krankenzimmer, kurz bevor wir, das GEO-Team, Mario Grazzini verabschieden, sagt der, er habe noch eine allerletzte Frage an unsere Übersetzerin. Er habe hier am Uniklinikum Bonn zwei Worte besonders oft gehört und habe das Gefühl, dass es sehr wichtige Worte seien. Deswegen würde er gern wissen, was das eigentlich bedeute, was ihm hier jeder zum Abschied wünscht. Die Worte lauten: „Alles Gute."

•••

### *Hinter der Geschichte*

*Als Vivian Pasquet im April 2020 nach Bonn aufbrach, war noch wenig über das neue Coronavirus bekannt. Deutschland war im ersten „Lockdown", Pasquet wollte verstehen, was in einem Krankenhaus passiert, während die Welt erlahmte. Sie fragte mehrere Häuser an, die meisten lehnten ab: Die Corona-Schutzmaßnahmen seien nicht mit der Anwesenheit einer Journalistin zu vereinbaren. Am Ende half, dass Pasquet selbst ausgebildete Ärztin und so mit Hygienemaßnahmen im Krankenhaus vertraut ist. Der Fotograf Daniel Etter stieß später hinzu und wurde ausführlich eingewiesen. Heute, ein Jahr später, wenn Pasquet mit Impfgegnern diskutiert, denkt sie oft an die Zeit im Krankenhaus. Sie hofft, dass ihre Reportage zu verstehen hilft, weshalb weltweite Impfkampagnen so dringend notwendig sind.* ○

# Wie sich Seuchen ausbreiten

TEXT: ANDREA BANNERT

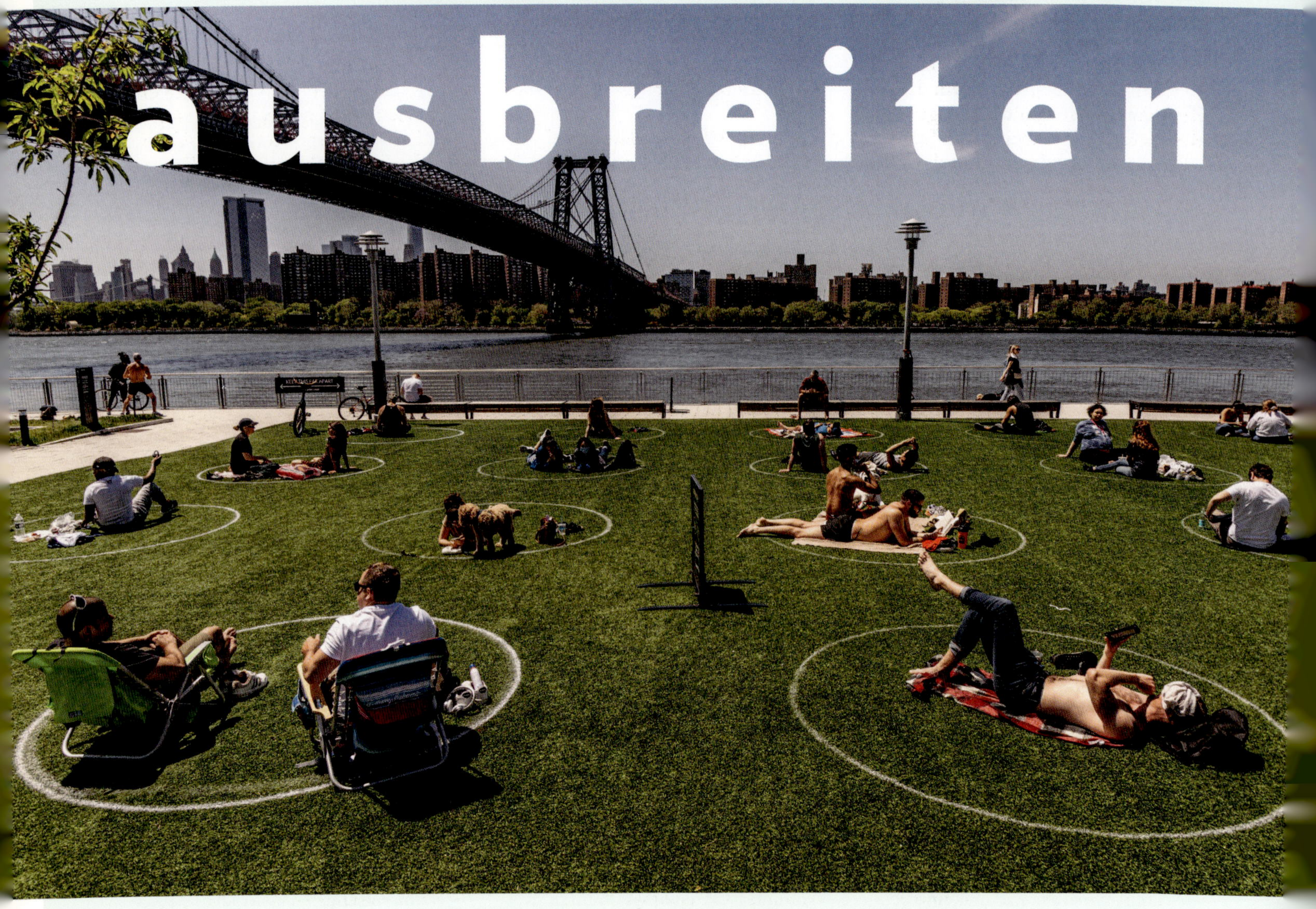

Abstand halten: In einem New Yorker Park sorgen Kreise dafür, dass die Besucher sich nicht zu nahe kommen und sich anstecken

**Wie alle Viren, so folgt auch SARS-CoV-2 einer Logik: Die Erreger lassen sich daher anhand bestimmter Muster verfolgen. Mit Modellrechnungen kommen Mathematiker ihnen zunehmend besser auf die Schliche**

# M

**Möchte Ralf Krumkamp wissen,** wie viele Menschen sterben, wenn ein Land keine Maßnahmen gegen ein Virus ergreift, probiert er das skrupellos aus. Dann wieder rettet er Hunderttausende Menschenleben und spielt einen totalen Lockdown durch. Krumkamp ist Epidemiologe am Bernhard-Nocht-Institut für Tropenmedizin in Hamburg – und Computer-Modellierer.

Mithilfe der Mathematik kann er Folgen von Epidemien berechnen. „Das ist ein wichtiges Werkzeug im Kampf gegen Seuchen", sagt der Experte für Infektionskrankheiten. Die Simulationen helfen, erstaunlich genau vorherzusagen, welche Wege ein Virus nehmen wird. Und mit welcher Wahrscheinlichkeit es sich über Ländergrenzen und Kontinente hinweg ausbreitet, also eine Pandemie verursacht. Auch welchen Erfolg verschiedene Maßnahmen versprechen – zum Beispiel Kontaktbeschränkungen oder Hygienevorschriften, testen Modellierer am Rechner.

„Die Modelle sind wie eine Art Wetterbericht, eine Kurzzeitprognose für die Zahl der Erkrankten", sagt Dirk Brockmann, der am Robert-Koch-Institut die Projektgruppe „Epidemiologische Modellierung von Infektionskrankheiten" leitet. Die Ergebnisse aus solchen Berechnungen werden immer exakter – und sie beeinflussen heute mehr denn je, wie Politiker entscheiden.

„Damit die Modelle funktionieren, ist eine breite Datenbasis notwendig", sagt Brockmann. Dafür arbeiten Wissenschaftler ganz unterschiedlicher Disziplinen zusammen. Mediziner liefern Wissen über die Erkrankung: In welchen Stadien läuft sie ab? Wann ist jemand infektiös? Mikrobiologen beschäftigen sich zusätzlich mit dem Erreger: Sie können beispielsweise einschätzen, wie sicher Tests Viren und Bakterien nachweisen.

**Wie mobil sind die Menschen? Mit wem haben sie Kontakt?**

Für weitere Informationen, mit denen epidemiologische Modelle gefüttert werden, sind Sozialwissenschaftler gefragt. Sie untersuchen das Verhalten der Bevölkerung: Wie mobil sind die Menschen? Wie sehen ihre Kontaktnetzwerke aus? Ist die Datenbasis geschaffen, legen die Modellierer los.

Welche Daten in eine Modellierung einfließen, hängt von der Fragestellung ab. Zum Beispiel: „Wie sich ein Virus über den Globus ausbreitet, das von Mensch zu Mensch übertragbar ist", erklärt Brockmann, „ist relativ unabhängig vom Erreger selbst." Deshalb schaut er sich die Flugverkehrsdaten an, das heißt die Zahl jener Personen, die von Ort A nach Ort B reisen oder von A nach C. Das Verhältnis spiegelt wider, wie wahrscheinlich es ist, dass jemand ein Virus nach B oder C trägt. Denn in der stark vernetzten Welt des 21. Jahrhunderts ist es nicht wichtig, wie groß die geografische Distanz zwischen Menschen ist. Abstände müssen stattdessen in effektiven Entfernungen gedacht werden: „Städte wie London und New York sind heute aus Sicht eines Virus näher beieinander als London und ein abgelegenes Dorf in Schottland", sagt Brockmann.

**Aus der Sicht eines Virus sind London und New York näher beieinander als London und ein Dorf in Schottland**

**Auswertung von Flugdaten: Wie breitet sich Corona aus?**

So hätten er und seine Kollegen zu Beginn der Coronapandemie anhand von Flugdaten das Importrisiko für alle Länder der Welt berechnet und den Zeitpunkt, an dem SARS-CoV-2 statistisch dort ankommt. „Unsere Vorhersagen stimmten ziemlich gut mit der Realität überein", erzählt der Experte. Zwar vereinfachen epidemiologische Modelle die Wirklichkeit meistens. Die Forscher können dennoch gute Vorhersagen mit ihnen treffen. „Das ist wie bei einem Smiley", sagt Brockmann. „Jedes Kind kann darin ein Gesicht identifizieren, obwohl viele Details, etwa Ohren, fehlen."

Gerade wenn eine Pandemie beginnt, sind noch viele Fragen offen. „Dann müssen wir eben Annahmen treffen", sagt Brockmann. Wichtig sei dabei, die strukturelle Stabilität des Modells zu überprüfen. Das bedeutet: Die Wissenschaftler variieren ihre geschätzten Parameter, um zu sehen, wie stark das Gesamtsystem auf die Schwankungen reagiert.

Oftmals ist die Dynamik der Daten wichtiger als absolute Zahlen. Um zu modellieren, müssen die Forscher die aktuelle Anzahl der Erkrankten nicht einmal genau kennen. „Wir können mehr aus dem Verlauf der Fallzahlen ablesen, also ob sie gestiegen oder gefallen sind", sagt Brockmann. Man kann sich das vorstellen wie bei einem unscharfen Bild: Auf einem einzelnen Foto erkennt man gar nichts, in einem ablaufenden Film lässt sich dagegen die Bewegung einer Person ausmachen.

Je mehr Daten die wissenschaftliche Literatur im Verlauf eines Virusausbruchs liefert, umso genauer werden die epidemiologischen Modelle

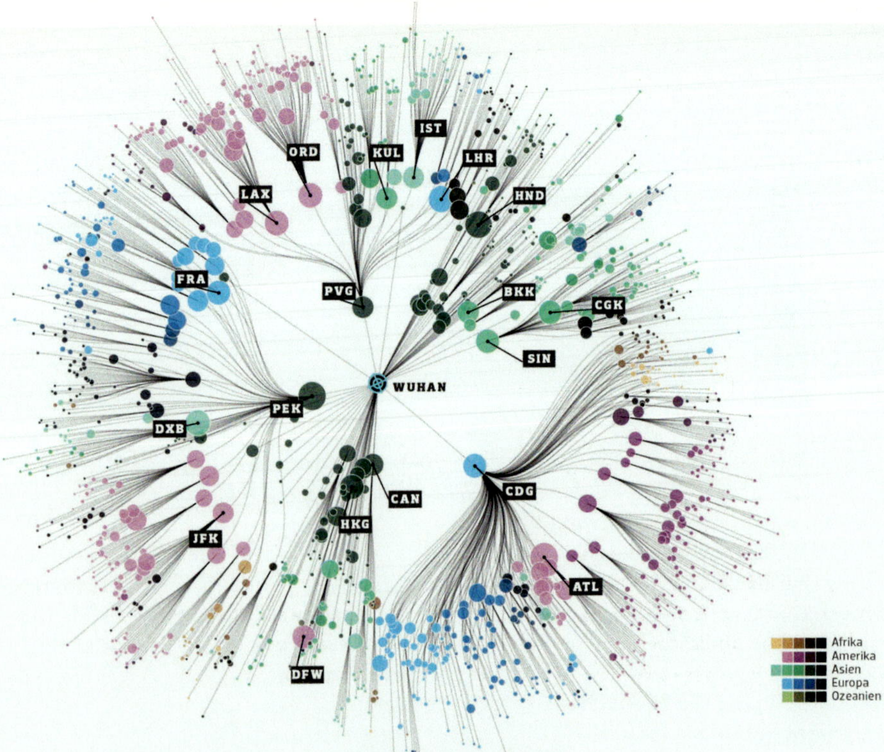


**VIRUS-DREHKREUZE**

Das Modell zeigt die Verbindungen diverser Flughäfen. Je größer ein Kreis ist, desto mehr Verbindungen gibt es – und desto größer ist die Rolle des Airports bei der Verbreitung der Coronaviren

der Forscher. Eine Gruppe um Christophe Fraser vom Big Data Institute in Oxford fütterte ein bestehendes Modell mit den Informationen von 40 Übertragungspaaren der COVID-19-Erkrankung aus der Literatur: Bei diesen Paaren war genau dokumentiert, wer wen unter welchen Umständen angesteckt hatte.

Daraus berechneten die Experten, dass 46 Prozent der Infektionen stattfinden, bevor die zuerst erkrankte Person Symptome entwickelt. „Ergebnisse wie dieses unterstreichen, wie wichtig im Fall des Coronavirus allgemeine Abstandsregeln sind“, sagt Epidemiologe Krumkamp.

Auch die Mathematik, die hinter den Modellen steckt, wählen die Wissenschaftler je nach zu beantwortender Frage. „Unsere Berechnungen sind unterschiedlich komplex“, erklärt Krumkamp. „Das reicht von einfachen Differenzialgleichungen bis zu theoretischen Bevölkerungen, in denen wir einzelne Personen oder Personengruppen nachmodellieren.“

**Forscher können mit ihren Modellen auch recht genau vorhersagen, welche Maßnahmen welche Wirkung haben**

Die Forscher könnten sich zum Beispiel fragen: Wie wirkt sich der Zeitraum, in dem Patienten ohne Krankheitsanzeichen das Virus übertragen, auf das Infektionsgeschehen aus? Dann greifen sie auf das „Kompartimentmodell“ zurück.

Dabei unterteilen die Forscher die Gesellschaft theoretisch in Gruppen, die den verschiedenen Stadien der Erkrankung entsprechen: Es gibt Menschen, die nicht infiziert sind (Gruppe 1).

Dann haben sie Kontakt zu einer erkrankten Person und stecken sich an. Noch durchlaufen sie aber die Inkubationszeit und sind weder infektiös, noch zeigen sie Symptome (Gruppe 2).

Bevor die ersten Symptome auftreten, können diese Menschen schon andere anstecken (Gruppe 3). Diese Gruppe kommt bei COVID-19 vor, anders als etwa bei der SARS-Pandemie von 2002/2003. Obwohl auch diese durch ein Virus der Coronagruppe ausgelöst wurde, waren damals Infizierte erst ansteckend, nachdem sie auch Symptome entwickelt hatten.

Das vierte Kompartiment enthält Personen, die Symptome haben und ansteckend sind (Gruppe 4). Schließlich haben die Betroffenen die Erkrankung durchgemacht, haben keine Beschwerden mehr und sind wahrscheinlich sogar immun gegen das Virus, können sich also in den meisten Fällen kein zweites Mal anstecken (Gruppe 5).

„Wir lassen die Erkrankung dann durch die virtuelle Gesellschaft und die verschiedenen Stadien laufen“, berichtet Krumkamp. So testet der Modellierer auch die Wirksamkeit von Maßnahmen, die getroffen werden, um eine Epidemie einzudämmen. Etwa was passiert, wenn die durchschnittliche Anzahl der Kontakte, die eine Person am Tag hat, um die Hälfte reduziert würde.

Die simulierte Ausbreitung eines Erregers von Hongkong aus (rechts) zeigt die effektive Distanz zwischen zwei Orten, also wie viel Austausch zwischen ihnen besteht. Frankfurt kann demnach mit New York genauso eng verbunden sein wie mit Bremen. Die Forscher können so vorhersagen, wie eine Epidemie verlaufen wird. Oder, rückwärts rechnend, ihren Ausgangsherd bestimmen.

### Wo liegt der Ursprung des Erregers?

Taucht heutzutage ein neuer Erreger auf, versuchen Wissenschaftler, möglichst rasch zu klären, wo sein Ursprung liegt. Das hilft dabei, die richtigen Maßnahmen zu seiner Eindämmung zu finden. Mikrobiologen untersuchen seine Erbsubstanz (DNA oder RNA) und vergleichen deren Sequenz mit Datenbanken.

Das zeigt, ob ein Virus eng verwandt mit einem bereits bekannten Erreger ist oder ob es möglicherweise von Tieren auf den Menschen überging. Solche Szenarien lassen sich mit mathematischen Modellen nachvollziehen. „Wir können zum Beispiel berechnen, ob es möglich oder eher unwahrscheinlich ist, dass ein bestimmtes Virus von Wildtieren

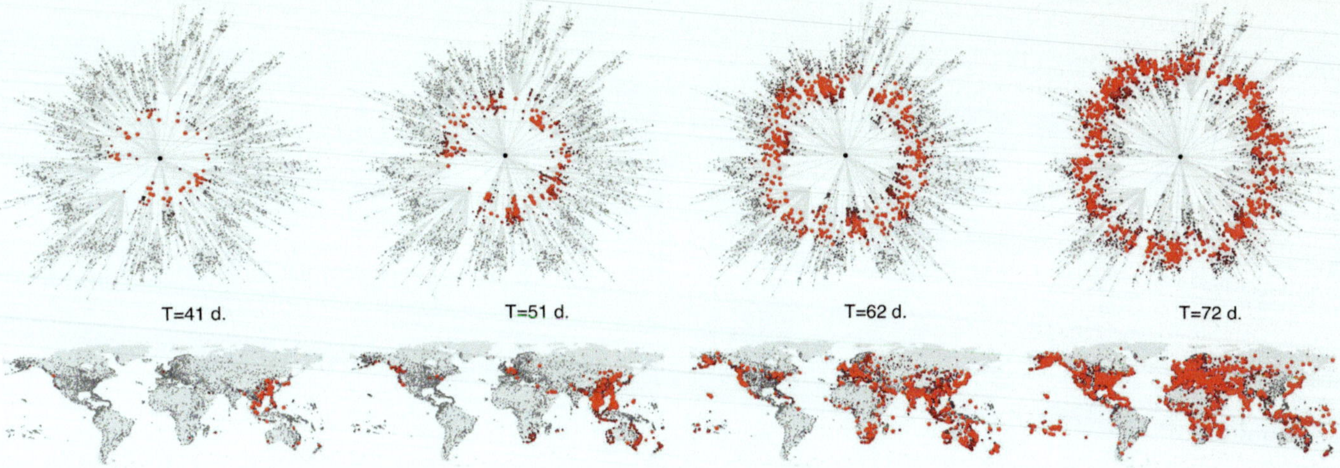


**FERN UND DOCH NAH**

Die simulierte Ausbreitung von Hongkong aus bis zum Tag 72 zeigt, wie viel Austausch zwischen zwei Orten besteht. Frankfurt kann also genauso eng mit New York verbunden sein wie mit Bremen. Forscher können so vorhersagen, wie eine Epidemie verlaufen wird. Oder, rückwärts rechnend, den Ausgangsherd bestimmen

stammt", so Krumkamp. Zoonosen, also Übertragungen vom Tier auf den Menschen, sind in der Geschichte wohl immer wieder passiert; das untermauern auch die Modellierungen.

Wenn die Forscher in Zukunft noch besser modellieren sollen, wie sich Krankheiten ausbreiten, müssen sie mehr über einen weiteren Akteur herausfinden: den Menschen. „Wir als Wirtspopulation spielen in unserem Verhalten eine große Rolle", sagt Brockmann.

Seit digitale Daten und Handys existieren, lassen sich menschliches Verhalten und Kontaktnetzwerke in der gesamten Bevölkerung genauer nachvollziehen. Es entstand ein neues Forschungsfeld: Computational Social Science (CSS). 2009 wurde es erstmals in dem renommierten Wissenschaftsmagazin „Science" erwähnt. „Ich sehe darin das meiste Potenzial, die Genauigkeit der Modelle noch zu steigern", sagt Brockmann.

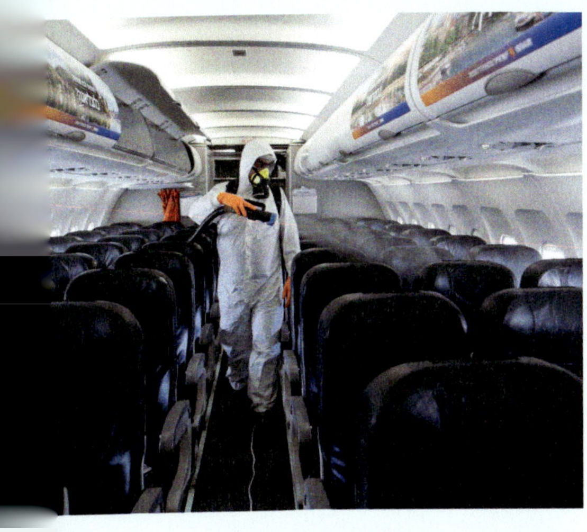

Mit der Desinfektion von Flugzeugkabinen versucht das Personal, die Verbreitung von Viren aufzuhalten

„Die Kontaktnetzwerke von Menschen sind sich überraschend ähnlich", erklärt Raphael Heiberger, Leiter der CSS-Abteilung am Institut für Sozialwissenschaften der Universität Stuttgart. Die meisten Menschen treffen sich bevorzugt mit Kontakten, die ihnen gleichen – gleiche Interessen, ähnlicher Bildungsstand und soziale Schicht.

Wenn sie einzelne Individuen modellieren, gehen die Forscher zum Beispiel davon aus, „dass sich jemand wahrscheinlicher mit Person A trifft, die viel mit ihm gemeinsam hat, als mit Person B, mit der ihn weniger verbindet", sagt Heiberger.

Und noch etwas gilt für die meisten Sozialkontakte: Wir haben vor allem mit Leuten zu tun, zu denen auch andere in unserem Netzwerk Beziehungen pflegen. „Häufig gilt: Der Freund eines Freundes ist auch mein Freund", sagt Heiberger. Das Kernnetzwerk der meisten Menschen schwankt seit den 1980er Jahren extrem stabil um drei Personen. „Es ist interessant, dass trotz aller Veränderungen die Art der Sozialkontakte ähnlich bleibt."

**Modelle helfen, den unsichtbaren Erreger zu verstehen**

Müsste Heiberger auf einer Skala von eins bis zehn einordnen, wie viel die Wissenschaft über soziale Netzwerke weiß, würde er mit „acht" antworten. Für die Forscher ist es nicht immer einfach, an interessante Informationen zu gelangen, sie balancieren stets auf dem Grat zwischen Forscherdrang und Datenschutz. An Mobilfunkdaten sei besonders schwer heranzukommen, sagt Heiberger.

Eine wichtige Quelle für die Sozialforscher ist das Internet, sie werten soziale Netzwerke wie Twitter aus. Computational Social Scienctists befragen Online-User auch direkt oder lassen mittels künstlicher Intelligenz große Textmengen durchforsten. Heiberger und sein Team wollen durch Modellierungen klären, wie sich das gleiche Verhalten in Städten oder auf dem Land unterschiedlich auf die Ausbreitung von COVID-19 auswirkt. Ihre Hypothese: Schulschließungen könnten in Städten größere Effekte erzielen als in Dörfern.

Auch wenn epidemiologische Modelle stetig besser werden – einen Lockdown können sie nicht verhindern. „Modelle helfen, den unsichtbaren Erreger zu verstehen und den besten Weg im Kampf gegen ein Virus oder Bakterium zu finden", sagt Epidemiologe Krumkamp. „Nicht weniger und nicht mehr." ○

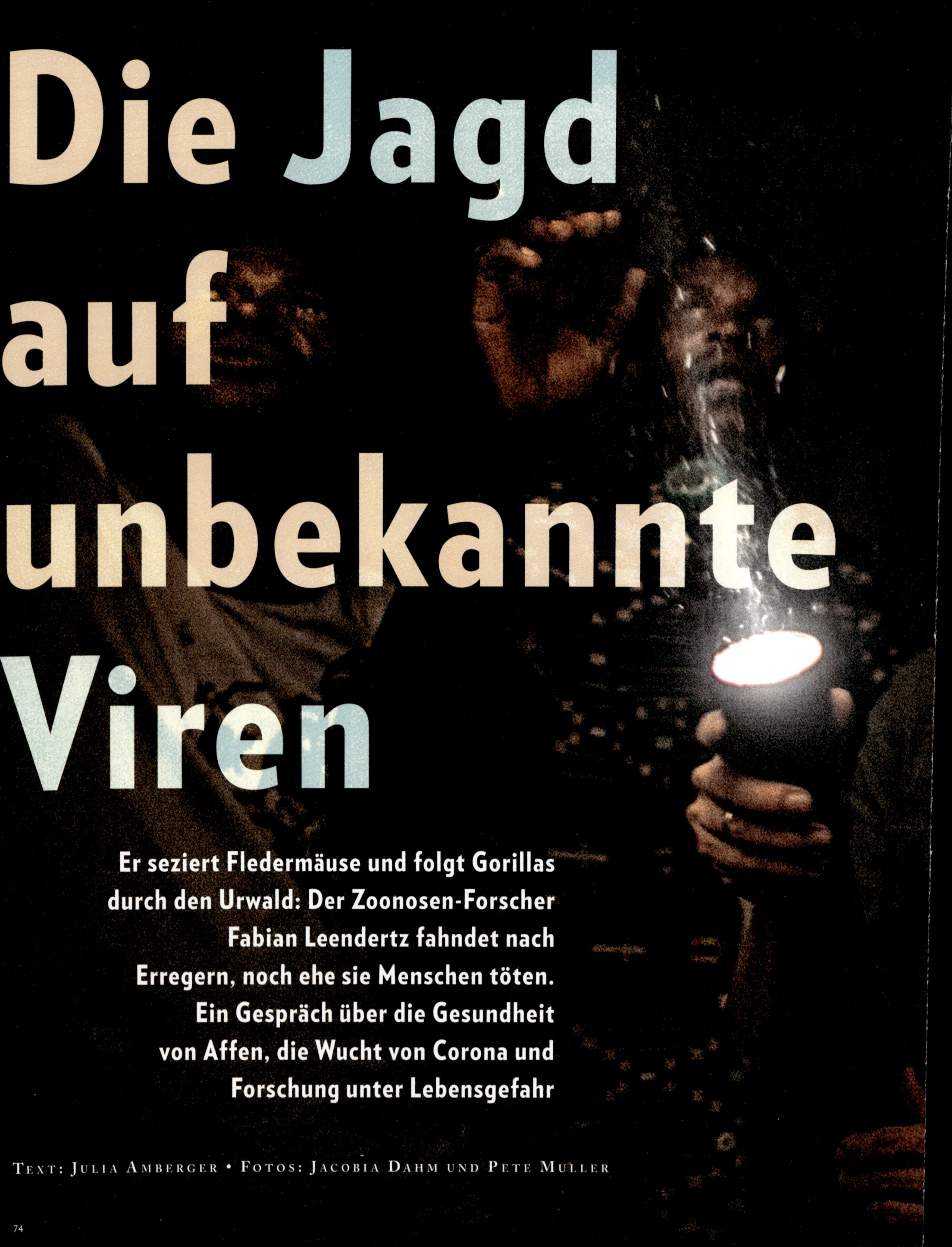

# Die Jagd auf unbekannte Viren

**Er seziert Fledermäuse und folgt Gorillas durch den Urwald: Der Zoonosen-Forscher Fabian Leendertz fahndet nach Erregern, noch ehe sie Menschen töten. Ein Gespräch über die Gesundheit von Affen, die Wucht von Corona und Forschung unter Lebensgefahr**

TEXT: JULIA AMBERGER • FOTOS: JACOBIA DAHM UND PETE MULLER

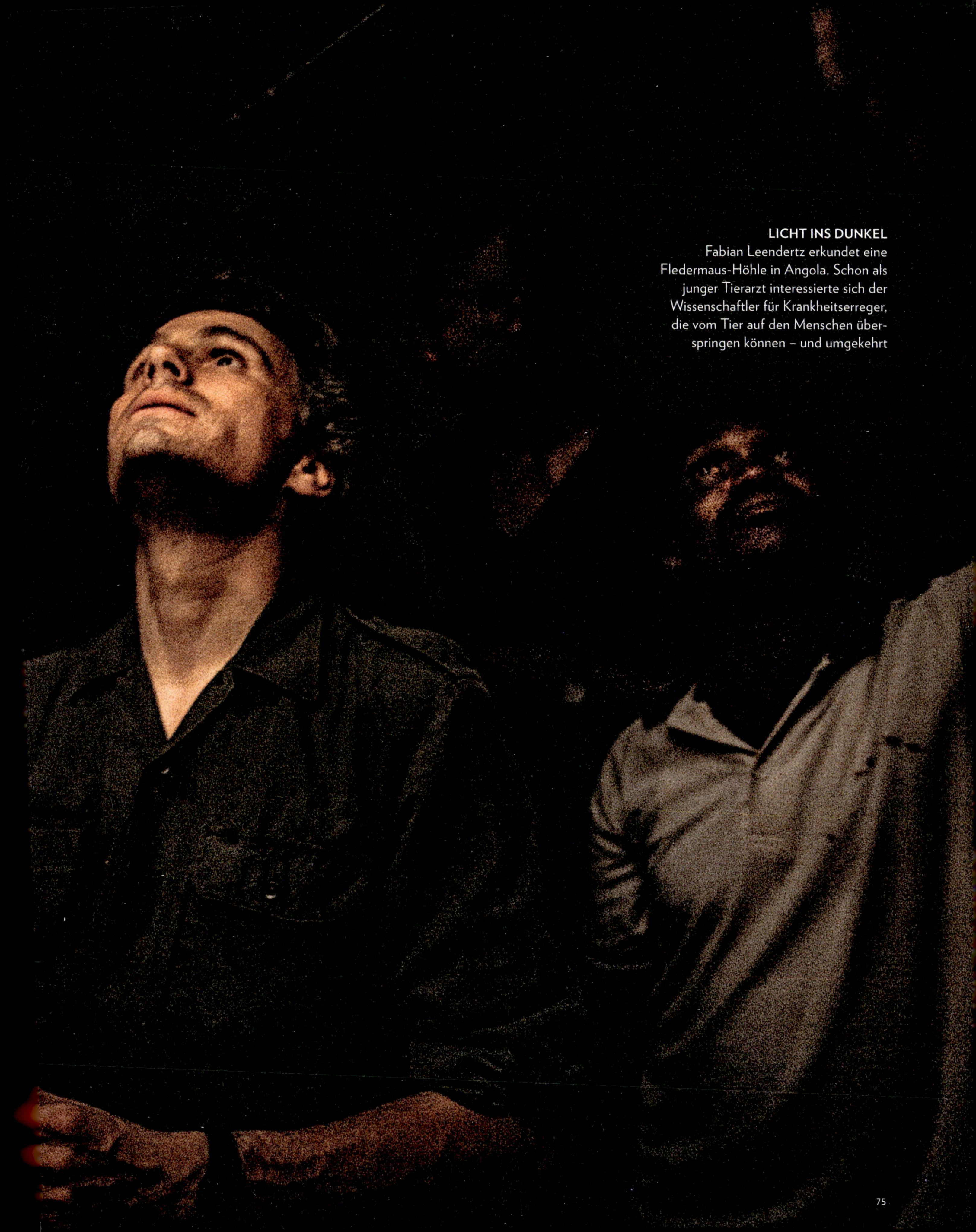

**LICHT INS DUNKEL**
Fabian Leendertz erkundet eine Fledermaus-Höhle in Angola. Schon als junger Tierarzt interessierte sich der Wissenschaftler für Krankheitserreger, die vom Tier auf den Menschen überspringen können – und umgekehrt

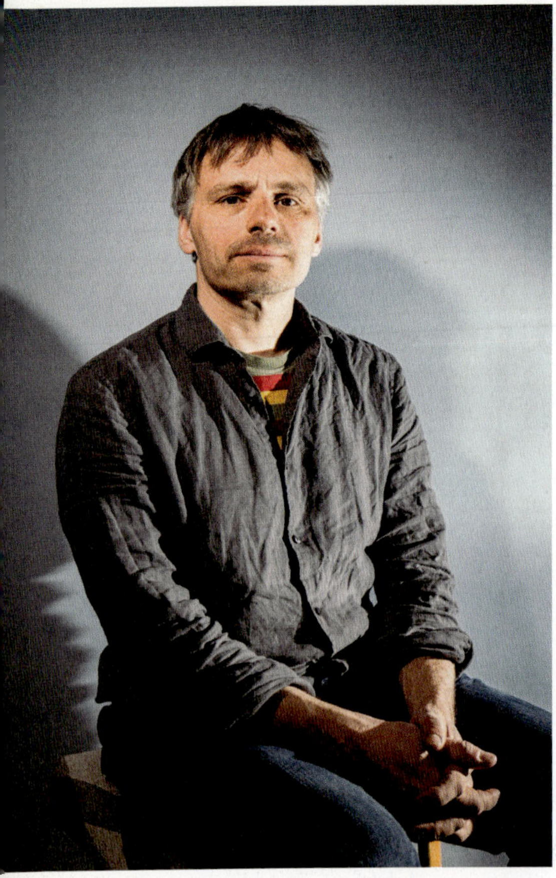

**EBOLA-EXPERTE**
Leendertz leitet am Robert-Koch-Institut eine eigene Projektgruppe

Fabian Leendertz sitzt in seinem Garten bei Berlin und fühlt sich am falschen Ort. Eigentlich hatte er diese Tage im April 2020 ganz anders geplant: Er wollte im Regenwald der Zentralafrikanischen Republik Gorillas folgen. Er wollte Rachenabstriche von Fledermäusen nehmen und infizierte Tierkadaver obduzieren. Das tun, was er seit Jahrzehnten macht: Er versucht, Menschen vor neuen Seuchen zu bewahren.

Fabian Leendertz leitet die Arbeitsgruppe „Epidemiologie hochpathogener Erreger" am Robert-Koch-Institut in Berlin.

An den entlegensten Orten der Welt fahndet er in wilden Tieren nach Viren, Bakterien und anderen Keimen, noch bevor sie auf Menschen überspringen und sie töten. Die Erreger, die er dabei entdeckt, klingen wie aus einem Horrorkabinett:

- Das Ebola-Virus, das Patienten aus Darm und Augen bluten lässt, bis sie daran sterben. Als es 2014 in Westafrika zu wüten begann, war es Leendertz, der herausfand, dass die Viren höchstwahrscheinlich von Fledermäusen übertragen wurden.
- Das Anthrax-Bakterium, Verursacher von Milzbrand, der die Lunge innerhalb kürzester Zeit zum Versagen bringt. Auf Fabian Leendertz' erster Forschungsreise in der Elfenbeinküste fielen infizierte Schimpansen vor seinen Augen um.
- Und auch mit dem HI-Virus oder dem hochgefährlichen Lassa-Virus hatte der Berliner Wissenschaftler schon zu tun.

Diesmal wollte er herausfinden, welche Erreger Gorillas und andere Tiere im zentralafrikanischen Regenwald schwer krank machen und ob diese auch Menschen befallen können.

Stattdessen sitzt er nun zu Hause auf der Terrasse und ist zum Warten verdammt. Ausgebremst von einem Coronavirus – einem Erreger, der von einem Tier auf den Menschen übersprang.

Ausgerechnet.

Da Fabian Leendertz Angst hat, COVID-19-Viren in die Zentralafrikanische Republik zu tragen, hat er die Forschungsreise abgeblasen. Also trägt er jetzt Funktionsjacke statt Dschungelkluft, blickt auf eine Kräuterschnecke statt auf 70 Meter hohe Baumriesen; hört keine Gorillas brüllen, sondern seine Hühner gackern. Vor ein paar Tagen hat er drei Hähne geschlachtet und mit seiner Familie verspeist. Sonst ist es ein friedlicher Ort, an dem Fabian Leendertz zum GEO-Gespräch lädt.

**GEO WISSEN:** ***Herr Leendertz, hat »Corona« Sie überrascht?***

**Fabian Leendertz:** Nein, das war tatsächlich nur eine Frage der Zeit. Die Zahl der Viren, die ständig unter Tieren kursieren und die möglicherweise Menschen infizieren, ist hoch. Auch wenn wir sie nicht alle kennen, wissen wir: Sie sind da.

Natürlich hat kein Experte gewusst, dass es genau SARS-CoV-2 sein wird, das als Nächstes um die Welt zieht. Wissenschaftler haben zwar bei Fledermäusen schon längst Gensequenzen gefunden, die mit diesem Typ Coronavirus nah verwandt sind. Aber es gibt so viele Coronaviren, dass es schwierig ist, vorherzusagen, welche eines Tages dem Menschen gefährlich werden.

***Sie haben viele Ausbrüche erlebt, bei denen mehr als die Hälfte der Infizierten gestorben sind, und waren in Westafrika, um zum Beispiel den Ursprung von Ebola zu suchen. Wie nehmen Sie die Coronapandemie wahr?***

Man kann diese Ausbrüche nicht miteinander vergleichen. Für den Einzelnen ist natürlich eine Infektion mit dem Ebola-Virus gefährlicher, weil sie oft tödlich verläuft. Aber gerade die Tatsache, dass Coronaviren bei vielen Menschen lediglich milde Symptome verursachen, ist tückisch: Kranke fallen nicht sofort als krank auf, und sie selbst fühlen sich nicht schlecht genug, um zu Hause zu bleiben. Dadurch verbreitet sich das Virus um die Welt und kann viele infizieren. Das erhöht auch die Zahl der Schwerkranken und überlastet die Gesundheitssysteme.

***Coronaviren sind nicht neu. Vor ein paar Jahren kam es in einigen Ländern zu Ausbrüchen der Atemwegskrankheiten SARS oder MERS. Mit SARS-CoV-2 lernen wir jetzt einen neuen Typus kennen. Wo kommt der auf einmal her?***

Das Virus an sich ist ja nicht neu, es kommt wahrscheinlich in irgendwelchen Tierarten vor.

**»Man muss fähig sein, alle**

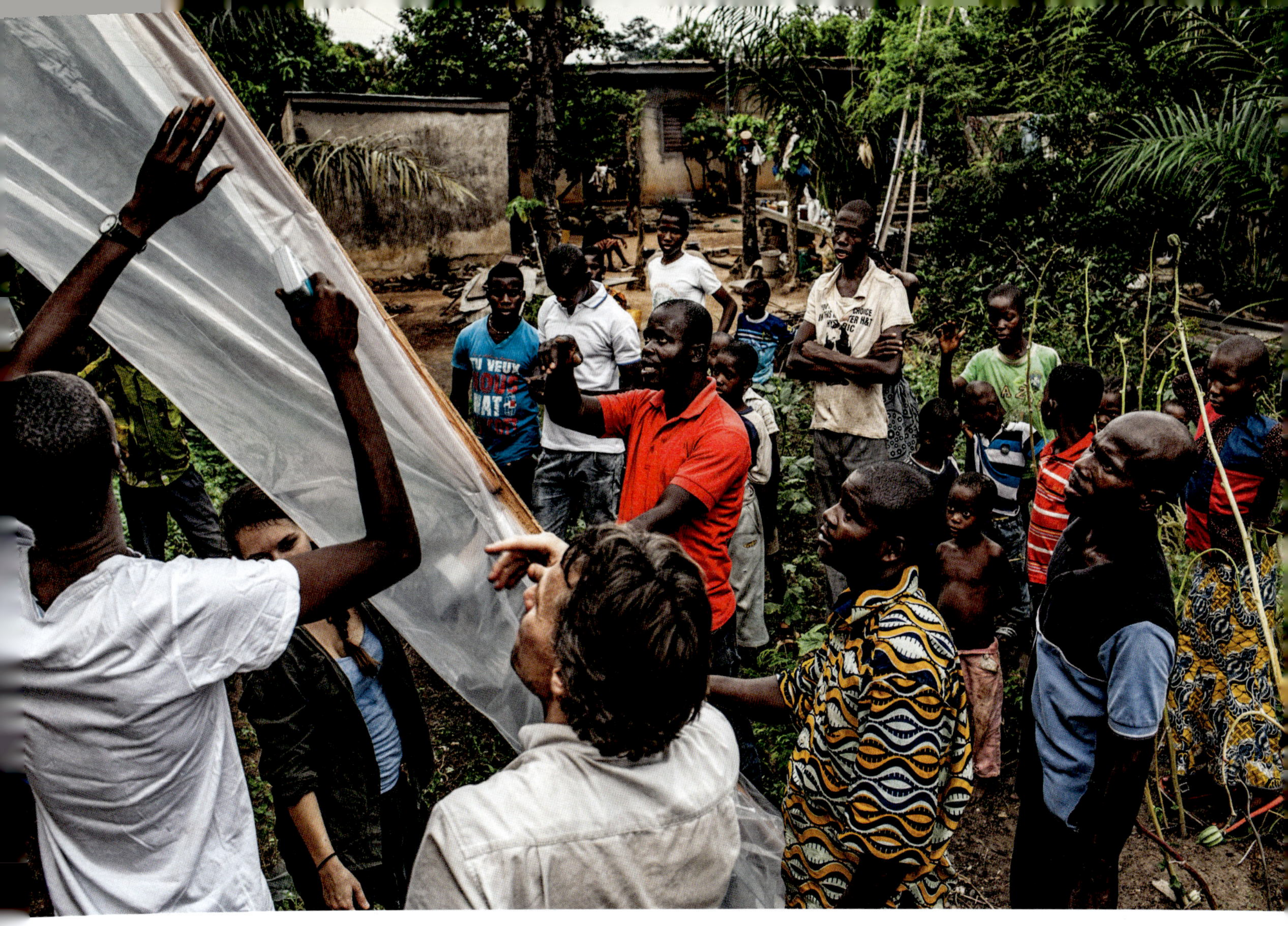

**AUF DER JAGD**
Die Bewohner eines Dorfes in der Elfenbeinküste und Fabian Leendertz errichten eine Fledermaus-Falle

*Welche Eigenschaften braucht ein Erreger, um auf den Menschen überzuspringen?*

Dazu muss ein Virus mehrere Hürden überwinden. Grob gesagt: Das Virus muss fähig sein, seinen neuen Wirt, also den Menschen, zu nutzen. Es muss sich an seine Zellen anheften, sein Erbgut in die Zellen einspeisen und sich vermehren.

Außerdem muss es das Immunsystem des Wirts überleben.

Zuletzt muss es auch noch an einen Ort im Körper des Wirts gelangen, an dem es leicht auf den nächsten Menschen übertragbar ist, etwa in den Rachen.

*Das klingt so, als gelinge das nur höchst selten.*

Ja, es gibt viele sogenannte *dead end infections*, also Sackgassen-Infektionen. Sie werden ausgelöst durch Krankheitserreger, die von einem Tier auf einen Menschen überspringen, ihn krank machen (oder auch nicht) –, aber nicht auf den Nächsten übertragbar sind. Wie diverse HIV-Typen: Sie wurden alle von Affen auf Menschen übertragen, indem die zum Beispiel verseuchtes Affenfleisch gegessen haben. Aber nicht alle Viren verbreiteten sich auch unter den Menschen. Die meisten, die an AIDS leiden, sind nur mit einem dieser HIV-Typen infiziert.

## Theorien zu hinterfragen«

Während Fabian Leendertz erzählt, schießt im Wohnzimmer alle paar Minuten Sprühnebel in ein Terrarium. Mit seinen eineinhalb mal zweieinhalb Metern überragt der Glaskasten das Klavier. Bald sollen Frösche zwischen den Bromelien und Ranken springen. Fabian Leendertz will sie züchten. Tiere, besonders exotische, faszinierten ihn schon als Bub. Jede freie Minute verbrachte er mit Leguanen und Tropenfröschen im Gewächshaus seines Vaters, das voll war mit Terrarien, oder er spazierte durch den Krefelder Zoo. Am Wochenende begleitete er häufig seine Großmutter, eine Jägerin, in die Wälder. Sie zeigte ihm, wie man Tierfährten liest.

Später dann, als Student der Tiermedizin, reiste Leendertz für seine Praktika nach Afrika. Der Norden Namibias und die Savanne in Burkina Faso beeindruckten ihn. Doch in der Elfenbeinküste schließlich, mitten im Dschungel des Taï-Nationalparks, wo Bäume in den Dunst wachsen und er keine fünf Meter weit sehen konnte, in dieser Welt ohne Himmel, ohne Sonne, in der es quakte, zirpte und klopfte, spürte er etwas, das er von seinen anderen Forschungsreisen so nicht kannte: Er fühlte sich zu Hause.

Über die Nationalparkbehörde lernte er einen Wissenschaftler kennen, der das Verhalten von Schimpansen studierte. Der Forscher war besorgt, weil zu der Zeit immer wieder Schimpansen starben und niemand den Grund kannte. Der junge Tierarzt Leendertz schien ihm der richtige Mann im richtigen Moment zu sein. Wenn er ein Stipendium bekäme, so versprach der Schimpansenforscher, könne er bei ihm promovieren.

## »Wir müssen keine Panik

Also zog Leendertz, zurück in Deutschland, von Institut zu Institut. Doch niemand interessierte sich zu jener Zeit für Krankheiten wild lebender Primaten. Bis im Jahr 1999 eine Gruppe von Forschern nachwies, dass das HI-Virus, das AIDS verursacht, von Schimpansen stammt. Leendertz gewann das Robert-Koch-Institut für seine Mission und zog für 14 Monate in ein Forschercamp im Regenwald.

Schon in seiner ersten Woche starb eine Schimpansin. Leendertz untersuchte den Kadaver und sammelte Proben: Exkremente, Organe, Blut. Er schrieb Notizen, von früh bis spät, mehr konnte er nicht tun. Weit und breit gab es kein Labor. Erst ein Jahr später konnte er den tödlichen Erreger enthüllen: eine neue Form von Milzbrand. Seitdem erforscht Leendertz Ausbrüche unter Primaten und Menschen in Subsahara-Afrika für das Robert-Koch-Institut. Er arbeitet mit Kollegen aus der Elfenbeinküste oder der Zentralafrikanischen Republik.

**SORGSAME UNTERSUCHUNG**
Nach einer gründlichen Analyse werden die Fledermaus-Gewebeproben unter höchsten Sicherheitsvorkehrungen nach Deutschland transportiert

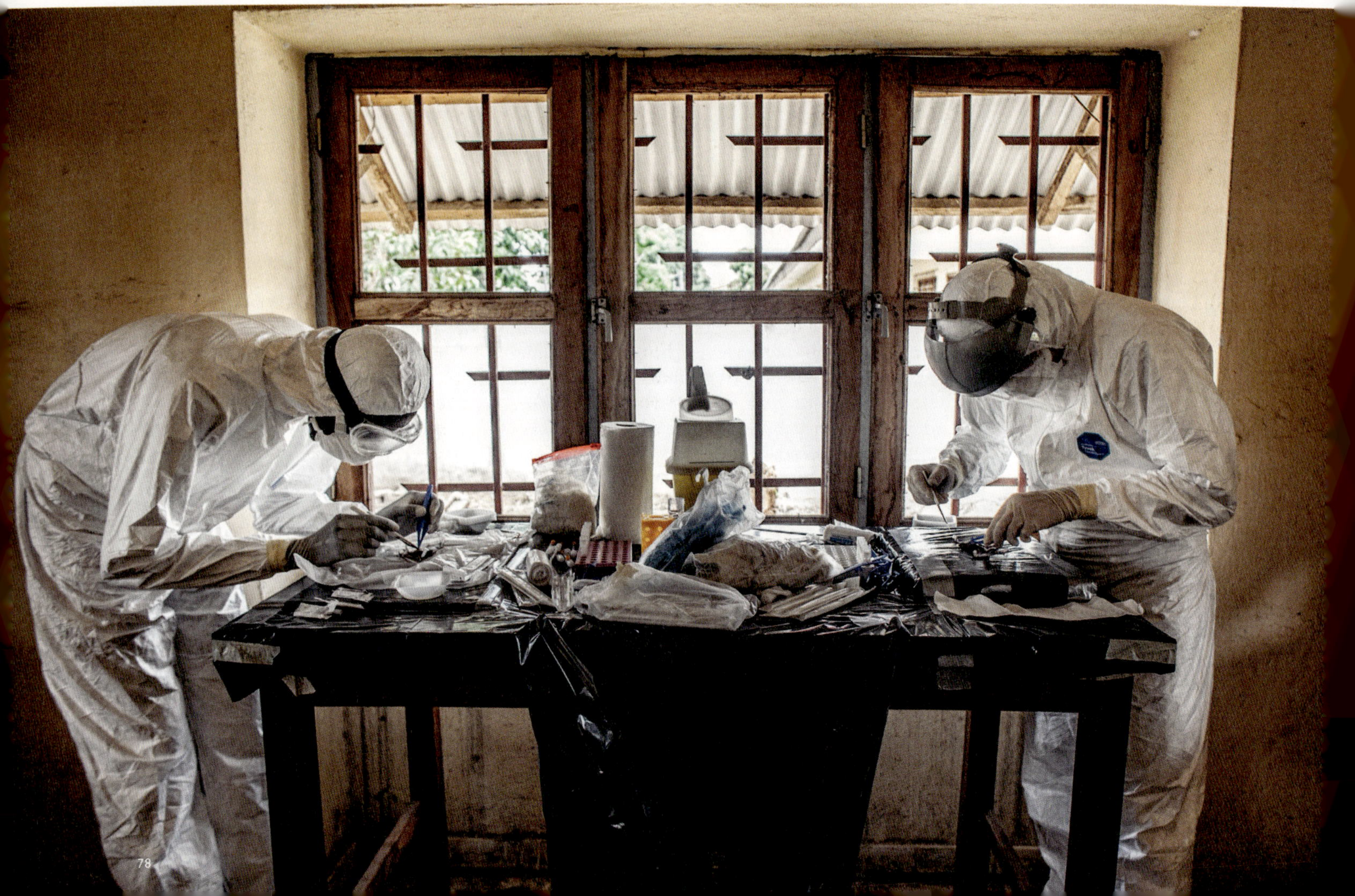

# vor Fledermäusen haben«

Heute besitzen zwar alle zumindest ein einfaches Labor. Dokumentieren sie aber außergewöhnlich viele Todesfälle oder vermuten sie ein hochgefährliches Virus, reist Leendertz mit seinen Mitarbeitern selbst dorthin. Bis heute empfindet er den Taï-Nationalpark als Heimat. Es ist der Ort, an den er immer wieder zurückkehrt.

*SARS-CoV-2 soll aus einer Fledermaus stammen. Ihre Forschung zeigt, dass auch der Ebola-Ausbruch 2014 in Westafrika mit Viren aus Fledermäusen zu tun hatte und das Virus damals wahrscheinlich auf den Jungen eines Dorfes übersprang. Wie konnte das passieren?*

Wie genau sich der Junge infizieren konnte, wissen wir nicht. Fakt ist, dass er einfach unglaubliches Pech hatte. Wir gehen davon aus, dass er sich beim Spielen in einem großen, hohlen Brettwurzelbaum infiziert haben könnte. In diesem Baum hat eine große Kolonie von Fledermäusen gelebt, und es ist möglich, dass eine oder mehrere mit dem Ebola-Virus infiziert waren. Wahrscheinlich kam der Junge mit deren Exkrementen in Kontakt oder hat eine tote Fledermaus berührt. Wenn er sich danach zum Beispiel die Augen gerieben hat, könnte das Virus so über die Schleimhäute in seinen Körper gelangt sein.

*Wie kamen Sie darauf, dass Fledermäuse der Ursprung waren?*

Momentan sind zwei Szenarien bekannt, wie sich Menschen mit Ebola infizieren können: Entweder hatte der erste Patient Kontakt mit tot aufgefundenen Menschenaffen – die sind ebenfalls Opfer von Ebola-Epidemien. Oder er steckte sich direkt beim Reservoir an, also bei dem Tier, in dem sich ein Virus versteckt. Im südlichen Guinea haben wir mit der Zählung der Menschenaffen begonnen, konnten aber keine Hinweise auf Ebola feststellen. Dann haben uns die Behörden informiert, dass der Ausbruch wohl in einem Dorf an der Grenze zu Sierra Leone und Liberia begann. Wir fuhren hin und stellten fest, dass es dort weit und breit keinen Wald gibt. Ein alter Mann erzählte uns, er habe als Kind den letzten Affen gefangen.

*Das heißt, es gab gar keine Affen, in denen sich das Virus hätte verstecken können?*

Genau. Daher haben wir uns dann dort auf die Fledermäuse und Flughunde konzentriert. Wir haben mit den Leuten im Dorf Netze gespannt und die Tiere gefangen – in der Hoffnung, in Blut oder Exkrementen das Virus zu finden.

*Das erfordert Geduld …*

… und Kreativität! In solchen Situationen muss man fähig sein, alle bisherigen Theorien zu hinterfragen. Beim Fledermausfangen haben uns die Dorfbewohner von einer Art fliegender Mäuse erzählt – nackt, mit einem langen Schwanz –, die dicht aneinandergedrängt in einem hohlen Baum lebten. In diesem Baum hatte der Junge gespielt. Ein Szenario, das an den Ursprung eines nah verwandten Virus erinnert, des Marburg-Virus. Das sprang 2008 in einer Höhle in Uganda von einer Flughundkolonie auf eine Touristin über. Leider war der Baum wenige Tage vor unserer Ankunft in dem Dorf abgebrannt. Die Fledermäuse dort sind umgekommen oder verschwunden.

*Sie konnten Ihre Theorie also nicht beweisen?*

Die ist tatsächlich immer noch eine Hypothese. Aber wir haben Erdproben im und um den abgebrannten Baum herum gesammelt. So konnten wir genetisch nachweisen, dass darin Bulldoggenfledermäuse zu Hause waren. Andere Teams haben später in Fledermäusen im Nachbarland Liberia ein nah verwandtes Ebola-Virus gefunden. In Sierra Leone, Guinea und im Osten Afrikas haben Forscher bei Bulldoggenfledermäusen noch andere Typen von Ebola-Viren gefunden.

Leendertz holt ein Fotobuch mit Aufnahmen aus Guinea. 2015, gegen Ende des Ebola-Ausbruchs, forschte er in der Hauptstadt Conakry: Hunde und andere Tiere hatten an Leichen von Ebola-Opfern genagt. Er befürchtete, sie seien infiziert und könnten das Virus wieder auf Menschen übertragen. Der Verdacht bestätigte sich nicht. Die Fotos zeigen Forscherinnen, die in einem Slum Ratten fangen und streunenden Hunden Blut abnehmen. Manchmal wären die Menschen froh, wenn Leendertz und sein Team die Ratten töten und entsorgen würden. Er hat Häuser gesehen, aus denen Familien ausziehen mussten, weil so viele Fledermäuse von der Decke hingen, dass ihre Exkremente den Boden verklebten und der Gestank in der Nase biss. Aber sie lassen alle Tiere wieder frei. Sie töten nur, wenn es nicht anders geht.

*Warum stehen gerade Fledermäuse unter Verdacht, nicht nur Ebola-, sondern auch Coronaviren mit sich herumzutragen und zu übertragen, und nicht zum Beispiel Spinnen?*

Das ist nicht klar. Manche vermuten, dass Fledertiere, also Fledermäuse und Flughunde, ein besonderes Immunsystem haben, weil sie fliegen können. Deshalb nehmen die Forscher an, dass Fledermäuse mit bestimmten, für andere Arten hochpathogenen Erregern klarkommen. Andere sagen, dass allein die hohe Artenvielfalt die Wahrscheinlichkeit steigert, auch viele verschiedene Viren zu tragen, und wieder andere meinen, wir finden nur so viele Erreger, weil diese Fledertiere so oft untersucht werden.

*Fledermäuse sind über den ganzen Erdball verbreitet, sie leben auch in Kirchtürmen in Bayern. Ist die Gefahr also ständig unter uns?*

Wir müssen keine Panik vor Fledermäusen haben, vor allem, wenn man bedenkt, was sie alles Gutes für

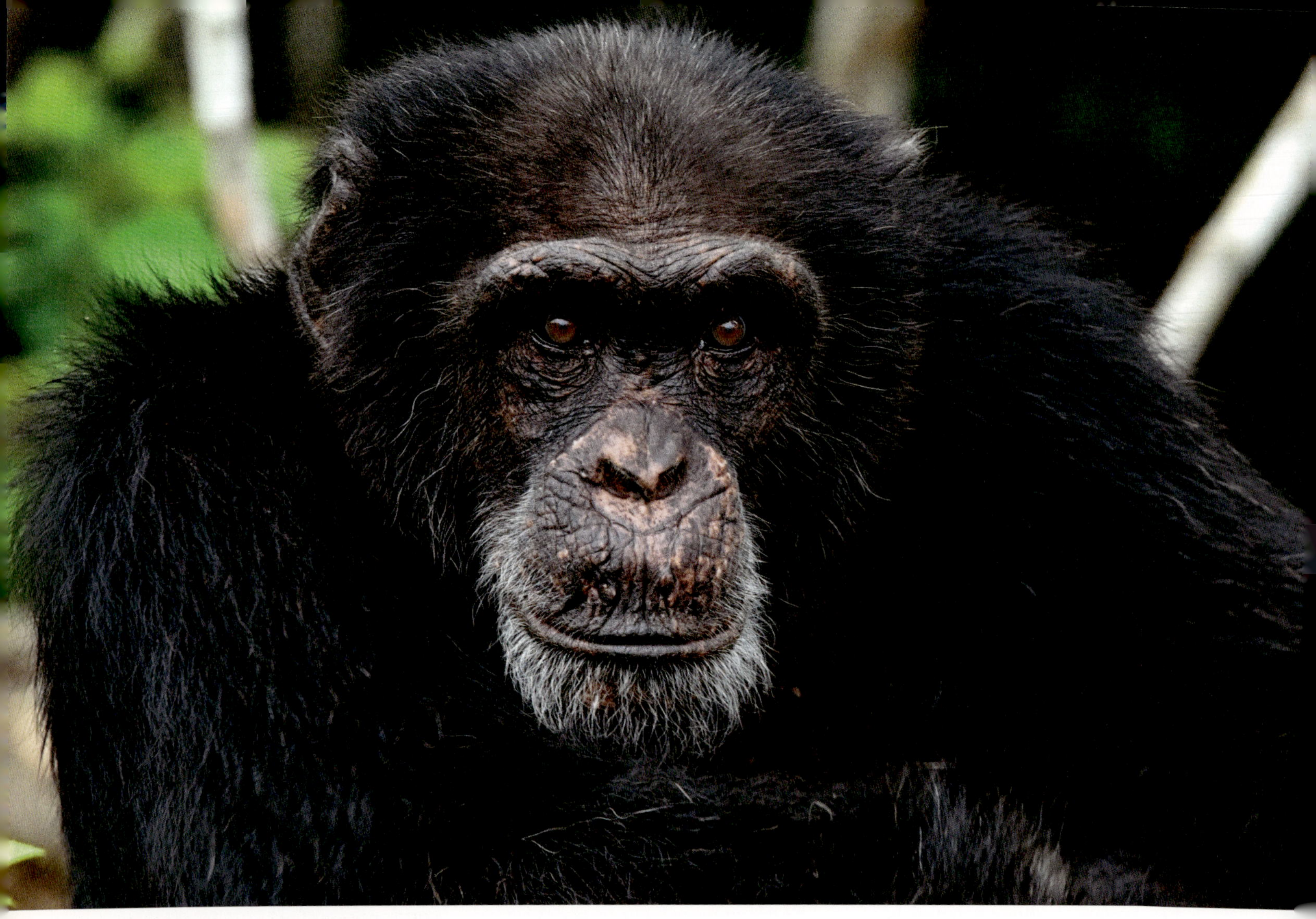

**DER MENSCH ALS GEFÄHRDER**
Für Schimpansen und Gorillas sind unsere typischen Erkältungsviren hochgefährlich – auch dazu forscht Leendertz

uns Menschen und die Umwelt tun und wie selten ein Erreger überspringt. Wir sollten aber lernen, mit den Tieren in Einklang zu leben. Das haben wir bei uns gut etabliert: Kinder wissen, dass man keine toten Tiere anfasst und solchen, die keine Angst vor uns haben, aus dem Weg geht, weil sie Tollwut haben könnten.

***Das Ebola-Virus wurde 1976 entdeckt, damals brach die Krankheit in der heutigen Demokratischen Republik Kongo und im heutigen Südsudan aus. Danach hörte man lange nichts – bis es Jahrzehnte später gleich mehrere Ausbrüche gab. Wie kann das sein?***

Nur weil wir lange nichts von Ebola gehört haben, bedeutet das nicht, dass es nicht existierte. Früher, wenn sich ein Jäger infizierte, starben in seinem Dorf Menschen daran. Aber das Virus hat es nicht bis ins nächste Dorf geschafft. Heute ist das anders. Auch Orte mitten im Urwald sind an den Rest der Welt angebunden, mit dem Motorrad erreicht man selbst entlegenste Gegenden. Viren haben es viel leichter, in die nächste Stadt und mit dem Flugzeug um die Welt zu reisen.

***Ob und wann ein Erreger auf einen Menschen überspringt, klingt nach Zufall. Wie sagen Sie Pandemien voraus oder verhindern sie sogar?***

Spezifische Pandemien vorauszusagen oder zu verhindern ist nicht realistisch. Je mehr wir aber über Erreger wissen, die in Wildtieren vorkommen, desto besser können wir Frühwarnsysteme in den jeweiligen Regionen etablieren und die Diagnostik anpassen.

Außerdem können wir Risikofaktoren und -gebiete identifizieren. Zum Beispiel Gegenden mit hoher Biodiversität – und damit auch einer hohen Anzahl der Bakterien und Viren. Wenn dort zum Beispiel Wälder gerodet werden, können die Menschen in Kontakt mit solchen Erregern kommen. Um relevante Erreger herauszufiltern, nutzen wir auch unsere nächsten Verwandten, die Menschenaffen, als Indikatoren.

**»Ich lehne es strikt ab,**

*Inwiefern?*

Was andere Primaten infiziert, infiziert meist auch Menschen. Wir haben 2004 herausgefunden, dass sich Schimpansen bei der Jagd nach anderen Affen mit Retroviren anstecken. Dazu zählt HIV. Wir beschlossen zusammen mit unseren lokalen Partnern, auch die Menschen der Region zu untersuchen. So konnten wir zeigen, dass verschiedene Typen von Retroviren übergesprungen sind: Vor allem Jäger waren infiziert. Wir haben die Menschen informiert und, basierend auf ihren lokalen Gebräuchen, gemeinsam nach Lösungen gesucht.

Wir untersuchten auch verstorbene Menschenaffen und haben dabei interessante Entdeckungen gemacht: Bei akut verstorbenen Schimpansen haben wir einen bislang unbekannten Typen des Milzbrand-Erregers, Anthrax genannt, gefunden. Da die Menschen in der Gegend auch frisch tot aufgefundene oder kranke Tiere essen, sind wir dann mit unseren ivorischen Kollegen von Dorf zu Dorf gezogen, um die Leute zu informieren und sie vor dem Verzehr von Wildtieren zu warnen.

*Sie haben neue HI-Viren gefunden, die auf Menschen übergesprungen sind, und Milzbrand-Bakterien, die im Kalten Krieg als Biowaffe genutzt wurden. Ihre Arbeit ist hochgefährlich. Wie kommt es, dass Sie noch leben?*

Als vor meinen Augen Schimpansen tot umgefallen sind und ich den Grund noch nicht kannte, bekam ich natürlich einen riesigen Schreck. Bei der Autopsie sind wir aber bestmöglich geschützt: Wir tragen einen Ganzkörperanzug, wie man ihn aus den Isolationscamps bei Ebola-Ausbrüchen kennt. Eine sichere Maske und einen Gesichtsschirm, doppelte Handschuhe, die mit einem Tape an den Anzug geklebt werden, und Gummistiefel. Klar muss man trotzdem höllisch aufpassen, dass man sich nicht schneidet, aber wir sind ja gut trainiert.

Buschfleisch zu essen«

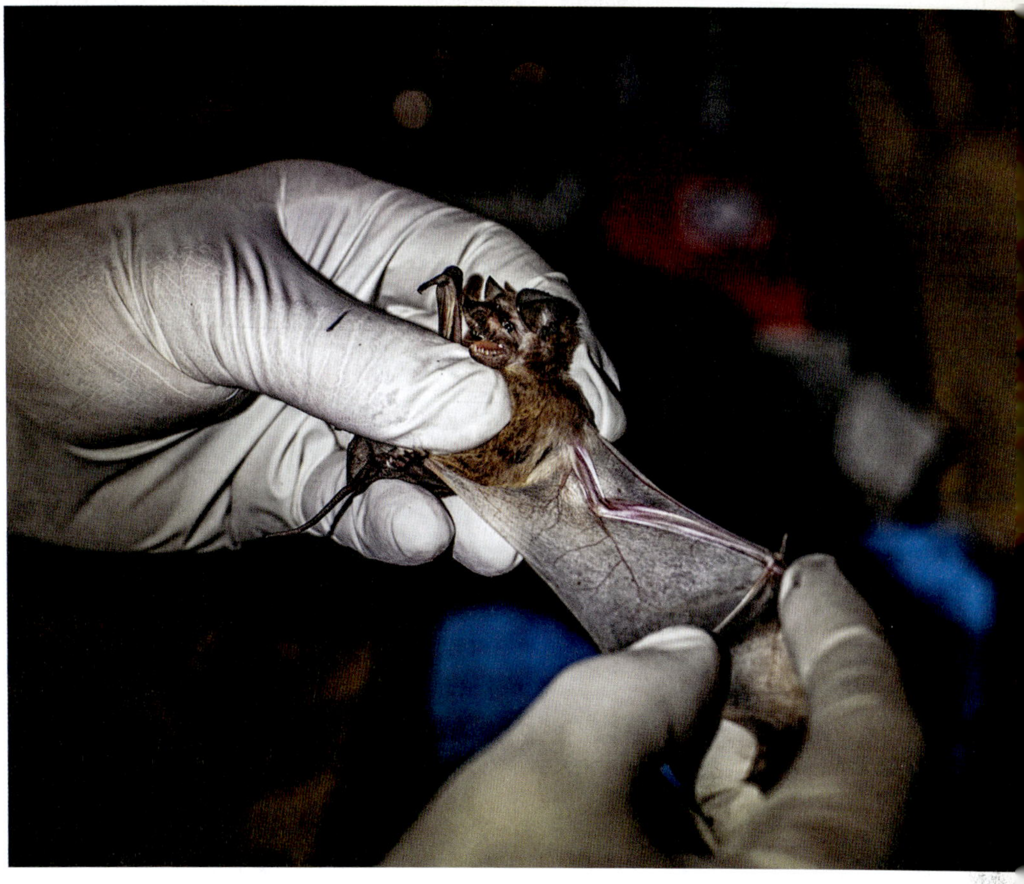

**FILIGRANE FLÜGEL**
Drei Spezies solcher Fruchtfledermäuse haben Forscher in Verdacht, ein Reservoir für den Ebola-Erreger zu sein

Leendertz' Job ist ein Wettlauf gegen die Zeit. Oft wächst er über sich hinaus: Im Taï-Nationalpark lief er einmal Schimpansen hinterher, 20 Tage lang querfeldein durch Flüsse und Gestrüpp. Die Tiere litten an einer mysteriösen Atemwegserkrankung. Leendertz dokumentierte in seinem Notizbuch jede Beobachtung. „6 Uhr: Zora klettert aus ihrem Nest." „15 Uhr: Sumatra atmet nur noch flach und bekommt mehrmals pro Stunde einen Hustenanfall." Trotzdem verlor Leendertz im Regenwald oft das Gefühl für Zeit. Abends erschrak er, wenn er sich im Spiegel sah. Den ganzen Tag waren ihm mehr Tiere als Menschen begegnet.

Im Urwald fühlt sich Leendertz wie ein winziger Teil eines großen Ganzen, des globalen Ökosystems. In seinem Garten bei Berlin kommt es ihm oft so vor, als hielten sich die Menschen für den Nabel der Welt. Vor Kurzem mussten seine Kinder das selbst gezimmerte Baumhaus abbauen. Ein Streit mit dem Nachbarn. Das Haus ragte 50 Zentimeter in dessen Grundstück hinein.

Leendertz' vier Kinder, 12, zehn, neun und zwei Jahre alt, sind tiervernarrt wie er: Seine Tochter hat gerade drei Küken aus der Garderobe geholt, wo sie unter Wärmelampen wachsen. Ein Sohn hat ihm eine Schimpansenmaske geschnitzt. Die drei Älteren können seine Hypothese zum Reservoir des Ebola-Virus aufmalen: Links eine Fledermaus, ein Pfeil zum Affen, ein Pfeil zum Menschen. Er nennt sie „meine kleinen Forscher". Auch seine Partnerin ist forschende Tierärztin. Ihr Spezialgebiet: zoonotische Erreger bei Fledermäusen und Antibiotikaresistenz. Bei Familienessen versuchen sie, nicht über die Viren zu reden, die sie im Labor untersuchen. Sonst erzählen es die Kinder in der Schule, und niemand will mehr mit ihnen spielen.

***Können Krankheiten eigentlich auch von Menschen auf Tiere überspringen?***

Na klar! Erkältete Touristen oder Verhaltensforscher haben bereits große Ausbrüche unter Menschenaffen verursacht und dadurch auch Tiere getötet. Für Gorillas, Bonobos und Schimpansen sind unsere Erkältungsviren eine hochgefährliche Zoonose. Deshalb bin ich aktuell besorgt, dass Corona über uns zurück ins Tierreich wandern könnte. Wir sollten nicht so ignorant sein und sagen, die bösen Tiere infizieren uns mit tödlichen Erregern. Wir sind genauso Teil der Natur und tragen unsere Erreger ins Tierreich hinein.

***Heute sind wir medizinisch so weit entwickelt wie nie zuvor. Trotzdem verstärkt sich der Eindruck: Ausbrüche passieren häufiger und heftiger. Haben Sie dafür eine Erklärung?***

Unsere medizinische Infrastruktur schützt uns nicht davor, dass Erreger uns infizieren können. Sie hilft nur, Epidemien effizienter einzudämmen. Ohne medizinische Infrastruktur wäre die COVID-19-Pandemie jetzt eine noch größere Katastrophe. Aber wir Menschen werden eben immer mehr, wir sind immer mobiler, und Erreger haben es dadurch leichter, sich unter uns zu verbreiten. Wir beanspruchen immer mehr Platz, roden Wälder, dringen in neue Gegenden vor. Dadurch gelangen wir in Kontakt mit Tieren, die Erreger tragen, die unser Immunsystem noch nicht kennt. Zugleich wachsen Städte vor allem in Afrika unglaublich schnell. Wohlhabende Menschen wollen oft weiterhin das traditionelle Wild essen, andere brauchen einfach eine Proteinquelle. Weil alle großen Tiere im Umfeld der Städte längst von uns getötet worden sind, werden immer mehr Nagetiere oder Flughunde gegessen. Das Artensterben ist nicht nur für den Artenschutz ein riesiges Problem, es birgt auch Risiken für uns Menschen.

***Aber können wir Menschen in ärmeren Ländern vorschreiben, keine Nagetiere zu essen?***

Natürlich nicht. Aber wir können uns fragen, wie wir mit dem enormen Bevölkerungswachstum umgehen, wie Ernährung sichergestellt werden kann, aber auch, wie Gesundheitsinfrastrukturen angepasst werden können. Hier ist die internationale Gemeinschaft gefragt. Das wäre nachhaltiger Gesundheitsschutz und vielleicht günstiger als das, was Krisen wie die jetzige kosten.

***Wir haben die Pocken ausgerottet, bei Polio haben wir es fast geschafft. Können wir auch Ebola oder COVID-19 wieder loswerden?***

Polio und Pocken zirkulieren beziehungsweise zirkulierten nur unter Menschen. Daher sind die Chancen gut, solche Erreger mit weltweiten Impfkampagnen auszulöschen. Zoonosen wie Ebola oder COVID-19 werden nie ganz verschwinden, weil sie ein noch nicht genau bekanntes Reservoir bei Wildtieren haben und zwischen den Arten wandern. Wir können nur versuchen, diese Erreger aus der Bevölkerung zu entfernen, wie es für Ebola ja auch immer wieder gelingt. Wie die Zukunft von SARS-CoV-2 sein wird, kann noch keiner sagen. Wenn wir einen guten Impfstoff finden, kann der Erreger vielleicht aus der menschlichen Population vertrieben werden, es kann aber auch sein, dass er Teil unserer natürlichen Erregerflora wird und mit steigender Immunität unter Menschen an Dramatik verliert.

***Wie können wir uns vor dem nächsten Ausbruch schützen?***

Wir müssen nicht nur in Tieren nach neuen Viren suchen, sondern auch besser verstehen: Wo gibt es riskante Mensch-Tier-Kontakte? Und wie kann man früh erkennen, dass eine Übertragung von Tieren auf Menschen stattgefunden hat?

***Wie geht das?***

Mit einer guten Überwachung. Wir trainieren zum Beispiel Ärzte in den Hochrisikogebieten in Afrika, auffällige Symptome zu dokumentieren und zu melden. Wir bilden vor Ort Forscher aus, die die Proben im Labor untersuchen. Dadurch können wir Patienten mit einer neuen Zoonose schneller erkennen, isolieren, dem Erreger auf den Grund gehen und ihn möglicherweise stoppen, bevor er um die Erde zieht. Dafür brauchen wir aber eine gute Infrastruktur, und die ist weltweit leider sehr ungerecht verteilt.

***Wissen wir denn überhaupt, welche Erreger in Deutschland kursieren?***

Alle kennen wir natürlich nicht. Wenn wir mit einer schweren Erkältung zum Arzt gehen, dann wird fast nie eine Probe genommen, weil die Untersuchung teuer ist. Aber wenn man jetzt sieht, was für einen riesigen Schaden so ein Virus hervorrufen kann, ist man vielleicht in Zukunft bereit, mehr in diese Überwachung zu investieren, wobei das Risiko, dass eine neue Zoonose entsteht, in Deutschland geringer ist als in den Tropen.

***Welche Maßnahmen können wir alle ergreifen, um Seuchen in der Zukunft zu verhindern?***

Die Hygieneregeln, die gerade gepredigt werden, schützen auch vor anderen Erregern: Regelmäßig die Hände waschen. Sich nicht krank in einer Menschenmenge bewegen. Und so weiter.

Auch auf Reisen kann jeder seinen Teil beitragen. Ich zum Beispiel arbeite in Gegenden, wo mir alles Mögliche aufgetischt wird: Antilopen, Schuppentiere, Affen. Ich lehne das strikt ab, esse ausschließlich Nutztiere. Das mindert das Risiko, sich zu infizieren – und schützt Wildtiere vor dem Aussterben. ○

**GRUNER + JAHR GMBH, AM BAUMWALL 11, 20459 HAMBURG**

**POSTANSCHRIFT DER REDAKTION:**
**BRIEFFACH 24, 20444 HAMBURG.**
**TELEFON: 040/37 03-0**
**E-MAIL: BRIEFE@GEO-WISSEN.DE**
**INTERNET: WWW.GEO-WISSEN.DE**

**CHEFREDAKTEURE:** Jens Schröder, Markus Wolff
**REDAKTIONSLEITUNG:** Meike Kirsch (Reise), Christiane Löll, Jürgen Schaefer (Wissen), Katharina Schmitz (Natur und Nachhaltigkeit), Joachim Telgenbüscher (Geschichte)
**VISUAL DIRECTOR:** Andreas Pufal
**LEITUNG INNOLAB:** Margitta Schulze Lohoff
**STELLV. VISUAL DIRECTOR (FOTOGRAFIE):** Lars Lindemann
**MANAGING DESIGNER:** Arne Kluge (P. M.), Torsten Laaker (GEO WISSEN, GEOkompakt), Tatjana Lorenz (GEO*EPOCHE*), Eva Mitschke (GEO Saison), Daniel Müller-Grote (GEO)
**TEXTLEITUNG:** Stephan Draf, Birte Lindlahr, Katharina Priebe
**GESCHÄFTSFÜHRENDE REDAKTEURE:** Maike Köhler, Bernd Moeller
**LTG. DIGITALE MAGAZINE/SONDERPRODUKTE:** Rainer Droste
**TEXTREDAKTION:** Jörn Auf dem Kampe, Klaus Bachmann, Jens-Rainer Berg, Insa Bethke, Tilman Botzenhardt, Dr. Anja Fries, Marlene Göring, Gesa Gottschalk, Rainer Harf, Lara Hartung, Gunnar Herbst, Maria Kirady, Diana Laarz, Fred Langer, Barbara Lich, Sara Mously, Dr. Vivian Pasquet, Ines Possemeyer, Samuel Rieth, Nora Saager, Martin Scheufens, Katja Senjor, Iona Marie Schlußmeier, Claus Peter Simon, Johannes Teschner, Bertram Weiß, Sebastian Witte, Katja Trippel (GEO-TV)
**ABENTEUER & EXPEDITIONEN:** Lars Abromeit
**REDAKTEUR FÜR BESONDERE AUFGABEN:** Siebo Heinken
**GEO-TAG DER NATUR:** Dr. Mirjam S. Glessmer, geo-tagdernatur@geo.de
**BILDREDAKTION:** Julia Franz, Mareile Fritzsche, Hanna Gaede, Christian Gargerle, Christian Gogolin, Anja Jöckel, Frauke Körting, Chantal Pilsl, Roman Rahmacher, Jochen Raiß, Simone Thürnau, Katrin Trautner, Carla Rosorius, Trixi Rossi, Carina Weirauch
**GRAFIK:** Sharare Amirhassani, Ulrike Darwisch, Dennis Gusko, Anja Klingebiel, Jan Krummrey, Anna Primavera, Tina Schäfer, Christina Stahlke, Marco Stede, Frank Strauß, Nele Wievelhove
**KARTOGRAFIE:** Stefanie Peters
**VERIFIKATION:** Lenka Brandt, Regina Franke, Dr. Götz Froeschke, Susanne Gilges, Jörg Melander, Alice Passfeld, Andreas Sedlmair, Stefan Sedlmair, Bettina Süssemilch
**SCHLUSSREDAKTION/CVD:** Dirk Krömer, Jeanette Langer, Adelheid Molitoris, Ralf Schulte, Olaf Stefanus, Antje Wischow
**SEKRETARIAT:** Ümmük Arslan, Judith Swiderek, Silvia Wieking, Anastasia Mattern (Buchrecherche)
**USA-KORRESPONDENT:** Karl Teuschl
**HONORARE/SPESEN:** Angelika Györffy, Heidi Hensel
**GEO.DE:** Leitung: Julia Großmann, Jan Henne
Redaktion: Peter Carstens, Jaane Christensen (Bildredaktion), Solvejg Hoffmann
**VERANTWORTLICH FÜR DEN REDAKTIONELLEN INHALT:** Jens Schröder, Markus Wolff
**PUBLISHER:** Frank Thomsen, Toni Willkommen (Stellvertreter)
**PUBLISHING MANAGER:** Patricia Hildebrand, Svenja Urbach, Eva Zaher
**DIGITAL BUSINESS DIRECTOR:** Carina Laudage
**SALES DIRECTOR:** Franziska Bauske, Betsy Edakkamannil, Sarah Engelbrecht, DPV Deutscher Pressevertrieb
**DIRECTOR BRAND PRINT + DIRECT SALES:** Heiko Hager, Ad Alliance GmbH
**MARKETING DIRECTOR:** Sandra Meyer, Frank Thomsen
**MARKETING MANAGER:** Pascale Victoir
**PRESSE- UND ÖFFENTLICHKEITSARBEIT:** Isabelle Haesler
**HERSTELLUNG:** G+J Herstellung, Heiko Belitz (Ltg.), Oliver Fehling
**VERANTWORTLICH FÜR DEN ANZEIGENTEIL:** Fabian Rother, Head of Brand Print + Direct Sales, Ad Alliance GmbH, Am Baumwall 11, 20459 Hamburg.
Es gilt die jeweils aktuelle Preisliste. Infos hierzu unter www.ad-alliance.de


Bankverbindung: Deutsche Bank AG Hamburg,
IBAN: DE30 2007 0000 0032 2800 00, BIC: DEUTDEHH
ISSN: 0933-9736
Druckvorstufe: Peter Becker GmbH, Würzburg
Druck: appl druck GmbH, Wemding
GEO WISSEN GESUNDHEIT wird auf chlorfrei gebleichtem Papier gedruckt.
Die Papierfasern stammen aus nachhaltiger Waldbewirtschaftung.
Die Nachhaltigkeit ist nach ISO 14001 zertifiziert.


USA: GEO (German) (USPS no 00011476) is published monthly by Gruner+Jahr GmbH. Known Office of Publication: Data Media (A division of Cover-All Computer Services Corp.), 2221 Kenmore Avenue, Suite 106, Buffalo, NY 14207-1306. Periodicals postage is paid at Buffalo, NY 14205. Postmaster: Send address changes to GEO (German), Data Media, P.O. Box 155, Buffalo. NY 14205-0155,
E-Mail: service@roltek.com, Toll free: 1-877-776-5835

Kanada: Sunrise News, 47 Silver Shadow Path, Toronto, ON, M9C 4Y2, Tel. + 1 647-219-5205, E-Mail: sunriseorders@bell.net

**GEO-LESERSERVICE**

**FRAGEN AN DIE REDAKTION**
Tel.: 0049/40/37 03 20 84
E-Mail: briefe@geo-wissen.de

**ABONNEMENT- UND EINZELHEFTBESTELLUNG**
**ONLINE-KUNDENSERVICE:** www.geo.de/kundenservice
**POSTANSCHRIFT:** GEO WISSEN-Kundenservice, 20080 Hamburg
Tel.: 0049/40/55 55 89 90
**SERVICE-ZEITEN:** Mo–Fr 7.30–20 Uhr, Sa 9–14 Uhr
**PREIS JAHRESABONNEMENT:**
37,50 € (D), 43,50 € (A), 60,0 0 sfr (CH);
Preise für weitere Länder auf Anfrage erhältlich.

**BESTELLADRESSE FÜR GEO-BÜCHER, GEO-KALENDER, SCHUBER ETC.:**
GEO-Versand-Service, 74569 Blaufelden
Tel.: 0049/40/422 36 427

**BILDNACHWEIS/COPYRIGHT-VERMERKE**
*Anordnung im Layout: l. = links, r. = rechts, o. = oben, m. = Mitte, u. = unten*

**TITEL** *Kateryna Kon/Science Photo Library*

**EDITORIAL** *Ulrike Jürgens: 3 o. l.; Melina Mörsdorf für GEO WISSEN: 3 o. r.; privat: 3 r.*

**INHALT** *siehe entsprechende Seiten*

**VOM STILLSTAND ZUR HOFFNUNG** *Annette Hausschild/Ostkreuz: 6/7; Andrea Olga Mantovani: 8–9; Andreas Teichmann/laif: 10–11; Alberto Giuliani: 12–13; Mads Nissen/Politiken/laif: 14–15; David Levene/Guardian/eyevine/laif: 16 o.; Punit Paranjpe/AFP/Getty Images: 16/17; Dieter Telemans/Panos Pictures/Visum: 17 o.; Christopher Payne/Esto: 18–19; Tom Jamieson/The New York Times/Redux/ laif:20–21; Irina Unruh: 22*

**DIE LEBLOSEN WESEN** *Kateryna Kon/Science Photo Library: 24/25; MedicalRF.com/Getty Images: 26/27; Alfred Pasieka/Science Photo Library: 29; Animated Healthcare Ltd/Science Photo Library: 30*

**IMPFEN (ODER ETWA NICHT?)** *Jonas Wresch für GEO: 33–41; außer: Benne Ochs für GEO: 34; Illustrationen: illuteam.de für GEO: 42–45; Ann-Marie Aring für GEO: 47;*

**WETTSTREIT DER WOHLTÄTER** *CPA/pa: 48; akg–images: 49; Science Photo Library: 50, 54 l.; Granger/Interfoto: 51 o. l.; Mary Evans/Interfoto: 51 o. r., 51 u., 52 u.; Bettmann Collection/Getty Images: 52 o.; Album/Prisma/ akg–images: 53; ADN/dpa/pa: 54 r.; Universal Image Group/ Bildagentur–online: 55 l.; Mondadori Portfolio/Getty Images: 55 r.*

**DEN FEIND IM NACKEN** *Daniel Etter für GEO: 57–69*

**WIE SICH SEUCHEN AUSBREITEN** *Stefan Falke/laif: 70; Gil Cohen-Magen/ AFP/Getty Images: 73 u.; Illustrationen: Dirk Brockmann: 72; Robert Koch-Institut: 73 o.*

**DIE JAGD AUF UNBEKANNTE VIREN** *Pete Muller: 74/75, 77, 78, 81; Jacobia Dahm für GEO: 76; Issouf Sanogo/AFP/Getty Images: 80*

**DIE RETTUNG** *Jonas Wresch für „stern“: 84–95*

**IMPFUNG FÜR DIE WELT** *Ian Cheibub für GEO: 96–113; außer: Biontech: 94 o.; Chen Ronghui/Time Magazine: 100 u.; Curevac: 103 o.; Marzena Skubatz/laif: 106, 107; Leo Lemos: 107 u.; Orjan Ellingvag/Alamy/mauritius images: 111 o.; Joachim Müller: 112; Illustrationen: illuteam.de für GEO: 108/109*

**DER HOFFNUNGSTRÄGER** *Brittainy Newman/The New York Times/Redux/ laif: 117; Illustration: Tim McDonagh/Handsome Frank für GEO WISSEN: 114/115*

**FRAGEN UND ANTWORTEN ZUR CORONA-IMPFUNG** *Go Nakamura/ Reuters: 119; Corinna Kern/Reuters: 120; Sean Gallup/Getty Images: 121*

**SO STÄRKEN WIR UNSERE ABWEHRKRÄFTE** *Privat: 122; Aleksandar Nakic/Getty Images: 122/123; Rob and Julia Campbell/Stocksy: 125; Alto Images/Stocksy: 126*

**GEGEN DEN KREBS** *Eye of Science/Science Photo Library: 128/129, 131 o.; Buero Monaco/Westend 61/pa: 130; Marzena Skubatz/laif: 131 u.; Anne Weston, Em Stp, The Francis Crick Institute/Science Photo Library: 133; Illustration: Axel Kock für P.M.: 132*

**MASERN, MUMPS UND CO. – DAS SOLLTEN SIE WISSEN** *Jo Panuwat D/stock.adobe.com: 134/135; Oliver Meckes/Eye of Science/Agentur Focus: 136 l., 145 l.; A. Dowsett, Public Health England/Science Photo L ibrary: 136 r.; Dr. Linda Stannard, Uct/Science Photo Library: 137 l.; James Cavallini/Science Photo Library: 137 m.; Steve Gschmeissner/Science Photo Library: 137 r.; NIBSC/Science Photo Library: 138 l., 140 m.; Jürgen Berger/Science Photo Library: 138 m.; Science Vu, Visuals Unlimited/Science Photo Library: 138 r.; Dennis Kunkel Microscopy/Science Photo Library: 139 l., 144 l.; Ami Images/Science Photo Library: 139 m., 139 r., 144 r.; Dr. Erskine Palmer/Ami Images/Science Photo Library: 140 l.; BSIP/pa: 140 r., 141 l.; Okapia/pa: 141 r.; John Crux Photography/Getty Images: 143; Institut Pasteur/ CNRI/Okapia: 145 r.*

# Die Rettung

**Mit einem Impfstoff dämmten Mediziner die Ebola-Seuche im Osten der Demokratischen Republik Kongo ein. Ihr jahrelanger Kampf lässt hoffen, dass wir auch COVID-19 besiegen könnten**

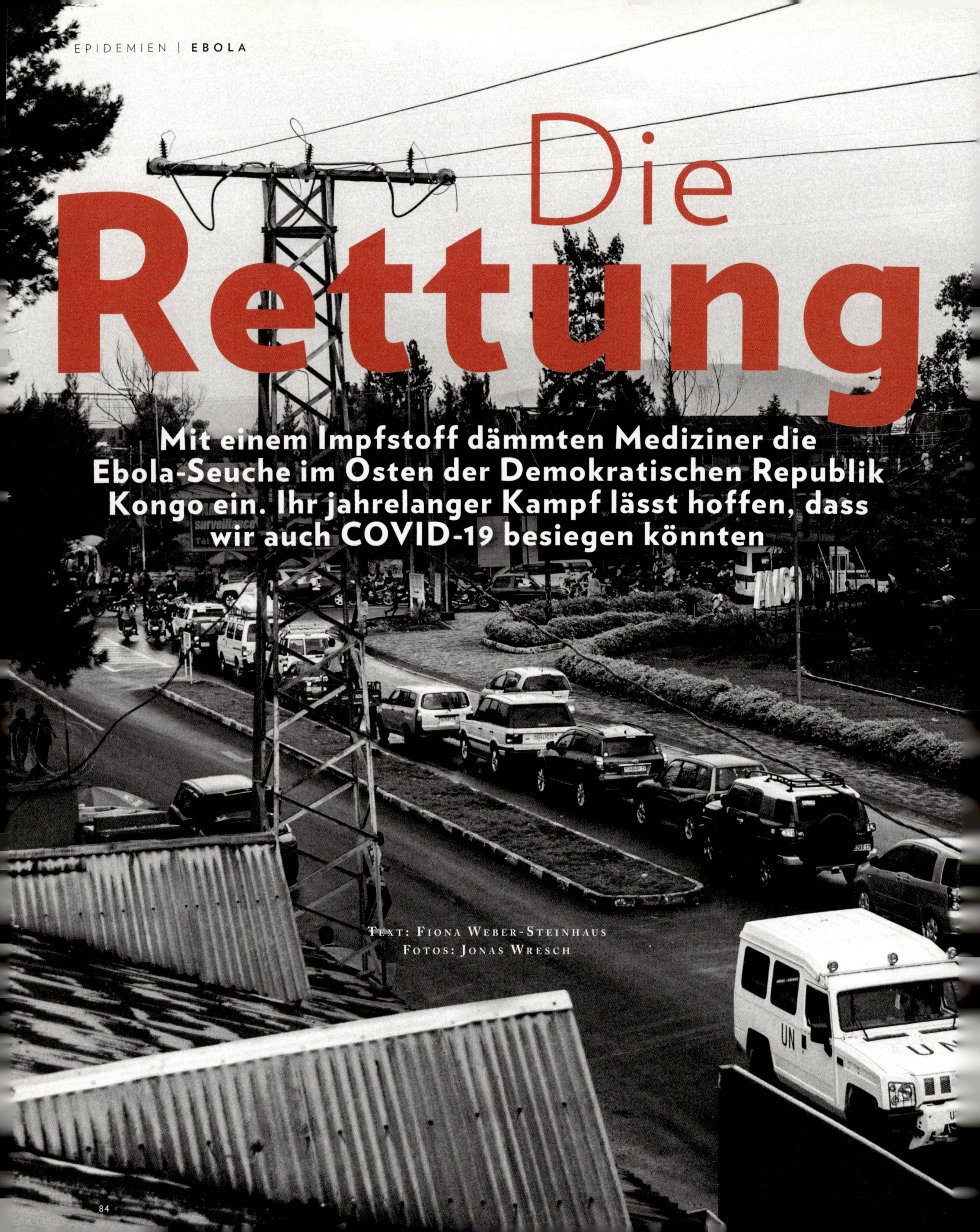


Text: Fiona Weber-Steinhaus
Fotos: Jonas Wresch

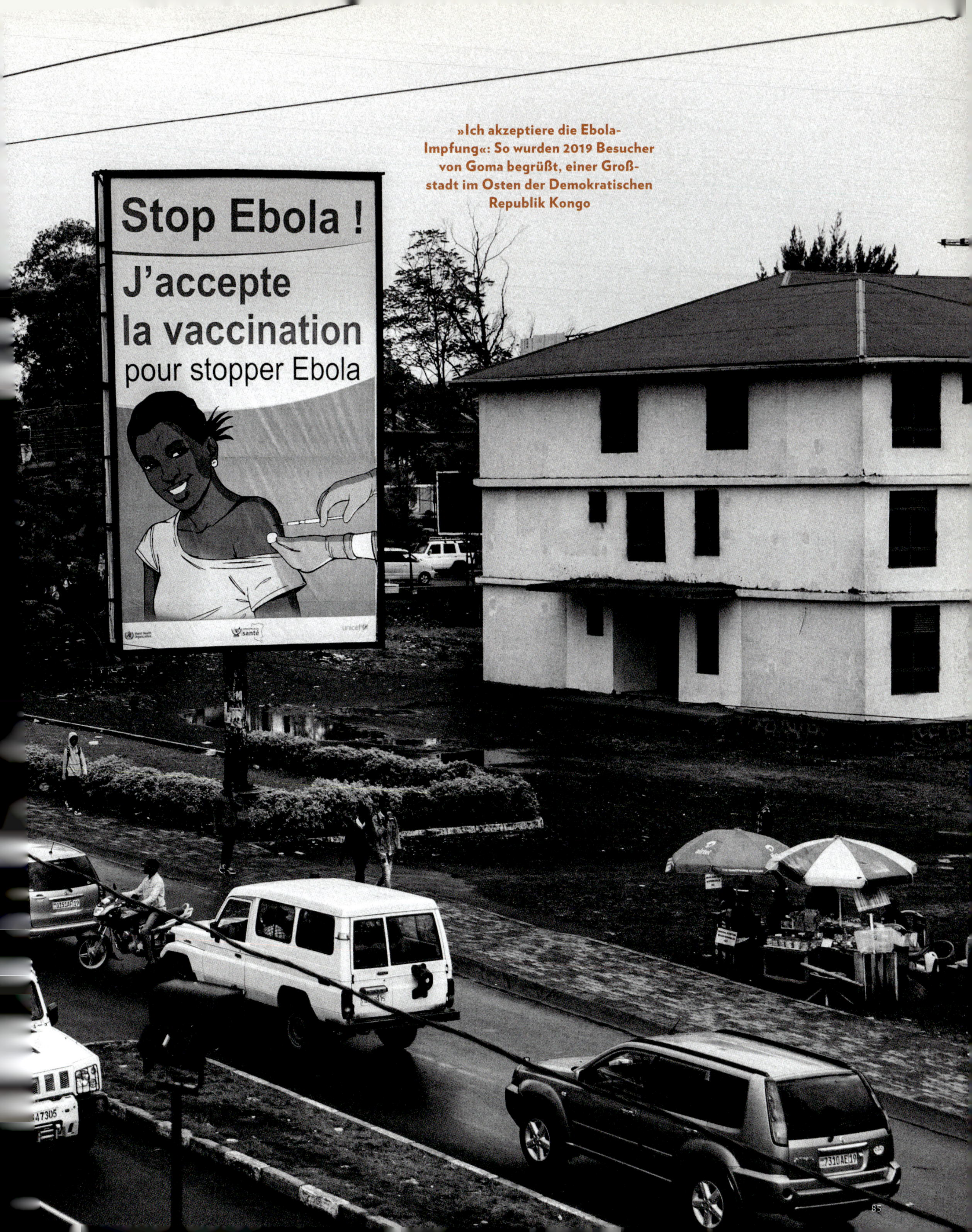


»Ich akzeptiere die Ebola-Impfung«: So wurden 2019 Besucher von Goma begrüßt, einer Großstadt im Osten der Demokratischen Republik Kongo

## DIE SUCHE NACH DEM IMPFSTOFF

***Juli 2020, Hamburg, Deutschland***

Manchmal liegen ein Sieg und der nächste Kampf nur Zentimeter auseinander: In einem Stickstofftank in Hamburg lagern bei minus 170 Grad Celsius Blutproben; einige stammen von Ebolavirus-Impfstoff-Probanden, andere von COVID-19-Patienten. Im zweiten Stock des Tropenmedizinischen Instituts arbeiten Forscher unter Hochdruck daran, zwei der gefährlichsten Viren der Welt mit Impfstoffen zu besiegen.

Die Frau, die diesen Kampf in Hamburg anführt, ist Marylyn Addo, Leiterin der Infektiologie des Universitätsklinikums. Zehn COVID-19-Patienten liegen zu dieser Zeit auf Station, die Labore arbeiten im „Overdrive", wie Addo sagt. Sie redet so schnell, als hätte sie keine Zeit zu verlieren. Gleichzeitig erklärt sie, warum alles gerade nicht schneller geht. „Für die erste Welle in Deutschland kommt der Impfstoff zu spät. Aber das haben wir auch bei Ebola gesehen. Der Impfstoff hat erst beim nächsten großen Ausbruch im Nordosten des Kongo Tausenden Menschen das Leben gerettet."

Was Addo meint: Ihre Arbeit ist kein Sprint, sondern ein Langstreckenlauf. Für sie begann er 2014 mit den ersten Impfstofftests, damals wütete in Westafrika die weltweit größte Ebolafieber-Epidemie. Sechs Jahre später, während sich das Coronavirus SARS-CoV-2 auf der Welt ausbreitet, ist die zweitgrößte Ebolafieber-Epidemie aller Zeiten in einer der gefährlichsten Regionen der Welt zu Ende gegangen. Auch dank des Impfstoffs, an dem Addo mitforschte.

Unter dem Elektronenmikroskop sehen beide Viren unterschiedlich aus: das Ebolavirus fadenförmig, SARS-CoV-2 stachlig. Verglichen mit COVID-19 ist das Ebolafieber weniger ansteckend, doch die Sterblichkeit liegt viel höher. Und trotzdem: Viele Mechanismen der Impfstoffentwicklung ähneln sich. Wer verstehen will, warum Staaten und die internationale Forschungsgemeinschaft so schnell auf die Coronavirus-Pandemie reagieren konnten, muss sich daher Ebola anschauen, das Virus, auf das die Menschheit viel zu spät reagierte.

Die Geschichte des Ebolafieber-Impfstoffs verdeutlicht, was die Gesellschaft jetzt bei der COVID-19-Pandemie erlebt: Viele Menschen sterben, bevor anderen geholfen werden kann.

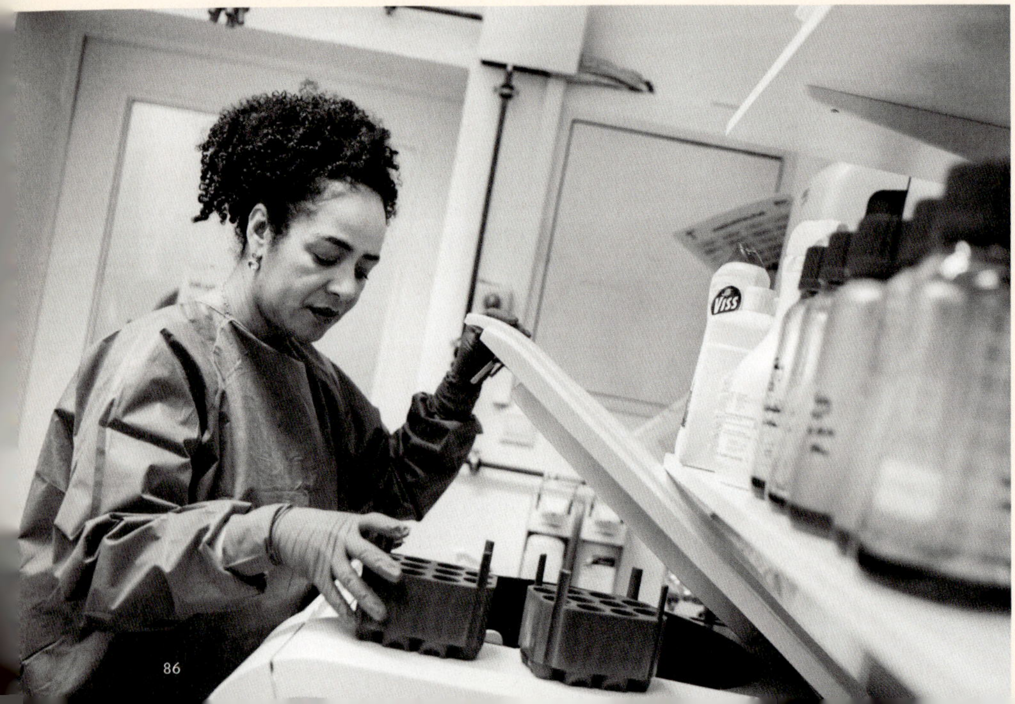


**Die Infektiologin Marylyn Addo forscht seit 2014 am Tropeninstitut in Hamburg an einem Ebola-Impfstoff – und derzeit auch an einem gegen SARS-CoV-2**

## DIE IMPFUNG IM KRISENGEBIET

***August 2019, Mahohe, Demokratische Republik Kongo***

Inmitten von Ananasfeldern und Guavenbäumen liegt aufgeschüttet Erde, in ihr steckt ein Holzkreuz: R. I. P. steht auf ihm geschrieben. Ein Junge, sein Name war Kitehi, verstorben am 18. August 2019, erst acht Jahre alt. Sein Grab liegt am Rand der Hauptstraße N2, die zwei Städte der Provinz Nord-Kivu verbindet. Händlerinnen verkaufen Ananas durch Autofenster. Roter Staub legt sich auf ihre Kleider, wenn Lkw und die weißen Panzerfahrzeuge der UN-Blauhelmsoldaten vorbeirollen. Der Ostkongo gilt als einer der reichsten und zugleich ärmsten Flecken der Welt. Die Schätze des Bodens – Coltan, Diamanten, Gold – sind für einige ein Segen, für die meisten hier aber sind sie ein Fluch: Sie locken Firmen und Menschen an, die das Land ausbeuten.

Drei Tage nach Kitehis Tod bauen Mitarbeiter der Weltgesundheitsorganisation (WHO) vor dem „Poste de santé", einer Art Außenposten des Gesundheitszentrums, einen Impfstand auf. Vor dem Lehmhaus, in dem die Anwohner Schmerztabletten gegen Fieber oder Bauchschmerzen bekommen, lagern in einer gelben Kühlbox die Ampullen gegen das todbringende Virus. Geimpft werden sollen nur die, die direkten Kontakt mit dem Kind hatten; danach die Kontakte der Kontakte. Ringimpfung heißt das. Sie soll das Virus einkreisen. Mehr als 303 000 Menschen im Kongo wurden bislang nach dieser Strategie geimpft.

Auch Philomène Kiryandomo, eine der Ananasverkäuferinnen, Mutter von vier Kindern, Nachbarin des verstorbenen Kitehi, bekommt an diesem Tag einen halben Milliliter Flüssigkeit in ihren Arm gespritzt. Die 31-Jährige ist eine resolute Frau.

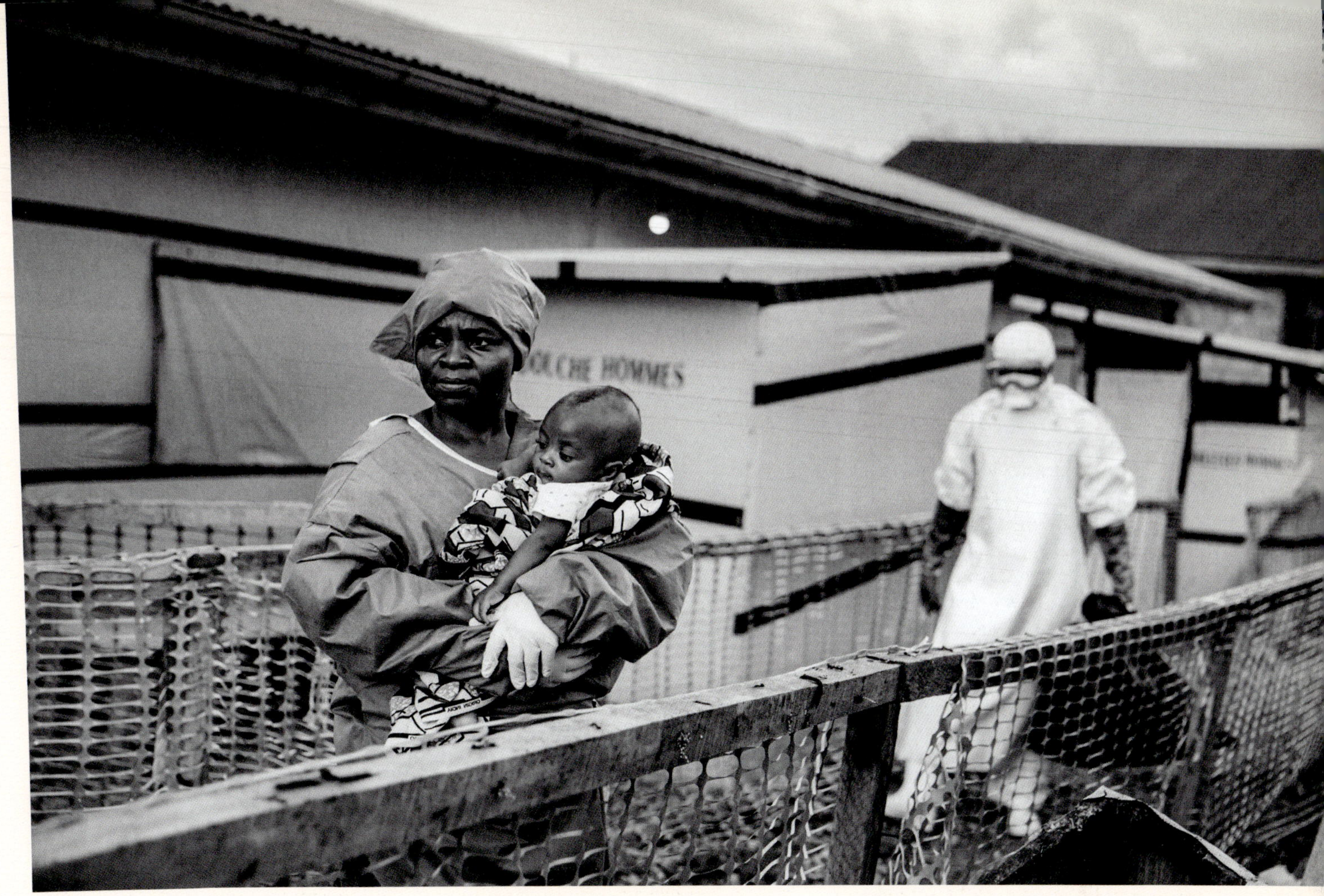

Janine Mbuka ist nach ihrer Erkrankung immun gegen Ebola. Deswegen kümmert sie sich in einem Spezialzentrum in Beni um infizierte Babys

Eigentlich weiß sie: Kranke wie den Nachbarsjungen soll man meiden. Sie auf keinen Fall berühren. Sich auf jeden Fall die Hände waschen. Trotzdem betrat sie das Lehmhaus, wo der Junge im Sterben lag. „Hier muss man sich eben verabschieden", sagt sie.

Viren sind Spielverderber der Zwischenmenschlichkeit: Sich zu umarmen, seine Angehörigen zu pflegen, den Toten die letzte Ehre zu erweisen – alles, was Beziehungen ausmacht, wird mit einem Mal zum Infektionsrisiko.

Als Kiryandomo Abschied nahm, da wimmelte der kleine Körper von Kitehi von Viren, die nur darauf warteten, sich in einem neuen Menschen, einem neuen Wirt weiterzuvermehren. Zu keinem Zeitpunkt ist ein mit dem Ebolavirus Infizierter ansteckender als unmittelbar vor seinem Tod. Über die Luft wie SARS-CoV-2 überträgt sich das Ebolavirus zwar nicht: Wer aber einen Kranken berührt und sich danach etwa an der Nase kratzt, riskiert, sich über die Schleimhäute anzustecken.

**In** Kühlboxen **gelangt die** Hoffnung in **die Stadt**

Kurz nach der Impfung fühlt sich Philomène Kiryandomo so elend wie noch nie zuvor in ihrem Leben. Im Distriktkrankenhaus, einem blauweiß gestrichenen Gebäude, kritzelt ein Mitarbeiter ihre Beschwerden ins Register: Fieber, Durchfall, Kopfschmerzen – die typischen Symptome des Ebolafiebers. Der Impfstoff wirkt oft erst nach zehn Tagen. Kiryandomo war vermutlich bereits infiziert. Ein Krankentransport fährt sie in eines der Behandlungszentren, etwa anderthalb Stunden entfernt. Für ihre Familie und ihre Nachbarn steht dieser Ort nicht für Heilung. Ihr Vater sagt: „Das ist ein Ort zum Sterben."

## DER WETTLAUF GEGEN DIE ZEIT

***2014, Hamburg, Deutschland***

Wie das Ebolavirus im Körper wüten kann, beobachtet Marylyn Addo im Sommer 2014 durch das Visier ihres

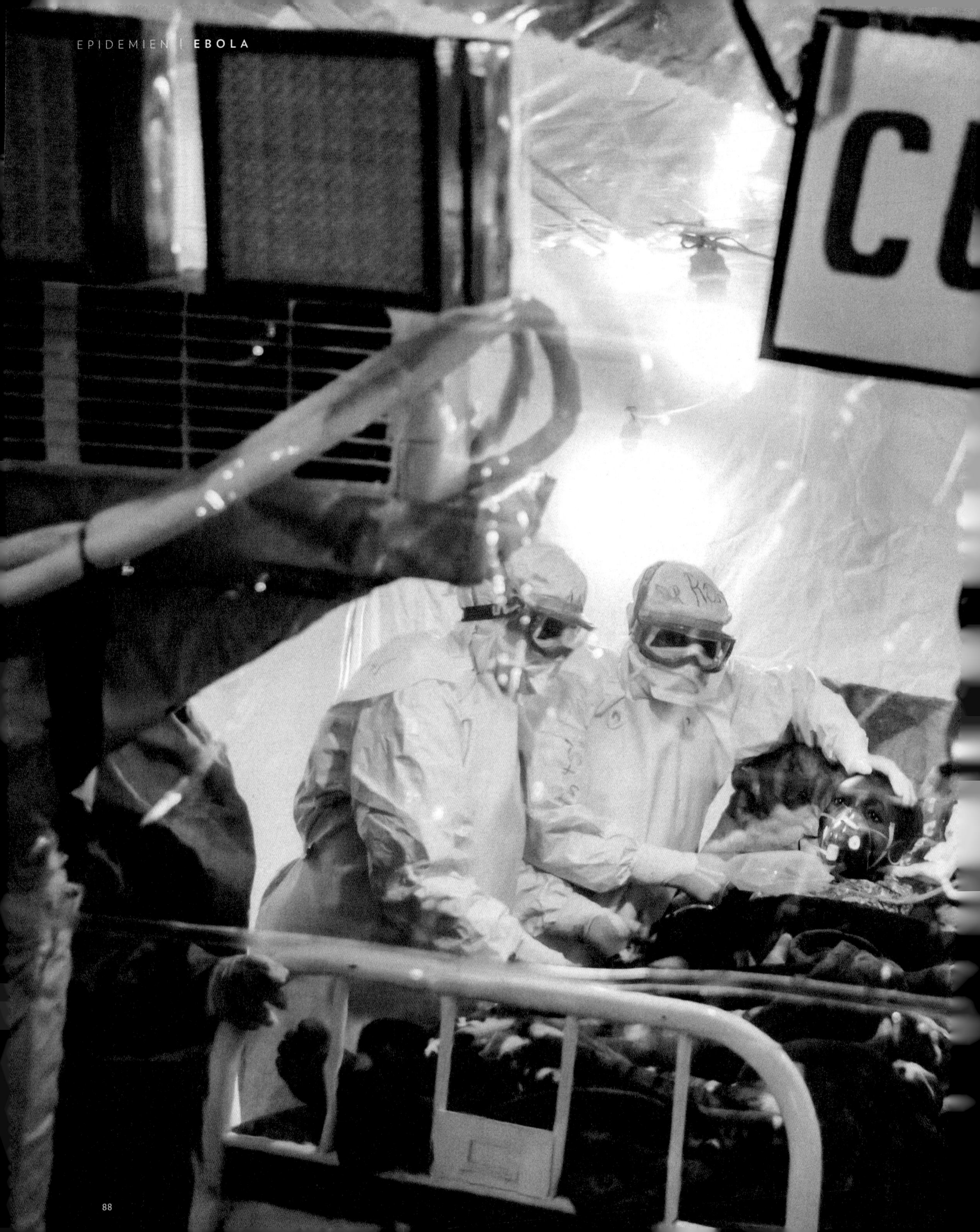

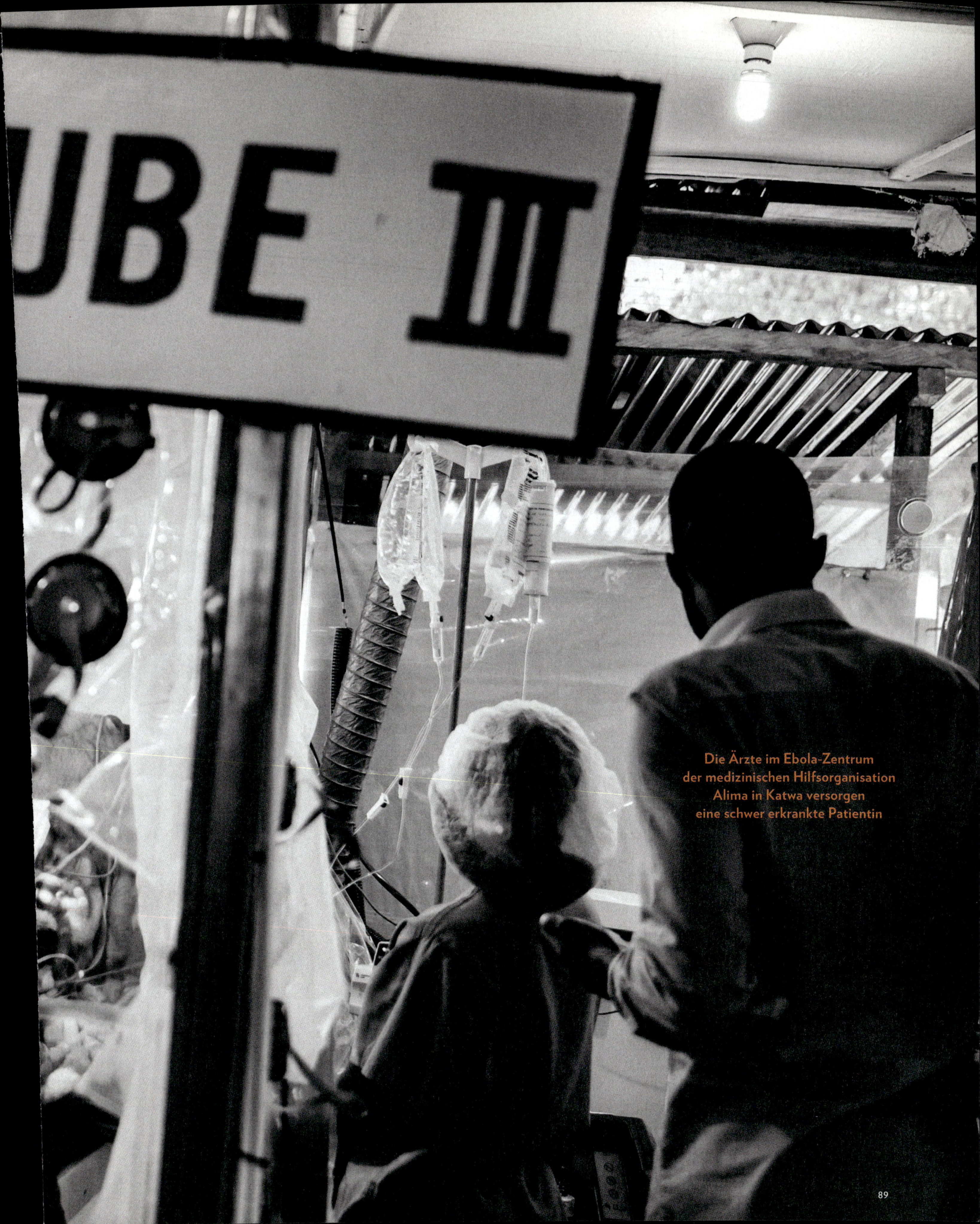


Die Ärzte im Ebola-Zentrum
der medizinischen Hilfsorganisation
Alima in Katwa versorgen
eine schwer erkrankte Patientin

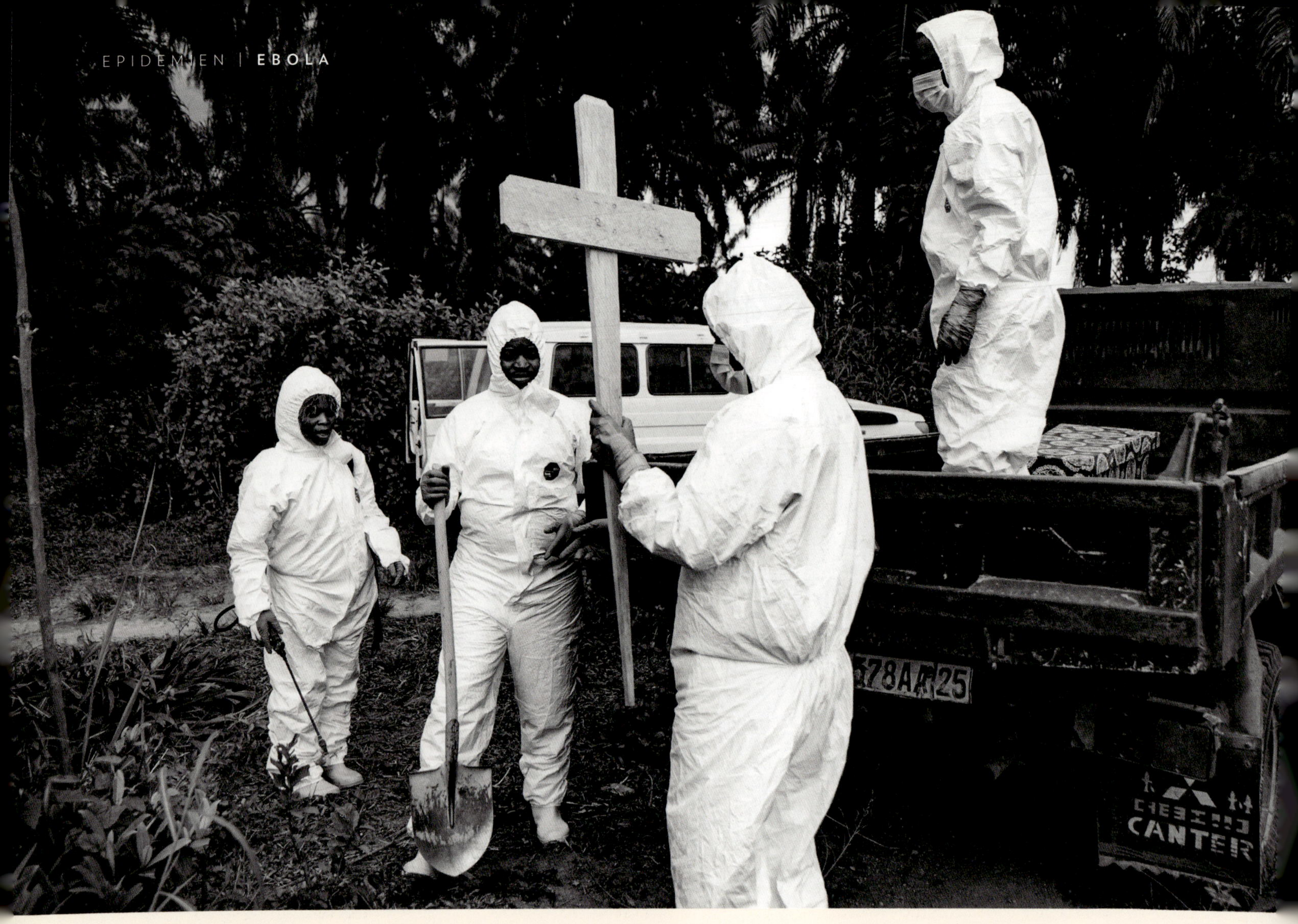


Bei Ebola-Ausbrüchen in der DR Kongo starben zwischen 2018 und 2020 mehr als 2000 Menschen an der Infektion; die Bestatter tragen Schutzanzüge bei ihrer Arbeit

Schutzanzugs. Die Infektiologin behandelt den ersten Ebolafieber-Patienten in Deutschland: einen infizierten WHO-Arzt, 36, im Senegal geboren, aus Sierra Leone nach Hamburg eingeflogen.

Sein Zustand verschlechtert sich. Er erbricht ständig, halluziniert, scheidet acht Liter Durchfall aus. Knapp sechs Wochen lang kämpft das Team der Isolierstation des Universitätsklinikums um sein Leben. Sie beatmen ihn, legen Infusionen. Das Ebolavirus greift nicht nur eine bestimmte Art von Zellen an, es zersetzt quasi den gesamten Körper von innen. An der Wand des Krankenzimmers hängt ein Foto der vierjährigen Tochter des Arztes. Das Bild habe sie bewegt und motiviert, erinnert sich Marylyn Addo.

Ihr Patient überlebt. Doch in Westafrika tötet das Virus weiter. Der Sicherheitsrat der Vereinten Nationen sieht in dem Ausbruch „eine Gefahr für Frieden und Sicherheit“. Geschichten gehen um die Welt, über das Schreckensvirus, gegen das es weder Medikamente noch einen Impfstoff gebe.

Doch das stimmt so nicht ganz. Seit Jahren schon lagern in Kanada mindestens 1000 Dosen eines Impfstoffs, der wissenschaftlich gesehen eine Sensation ist: Er schützte Makaken fast vollständig vor dem Ebolavirus. Aber damit der Wirkstoff auch Menschen schützen kann, braucht es weitere Tests – in die zu diesem Zeitpunkt niemand investiert. Die Forschung liegt lange auf Eis.

**Die USA** klassifizieren **Ebola als** bioterroristische **Waffe**

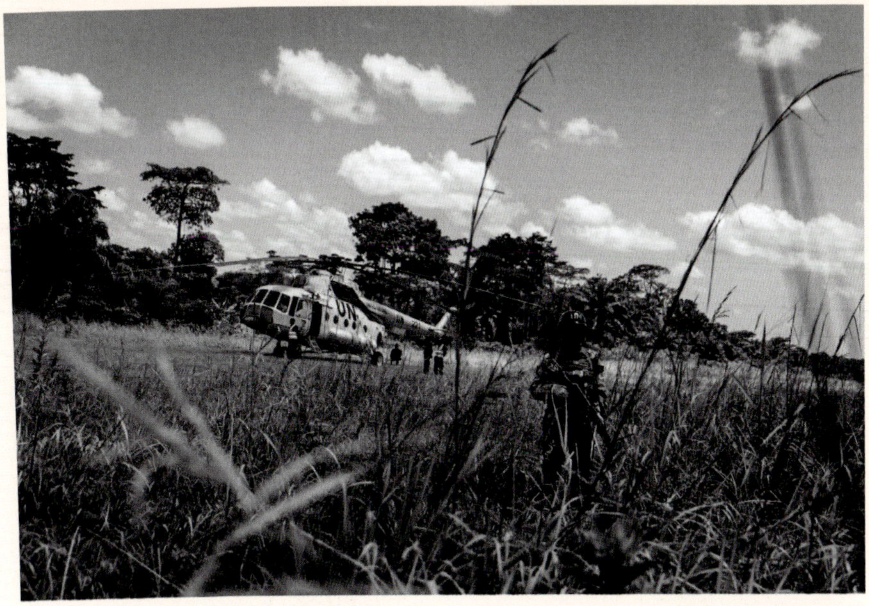

**Seit 1999 sind UN-Blauhelmsoldaten in der Demokratischen Republik Kongo stationiert, um Frieden zu stiften; rund 200 starben bisher bei dem Einsatz**

1976 in der DR Kongo – seinerzeit Zaire – entdeckt, zählt die vom Ebolavirus ausgelöste Infektion jahrzehntelang zu den *neglected tropical diseases*, den vernachlässigten tropischen Krankheiten. Immer wieder bricht die Seuche aus, bis 2014 allein 23-mal. Doch es sterben nie mehr als 300 Menschen. So schnell das Ebolafieber aufflackert, verschwindet es meist auch wieder. Interessant ist der Erreger jahrzehntelang nur für Virologen und Weltuntergangs-Fans, die sich für Killerviren begeistern. Dann kommt 9/11.

Nach den Terroranschlägen von New York und Washington am 11. September 2001 klassifizieren die USA das Ebolavirus als potenzielle bioterroristische Waffe. Damit kommt Bewegung in die Forschung. Auch das kanadische Verteidigungsministerium finanziert die Entwicklung eines Impfstoffs: Die Substanz rVSV-ZEBOV ist das Ergebnis jahrelanger Arbeit an Universitäten in Yale und Marburg und in Laboren im kanadischen Winnipeg. Doch nach den erfolgversprechenden Tierversuchen stagniert die Forschung wieder, zu aufwendig und zu teuer sind die Studien.

Bis zu einer Zulassung durchläuft ein Impfstoff mehrere Phasen: In Phase 1 wird getestet: Ist er überhaupt sicher? In Phase 2: Wie effektiv ist er? In Phase 3: Wie gut schützt er? Das alles kann Milliarden Euro oder US-Dollar kosten. Pharmakonzerne aber investieren meist nur dann Zeit und Geld, wenn sie sich Gewinne versprechen. Deshalb passiert erst einmal wenig.

Und das rächt sich. Weil die ersten Jahre ungenutzt verstreichen, verlaufen spätere Ausbrüche umso verheerender. Das Ebolafieber führt der Welt vor Augen, dass wir für Epidemien eine andere Strategie brauchen.

2014, vor dem Hintergrund des katastrophalen Ebolafieber-Ausbruchs in Westafrika, spendet Kanada der WHO in Genf 1000 Dosen des Impfstoffs, um die Zulassung für Menschen voranzutreiben. 48 davon werden nach Hamburg geflogen, wo Marylyn Addo die Leitung übernommen hat für die ersten Tests des Impfstoffs an Menschen in Deutschland.

Gemäß Sicherheitsprotokoll müssen zwei Mitarbeiter des Universitätsklinikums Addo beim Öffnen des Pakets beobachten. Sie überprüft die Ampullen. Die Temperatur: minus 80 Grad Celsius. Über all das musste die Zentrale Ethikkommission der Bundesärztekammer in Kenntnis gesetzt werden, außerdem die Gentechnikbehörde und das Paul-Ehrlich-Institut. „Bei Impfstoffentwicklungen gibt es viele Hürden." Finanzierung, Studienpartner, Probanden, Lizenzfragen. „Doch wenn's wirklich brennt, geht einiges", sagt Addo.

Im Dezember 2014 drückt sie dem ersten von insgesamt 30 Probanden 20 Millionen Viruspartikel in den Arm. Diese stammen vom VSV-Virus ab, einem Erreger, der etwa Rinder krank macht, für Menschen aber harmlos ist. Der Trick: Das Hüllprotein, mit dem sich das Ebolavirus in menschliche Zellen einschleust, ist hier genetisch nachgebaut. Es funktioniert wie eine Bombenattrappe in einer Einkaufspassage: Es provoziert eine Reaktion, ohne Schaden anzurichten. Der Körper schaltet auf Gefahrenabwehr, er produziert Antikörper, die das echte Ebolavirus abwehren sollen.

Innerhalb von nur sechs Monaten schließen Addo und ihre Kollegen in Kenia, Gabun und der Schweiz die erste Studie ab. „Wir haben den Staffelstab einen Teil der Strecke getragen", sagt Addo. Damals schwebt sie wie „auf Wolke sieben", sagt sie. „Da konnte ich auch meinen Kindern, die oft auf mich verzichten mussten, sagen: Guckt mal, das ist auch eurem Einsatz zu verdanken."

Für viele Menschen indes kommt der Impfstoff zu spät. Mehr als 11 000 Erkrankte sterben bis 2016 in Westafrika.

## DER AUSBRUCH IM OSTEN DES LANDES

***Mai 2018, Mangina, Nord-Kivu, DR Kongo***

Wie kam das Ebolafieber nach Mangina, Ostkongo? Eine Bauernfamilie soll ihre Katze gegessen haben, heißt es. Im Ostkongo verbreiten sich Gerüchte noch schneller als das Virus. Élodie Mutsunga, 82, Witwe und Mutter von zwölf Kindern, Matriarchin der Familie, sitzt im September 2019 auf dem Sofa in ihrem Wohnzimmer in der Stadt Mangina. Sie stützt sich auf ihren Gehstock. „Ich habe nicht nur vier Familienmitglieder verloren“, sagt sie. Sie schüttelt den Kopf. „Die ganze Nachbarschaft hielt mich plötzlich für eine Hexe.“

Das Unheil beginnt, als ihr Enkel von der Feldarbeit zurückkehrt. Sein Körper glüht vom Fieber. Mit freiem Oberkörper sitzt er auf der Holzbank vor der Tür. Als er ins Gesundheitszentrum fährt, ähneln seine Symptome denen vieler Patienten: Fieber, Durchfall, Erbrechen, Schüttelfrost. Eigentlich nichts Ungewöhnliches. Bis der Enkel anfängt, aus dem Mund zu bluten, erzählt Élodie Mutsunga.

Wenige Tage später stirbt er. Dann sein Bruder und zwei von Mutsungas Söhnen. Die mysteriösen Todesfälle sprechen sich schnell herum: Bei der Totenwache schwenken Nachbarn und Freunde Fackeln, sie wollen das Haus der Familie anzünden. Sie glauben, die Männer seien verstorben, weil sie ihre schwarz-weiße Katze gegessen haben und die Matriarchin sie verflucht hat.

Mehr als zwei Monate später, am 1. August 2018, gibt das Gesundheitsministerium einen Ebolafieber-Ausbruch im Osten der DR Kongo bekannt. Als die ersten Ampullen des Impfstoffs per Helikopter eingeflogen werden, sind offiziell bereits 36 Menschen gestorben. „Für mich war die Nachricht ein Grund zur Freude“, sagt Mutsunga. Der Beweis dafür, dass sie keine Hexe ist, sondern eben nur Teil einer Familie, die offiziell als eine der ersten betroffen war.

Doch zwei Dinge sind wahr: Es gab diese Katze; sie ist weggelaufen. Und: Das Ebolavirus überträgt sich von Tier zu Mensch; es kommt nicht aus dem Nichts. Die Familie selbst glaubt, der Enkel habe *bushmeat* gegessen: Fleisch von Ratten, Flughunden, Affen. Er wusste wohl nicht, was Forscher schon lange vermuten: dass Fledermäuse oder Flughunde ein Wirt für das Ebolavirus sein können.

## DIE GEIMPFTEN REBELLEN

***September 2019, Kabasha, Nord-Kivu, DR Kongo***

Noch immer erzählen sich Menschen davon, wie die Seuche von einer Katze auf den Bauern in Mangina übersprang. Verschwörungsmythen und Legenden säen Zweifel in der Bevölkerung – auch was die Wirksamkeit der Ebolavirus-Impfung betrifft. Gerüchte gibt es überall: Der Impfstoff mache unfruchtbar. Viele Menschen fürchten, dass erst die WHO-Mitarbeiter ihnen die Seuche spritzten. Die Regierung würde so versuchen, die Menschen in dieser Region, einer Hochburg der Opposition, auszurotten. Oder sie glauben, dass das Virus gar nicht existiert. Manche denken, dass all die NGOs und Menschen aus der Hauptstadt Kinshasa nur gekommen sind, um Geld zu verdienen.

Eine der Folgen: Rebellen und Bewohner greifen Ärzte und Impfteams an. Elf Menschen, Patienten und Ärzte, werden getötet. Die Chronologie des Ebolafieber-Ausbruchs im Ostkongo ist auch eine Chronologie der Gewalt. Wie die Geschichte des Staates selbst: Erst 1960 erlangte die DR Kongo die Unabhängigkeit von Belgien, das zuvor eines der brutalsten Kolonialregimes überhaupt aufgebaut hatte. Heute leiden die Menschen dort seit mehr als 20 Jahren unter Bürgerkriegen; allein im zweiten Kongokrieg starben ab 1998 etwa fünf Millionen Menschen. In der Region kämpfen weit mehr als 100 Rebellengruppen bis heute weiter. Um etwas gegen die Krankheit auszurichten, müssen Institutionen wie die WHO mit einigen von ihnen kooperieren.

**In speziellen Isolationszellen behandeln Mediziner in Beni die Kranken; eine Ganzkörper-Schutzkleidung ist dabei unerlässlich**

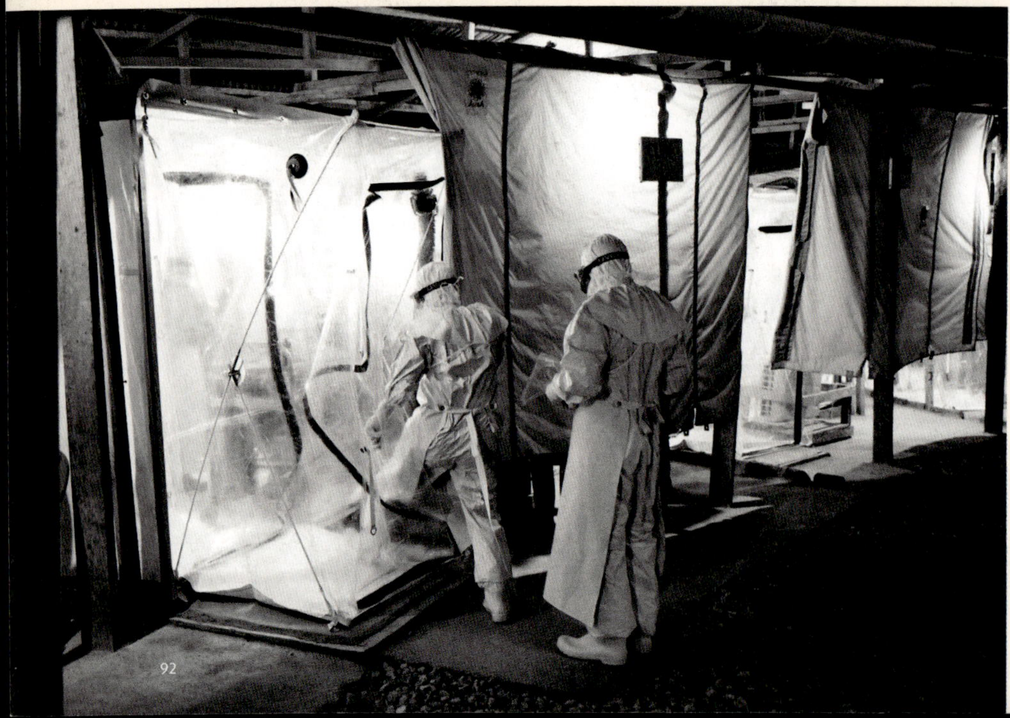

**Ärzte** riskieren ihr Leben, um **Menschen** zu retten

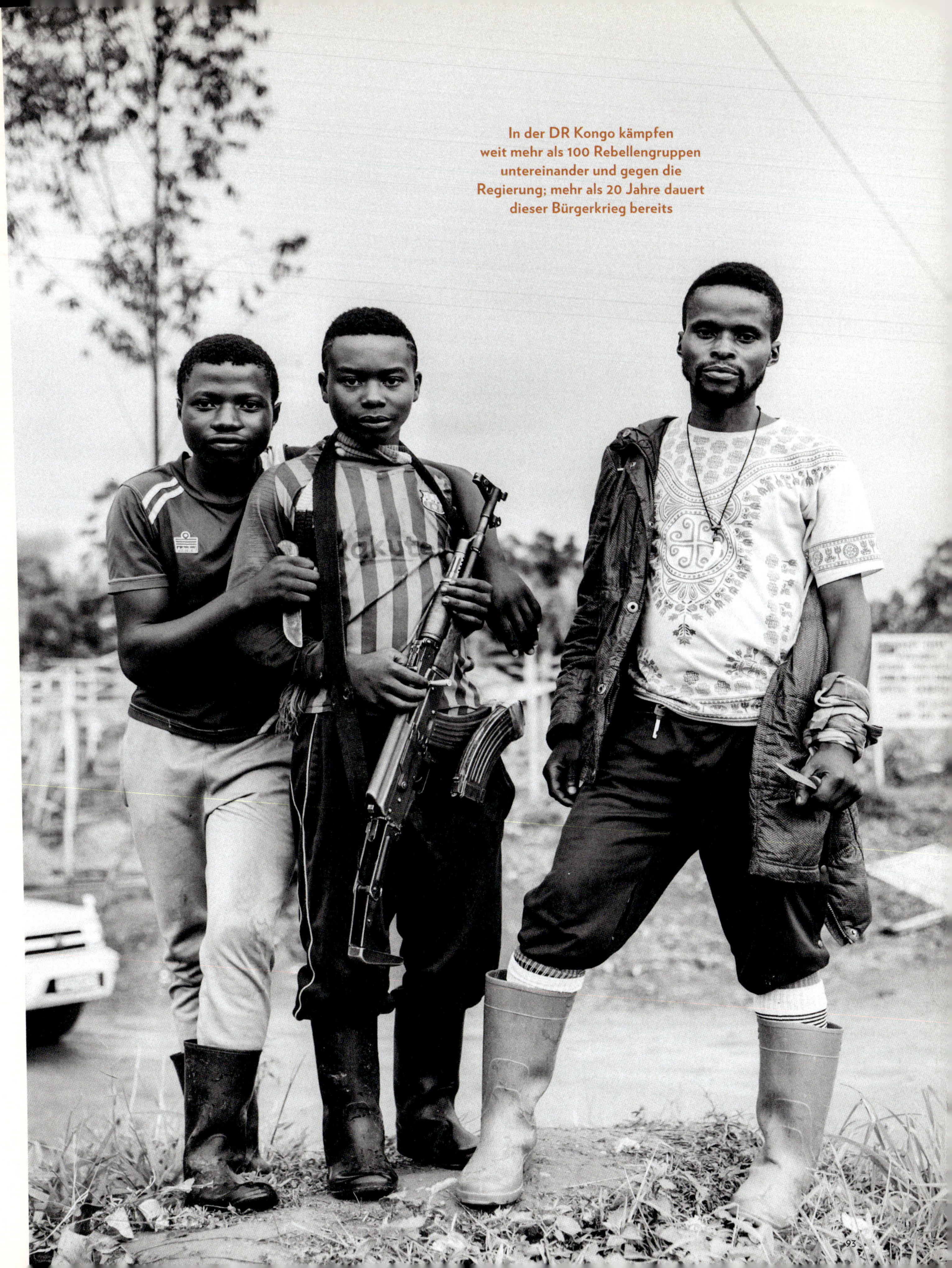

In der DR Kongo kämpfen weit mehr als 100 Rebellengruppen untereinander und gegen die Regierung; mehr als 20 Jahre dauert dieser Bürgerkrieg bereits

Im Halbdunkel eines Gemeindesaals im Dorf Kabasha, knapp eine Stunde mit dem Auto von Élodie Mutsungas Haus entfernt, diskutieren knapp 30 Männer aus den umliegenden Dörfern, ein WHO-Vertreter und ein Lokalpolitiker mit Leopardenhut auf dem Kopf. Regen prasselt auf das Dach. Vor der Tür wachen Milizionäre, 16, 17 Jahre alt, mit Gewehren des Typs AK-47 in der Hand, nach UNICEF-Definition Kindersoldaten. „Wir haben erst auch nicht geglaubt, dass das Virus existiert", erklärt Jean-Marie Liso, 32, Sprecher der örtlichen Maï-Maï-Rebellen. „Aber dann haben uns die Mediziner einen Ebola-Toten gezeigt. Deswegen unterstützen wir die Impfungen."

Liso ist ein gedrungener Mann. Wo bei seinen Milizen der Gewehrabzug baumelt, hängt an seinem Gürtel Desinfektionsgel. Als die Rebellen sich impfen ließen, luden sie dazu Lokaljournalisten ein, die darüber berichteten. „Wir kümmern uns um die Sicherheit der Menschen", sagt er. „Und Tote kann man nicht mehr schützen." Doch die Rebellen unterstützen die Impfteams nicht nur, weil sie an die gute Sache glauben. Sie versprechen sich einen Vorteil dadurch. Sie wollen in die kongolesische Armee integriert werden.

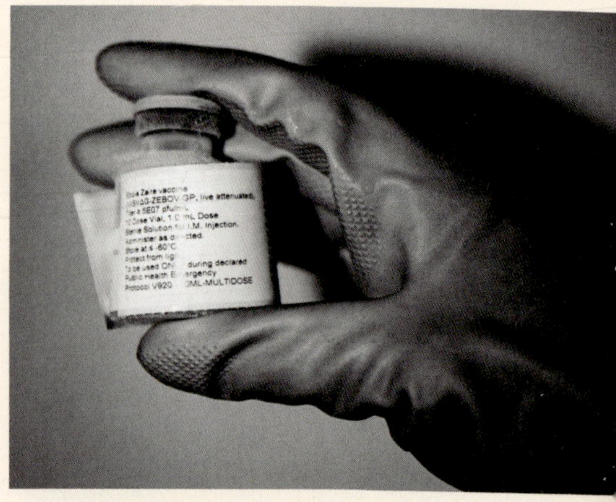

In der Stadt Goma betreibt die Weltgesundheitsorganisation WHO ein Lager für Impfstoffe

Für viele kommt die Hilfe zu spät: In Beni beerdigt ein Team von Bestattern einen Säugling, der wohl mit dem Ebolavirus infiziert war

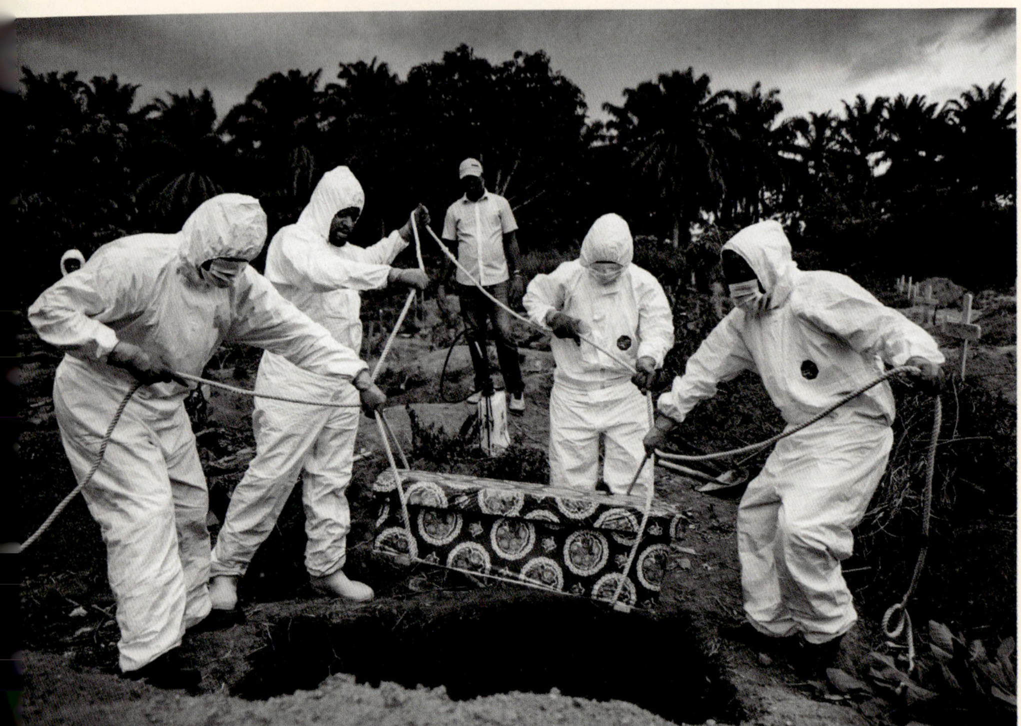

## DIE PRODUKTION

***Juli 2020, Burgwedel, Niedersachsen, Deutschland***

Im Industriegebiet von Burgwedel liegt eines der Werke des Pharmakonzerns MSD. Was die Hamburger Infektiologin Marylyn Addo im Labor testete und die Feldarbeiterin und der Rebellensprecher im Osten der DR Kongo sich spritzen ließen, wird inzwischen hier, gut 20 Kilometer nordöstlich von Hannover, produziert.

Für die Herstellung des Impfstoffs erhielt die Firma fünf Millionen Dollar von Gavi, einer privat-öffentlichen Impfstoff-Allianz aus nationalen Regierungen, NGOs, der Weltbank sowie der Bill-und-Melinda-Gates-Stiftung.

Deutschland hat sich bis zu diesem Zeitpunkt mit 600 Millionen Euro an Gavi beteiligt. Dafür verpflichtete sich MSD, einen Notfallvorrat von 300 000 Dosen bereitzuhalten. Inzwischen überlasse MSD Gavi die Dosen zum Selbstkostenpreis, teilt der Pharmakonzern auf Anfrage mit.

Einen Lebendimpfstoff herzustellen braucht Zeit und Geduld. Die Mitarbeiter infizieren zunächst Millionen von Zellen mit den VSV-Viren und ernten sie. Danach müssen sie gereinigt, abgefüllt, getestet, fertig abgepackt und verschickt werden. Durch fast 100 Hände geht jede Ampulle, der Prozess dauert etwa acht Monate, viel schneller gehe es nicht, sagen die Mitarbeiter. Doch im Ostkongo hat sich gezeigt, dass der Einsatz sich lohnt. Und nicht nur da, denn immer wieder flammt das Virus auf. Im Sommer 2020 etwa auch im Nordwesten des Landes.

## DIE RÜCKKEHR

***September 2019, Mahohe, Nord-Kivu, DR Kongo***

An einem Samstag Mitte September um kurz vor 15 Uhr parkt ein weißer Jeep vor dem Lehmhaus an der

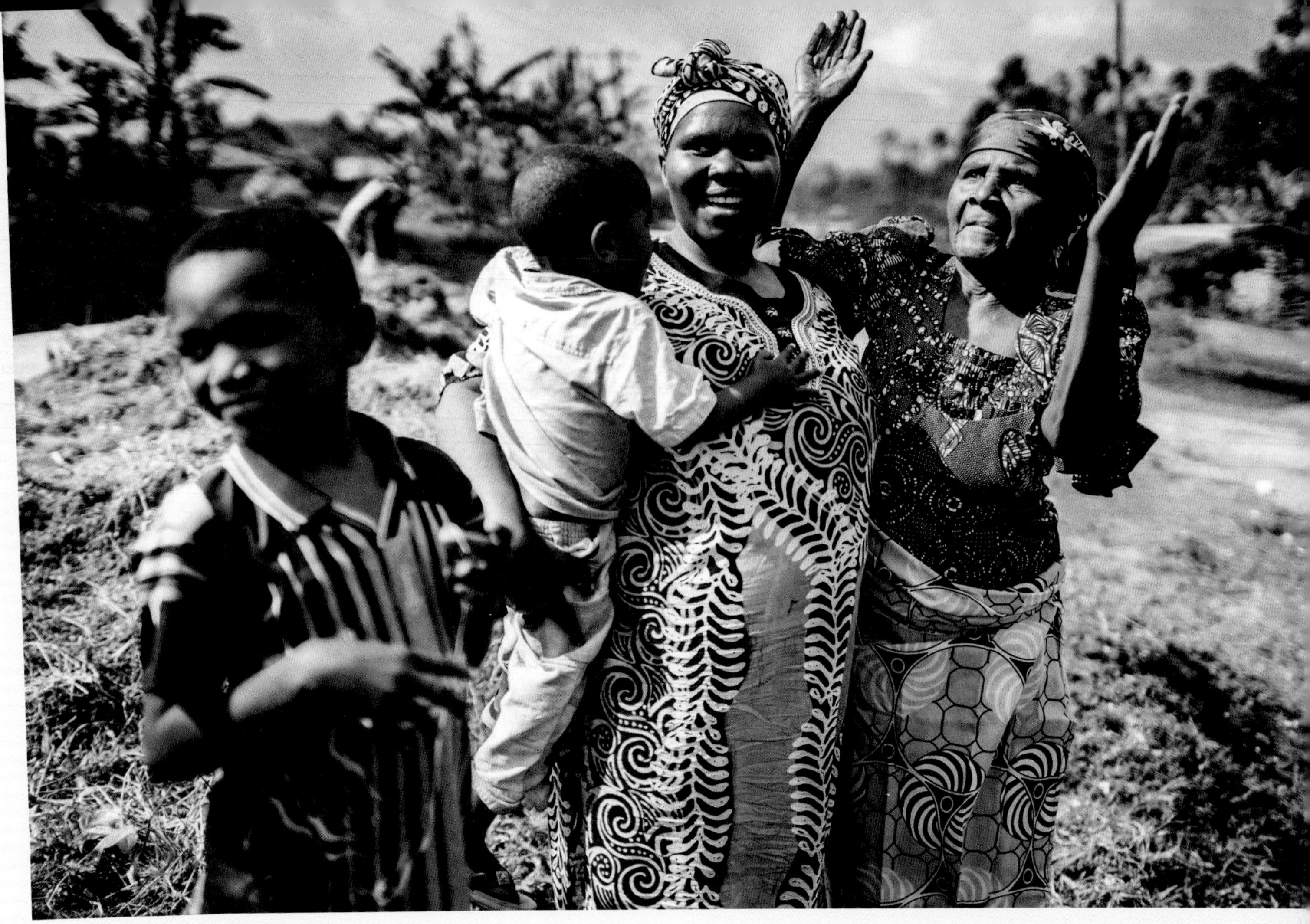

»Gott segne diese Mediziner«, ruft Anastasia (r.), die Mutter von Philomène (2. v. r.); sie gilt als von Ebola geheilt

**Gerüchte** verbreiten sich hier **schneller** als das **Virus**

Hauptstraße N2 in Nord-Kivu. Die Feldarbeiterin Philomène Kiryandomo steigt aus, sie trägt ein orangefarbenes Kleid und einen farblich abgestimmten Turban. Sie blickt auf den Boden, als sie mit kleinen Schritten auf ihr Zuhause zugeht, in dem ihre Eltern und ihre vier Kinder leben. In der Hand hält Kiryandomo ein Zertifikat: „Elle est de ce fait declarée guérie." Genesen. „Alle dachten, du wärest tot!", ruft die Nachbarin.

Im Laufe des Nachmittags kommen weitere Nachbarn vorbei. Sie wollen mit eigenen Augen sehen, dass Maman Philomène das Virus überlebt hat, wie 1162 weitere Menschen bei diesem Ausbruch. Fast doppelt so viele sind gestorben. Philomène hat den Wettlauf gegen die Zeit gewonnen. Der Impfstoff, vermuten Wissenschaftler, schützt nicht nur im Vorfeld, sondern schwächt auch den Krankheitsverlauf ab. Philomènes Mutter hebt die Hände gen Himmel: „Gott segne diese Mediziner!"

***Stand der Dinge, Februar 2021***

*Im November 2020 wurde der Ebola-Ausbruch im Westen der DR Kongo für beendet erklärt. Doch im Februar wurden erneut Fälle in der Provinz Nord-Kivu gemeldet, Impfteams nahmen die Arbeit wieder auf. Auch COVID-19 grassiert, mehr als 25 000 Infizierte wurden offiziell bis Ende Februar gezählt. Die Menschen berichten jedoch, dass nicht die Viren, sondern die Gewalt ihren Alltag zerrüttet. Immer wieder kommt es zu Angriffen. Der Milizensprecher Jean-Marie Liso, den unsere Reporter trafen, soll laut lokalen Journalisten getötet worden sein. In Hamburg geht die Forschung am Corona-Vektorimpfstoff weiter. Seit Oktober hat das Team um Marylyn Addo das Vakzin an 30 Probanden getestet. In ersten Studien zeigte es sich weniger wirksam als erwartet. „Wir drehen gerade eine Extrarunde", sagt Addo. Die Forscher bereiten eine weitere Studie vor. Sie wollen schauen, wie der Impfstoff zu mehr Antikörperbildung führen kann.* ○

# Impfung für die Welt

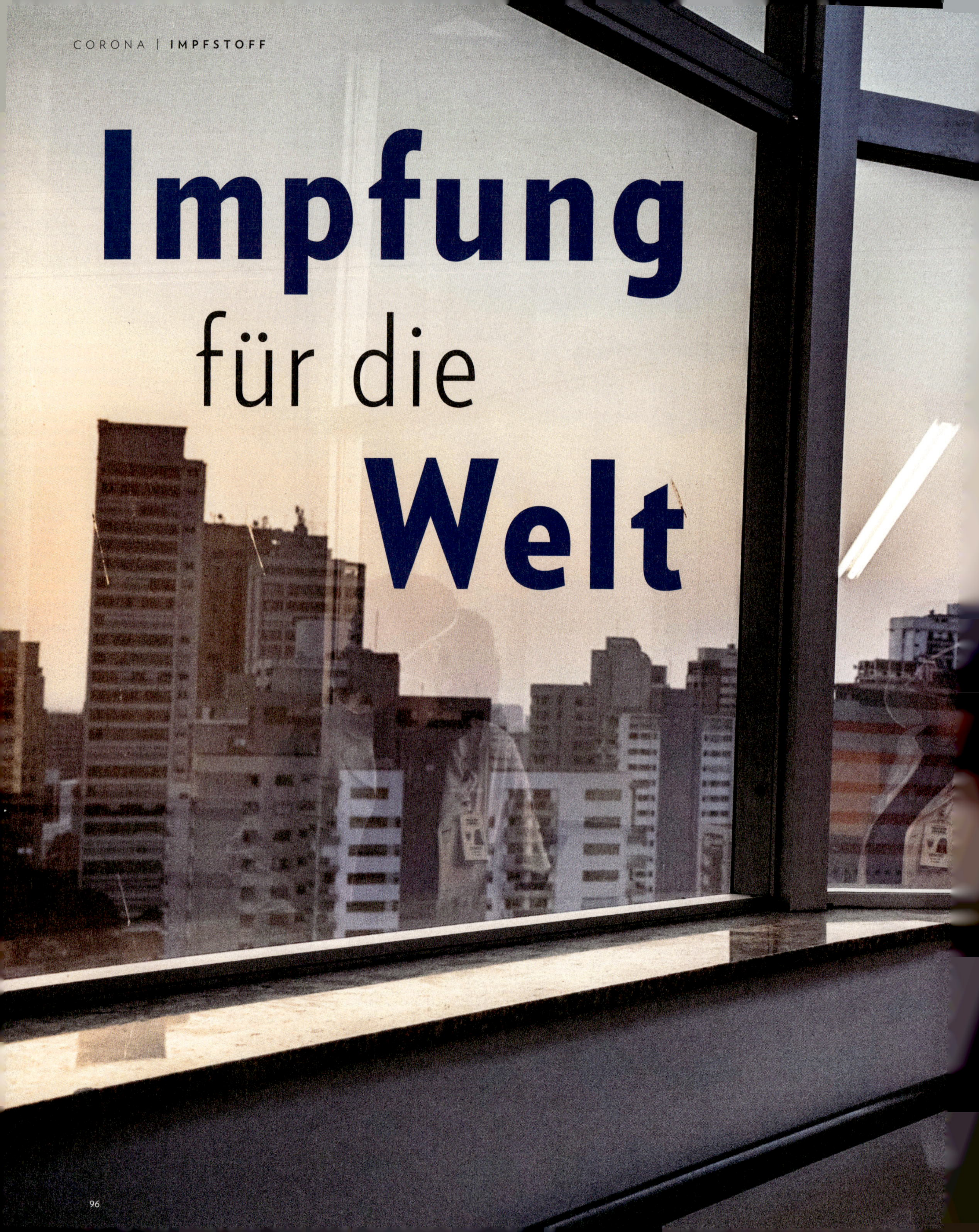

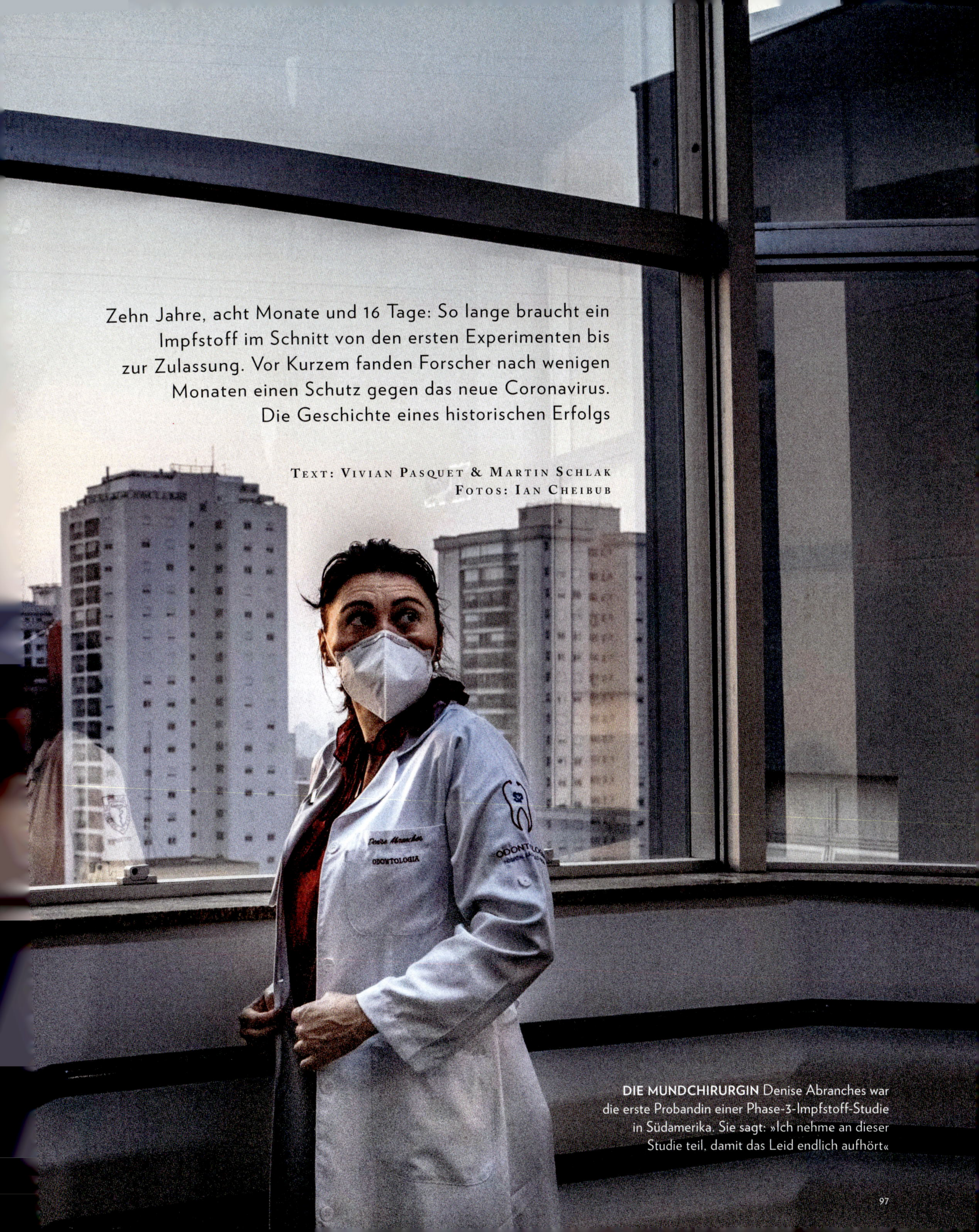

Zehn Jahre, acht Monate und 16 Tage: So lange braucht ein Impfstoff im Schnitt von den ersten Experimenten bis zur Zulassung. Vor Kurzem fanden Forscher nach wenigen Monaten einen Schutz gegen das neue Coronavirus. Die Geschichte eines historischen Erfolgs

TEXT: VIVIAN PASQUET & MARTIN SCHLAK
FOTOS: IAN CHEIBUB

**DIE MUNDCHIRURGIN** Denise Abranches war die erste Probandin einer Phase-3-Impfstoff-Studie in Südamerika. Sie sagt: »Ich nehme an dieser Studie teil, damit das Leid endlich aufhört«

An einem Morgen im Juni 2020 hatte Denise Abranches endlich das Gefühl, dem Virus etwas entgegensetzen zu können. Sie saß in einer Besprechung des Universitätskrankenhauses in São Paulo, Brasilien. Seit Monaten arbeitete sie durch; kümmerte sich als Mundchirurgin um schwer kranke COVID-19-Patienten. Nähte Verletzungen, die durch die Beatmung entstanden waren, reinigte Schleimhäute, behandelte Infektionen.

Wenn ein Assistenzarzt zögerte, seine Hand in den Mund eines Schwerkranken zu legen, tat sie es selbst. „Yes, we can!“, sagte sie dabei, als Ansporn. Dass auch sie Angst davor hatte, in den Rachenraum zu greifen, wo sich das Virus explosionsartig vermehrt, sagte sie nicht. Sie verschwieg auch, dass sie einmal vom Fenster aus drei Krankenwagen sah. Diese mussten in zweiter Reihe anhalten, weil schon fünf Leichenwagen vor der Klinik parkten. Sie dachte immer häufiger: „Vielleicht schaffen wir es nicht.“

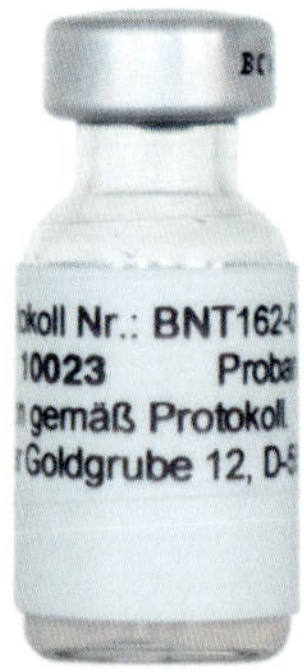


**mRNA-IMPFSTOFF** Das Mainzer Unternehmen Biontech entwickelte eines der ersten zugelassenen Vakzine gegen das Coronavirus

An jenem Junitag, während der Besprechung, spürte Abranches noch die Nachwirkung der Tabletten, die sie inzwischen zum Einschlafen nahm. Da verkündete der ärztliche Direktor, die Universität Oxford in England würde bald einen Impfstoff gegen SARS-CoV-2 in Brasilien testen. Man suche Freiwillige. Die Probanden sollten über 18 Jahre alt und täglich mit dem Virus konfrontiert sein. Abranches' Herz klopfte fest in der Brust. Nur ein Gedanke raste jetzt durch ihren Kopf: „Ich, ich, ich, ich!“

Den Rest der Morgenbesprechung nennt sie heute „die längsten 30 Minuten meines Lebens“. Danach eilte Abranches, ohne sich zu verabschieden, aus der Klinik. An hupenden Autos, Stadtstreichern und Schnellimbissen vorbei die Straße hinunter. Rund 200 Meter bis zum Testzentrum, wo sie ohne Anmeldung in das Büro der Studienleiterin platzte. Sie rief: „Frau Professorin! Ich hoffe, die Studie ist noch nicht voll! Ich möchte mich freiwillig zur Verfügung stellen!“ Sie war jetzt ganz außer Atem.

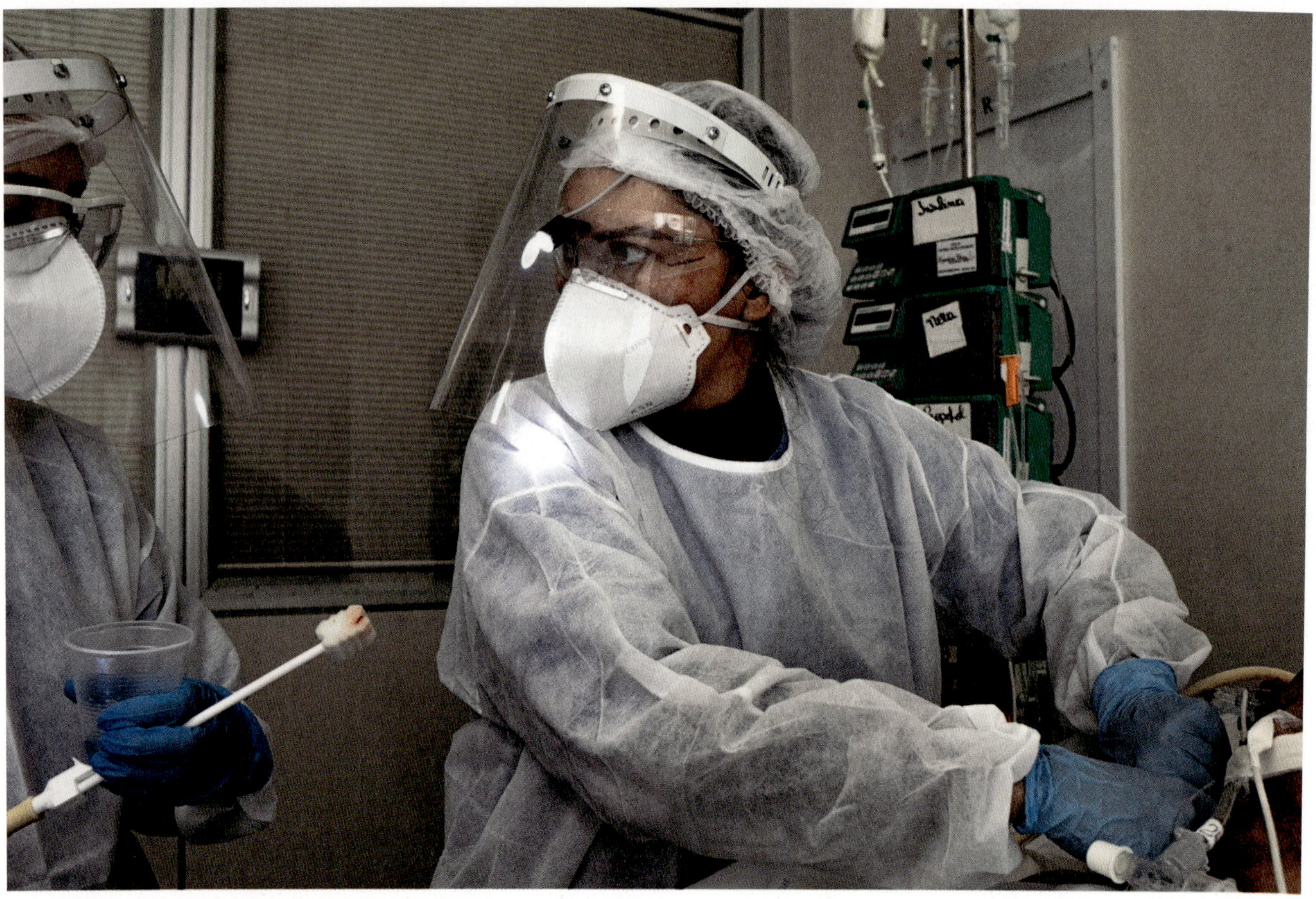

**MIT VISIER UND MASKE** Denise Abranches arbeitete monatelang in der mit COVID-19-Patienten belegten Intensivstation des Universitätskrankenhauses von São Paulo in Brasilien

**Seit Monaten** reiht sich im Kampf gegen das Coronavirus ein Meilenstein an den anderen. Manche von ihnen werden von Medien auf der ganzen Welt aufgegriffen, während andere kaum Beachtung finden. Forscher testen Corona-Impfstoff an Frettchen. Tübinger Impfstofffirma startet Studie am Menschen. Mundchirurgin Denise Abranches ist erste Probandin einer Phase-3-Studie in Südamerika.

Im Spätherbst schließlich die hoffnungsvollsten Nachrichten: Impfstoff von Moderna erreicht 95 Prozent Schutzwirkung. Pfizer und Biontech erhalten in Großbritannien die weltweit erste Zulassung. Und während die Regulierungsbehörden in den USA und Europa nachzogen, während in Deutschland innerhalb weniger Wochen Hunderte Impfzentren errichtet wurden, arbeiteten etwa 200 Firmen und Forschergruppen an weiteren Impfstoffkandidaten.

Es mutete zuweilen allzu selbstverständlich an: dass Länder auf der ganzen Welt zusammenarbeiten, dass Impfstoffe mit nie zuvor eingesetzten Wirkmechanismen entstehen, dass Milliarden Euro fließen. Dass ein Virus entschlüsselt wird, Moleküle designt, Zehntausende Freiwillige gefunden, Labore hochgezogen, Programme geschrieben und Impfkampagnen vorbereitet werden, wie sie die Welt nie zuvor gesehen hat. Ein GEO-Team hat sich aufgemacht, die Menschen hinter diesen scheinbaren Selbstverständlichkeiten zu treffen. Manche liefen nur eine Etappe in diesem historischen Rennen mit, andere warteten seit zwei Jahrzehnten auf ihren Moment, einer riskierte seine Existenz.

Fast alle sagen: Der Impfstoff, auf den die Welt wartet, wird nicht perfekt sein. Aber das Beste, was wir haben.

## I.

## »Ich wusste sofort, dass ich hier etwas Großes vor mir hatte«

*Wie ein chinesischer Forscher »Krankheit X« entdeckte*

Aus der ganzen Welt kamen Forscher im Jahr 2017 zu einem Kongress in Genf zusammen, von dem die Öffentlichkeit kaum Notiz nahm. Damit sich die Weltgesundheitsorganisation (WHO) für den Ernstfall wappnen konnte, sollten sie eine Liste von Krankheiten erstellen, die so gefährlich und ansteckend sind, dass sie ganze Länder lahmlegen könnten.

Die Forscher wählten: das Zika-Virus, das den Schädel von Embryos deformiert. MERS, das Lungen

**MIT STIFT UND PAPIER** Mitarbeiter eines Testzentrums für klinische Studien in São Paulo notieren für die Impfstoffstudie von Biontech/Pfizer Daten zu den Blutproben der Probanden

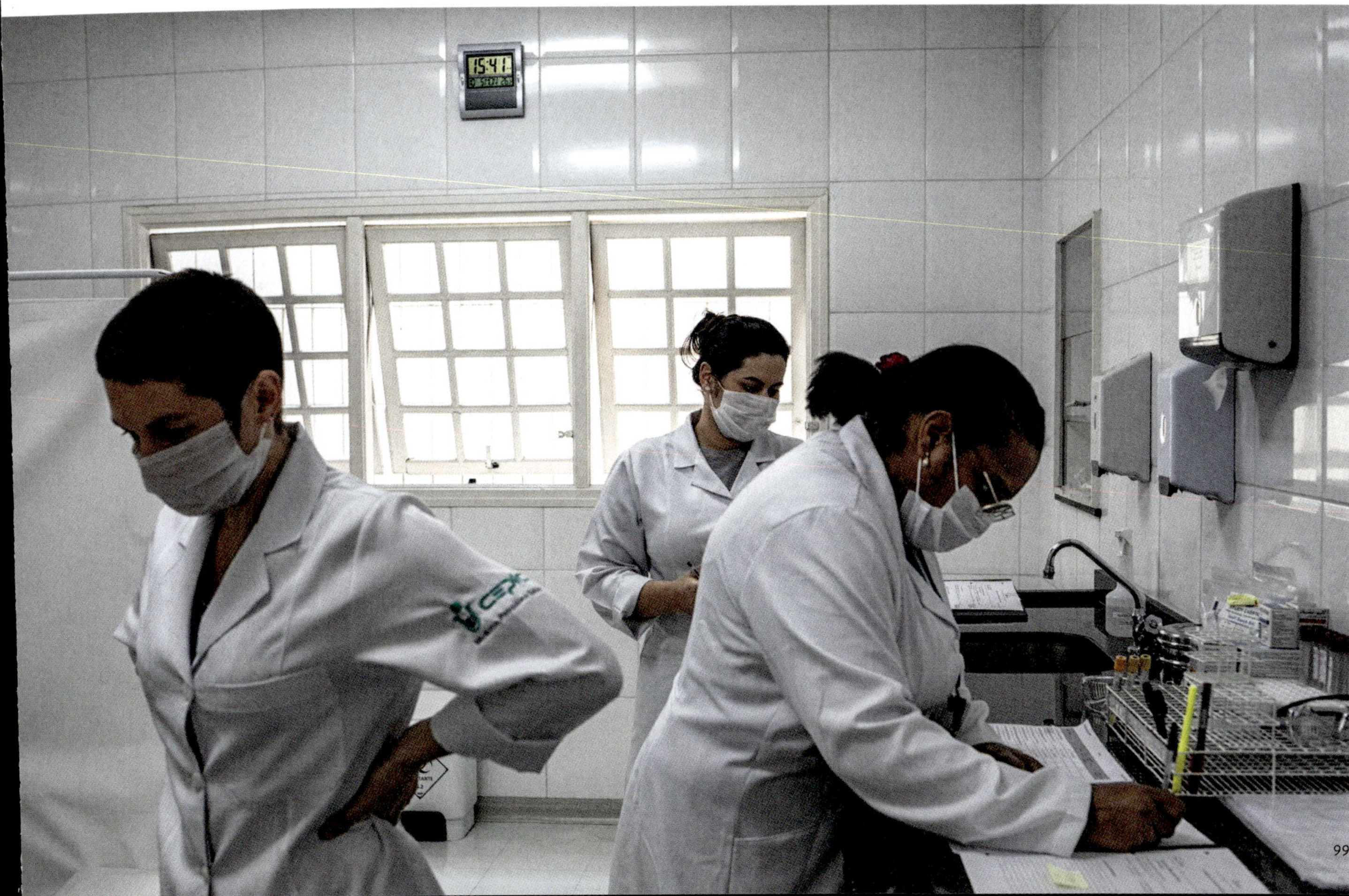

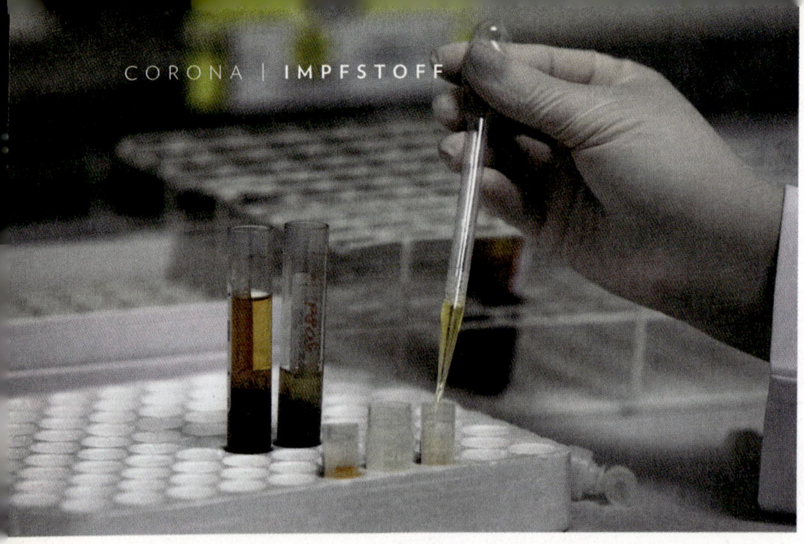

**FEINGEFÜHL ERFORDERLICH** Die Blutproben der Biontech/Pfizer-Probanden aus Brasilien werden in den Testzentren gesammelt und jeden Tag zur weiteren Auswertung in die USA geschickt

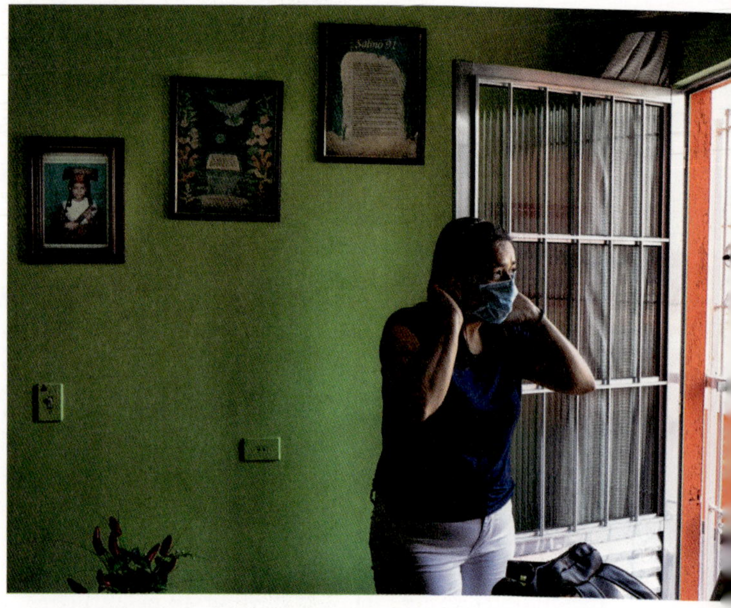

**WEITE ANREISE** Die Krankenschwester Antonia Cruz setzt sich schon daheim eine Maske auf – dann macht sie sich auf ihren täglichen zweistündigen Weg in die Klinik

löchrig macht wie Schwämme. Das Nipah-Virus, Verursacher von Hirnhautentzündungen. Neun Krankheiten insgesamt. Ganz am Ende der Liste notierten sie: „Disease X", Krankheit X. Es war ein Platzhalter für eine unbekannte Gefahr, von der alle wussten, dass sie irgendwo da draußen lauerte.

Rund dreieinhalb Jahr später winkt ein Mann in seine Computerkamera. Es ist Samstag, ein gewöhnlicher Arbeitstag für den Virologen Yong-Zhen Zhang vom Institut für öffentliche Gesundheit in Shanghai, China. Schwenkt Zhang sein Objektiv, sieht man an der Wand einen Spruch des Staatsgründers Mao Zedong. Bevor Zhang Forscher wurde, arbeitete er als Sekretär in einem Aufbaukorps der Kommunistischen Partei.

Er erzählt, wie am 3. Januar 2020 eine Metallkiste in seinem Labor eintraf. Sie enthielt, gekühlt mit flüssigem Stickstoff, Flüssigkeit aus der Lunge von Patienten in Wuhan. Ärzte hatten sie bei einer Untersuchung gewonnen, einer Lungenspülung. Für Zhangs Team begann nun eine Routinearbeit: die Krankheitserreger genetisch zu bestimmen. Dass eine der Proben eine besondere war, wusste Zhang nicht.

Yong-Zhen Zhang betreibt ein virologisches Überwachungsnetzwerk mit Stationen im ganzen Land. Regelmäßig schicken ihm lokale Gesundheitsbehörden Lungen von Ratten, Herzen von Fledermäusen und manchmal auch menschliche Proben, 10 000 im Jahr. Er untersucht sie auf neuartige Erreger – eine Aufgabe, die ihm seit 20 Jahren kein freies Wochenende lässt. Zhang träumt davon, eine Art Wettervorhersage für Viren zu entwickeln. Eines Tages möchte er vorhersagen können, wenn ein Virus sich verändert und wann ein folgenreicher Sprung bevorsteht: vom Tier auf den Menschen.

**Bricht eine neue** Infektionskrankheit aus, ist eine Frage entscheidend: Wie sieht der Erreger aus? Die Antwort bestimmt darüber, wie wir uns anstecken oder schützen können; wie viele Menschen überleben und auf welche Art andere sterben. Und ohne die Antwort auf diese Frage kann kein Wissenschaftler an einem Impfstoff forschen.

Als zu Beginn der 1980er Jahre Berichte über eine Krankheit erschienen, die später den Namen „AIDS" bekommen sollte, dauerte es zwei Jahre, bis Forscher das HI-Virus isolierten. Bei SARS erhaschten Wissenschaftler nach mehreren Wochen einen Blick auf das Virus, unter dem Elektronenmikroskop. Zhangs Team brauchte zur Entschlüsselung des neuen Viren-Genoms dank neuester Geräte nicht einmal zwei Tage.

**DER ENTDECKER** Yong-Zhen Zhang entschlüsselte das Genom des neuen Coronavirus. So startete der Virologe das Rennen um den rettenden Impfstoff

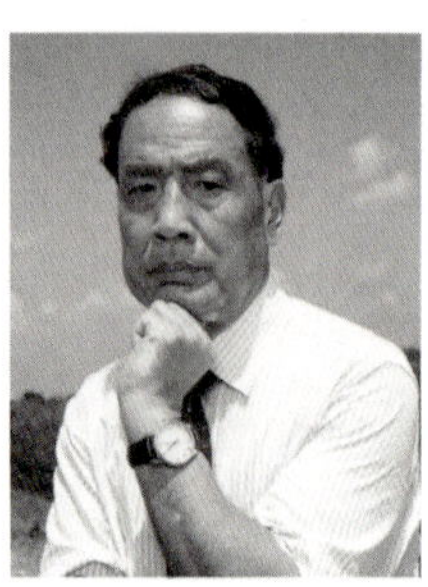

Zhangs Telefon klingelte am 5. Januar, um zwei Uhr morgens. Eine Mitarbeiterin redete aufgeregt auf ihn ein. Zhang fuhr ins Labor, schaute auf den genetischen Code. Er sagt: „Ich wusste sofort, dass ich hier etwas Großes vor mir hatte."

Das Erbgut von SARS-CoV-2 besteht aus 29 903 Basen, einzelnen Code-Elementen, abgekürzt mit den Buchstaben A, G, C und U. Die Reihenfolge der Buchstaben verrät, wie das Virus aufgebaut ist, wie es angreift und wie es sich vermehrt. Aber auch, wo es verwundbar ist.

Yong-Zhen Zhang erkannte in der Folge den Bauplan der Virenhülle. Er erkannte, wie das Virus an Wirtszellen andocken konnte. Und er erkannte, dass es sich leicht über die Atemwege verbreiten und somit hochansteckend sein würde. Noch am Morgen warnte Zhang die Verantwortlichen in Wuhan, wo Berichte über eine mysteriöse Lungenkrankheit kursierten.

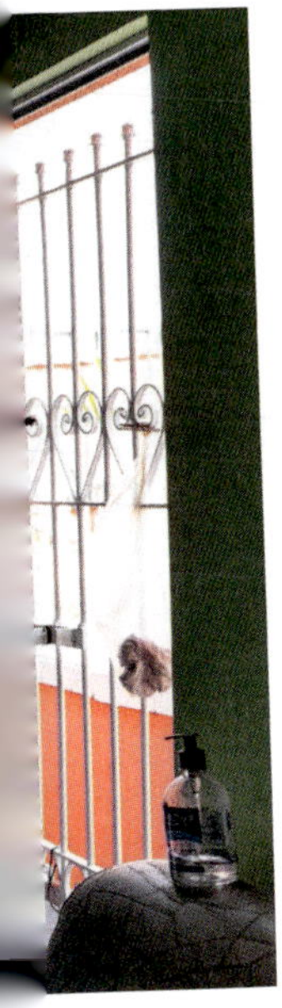

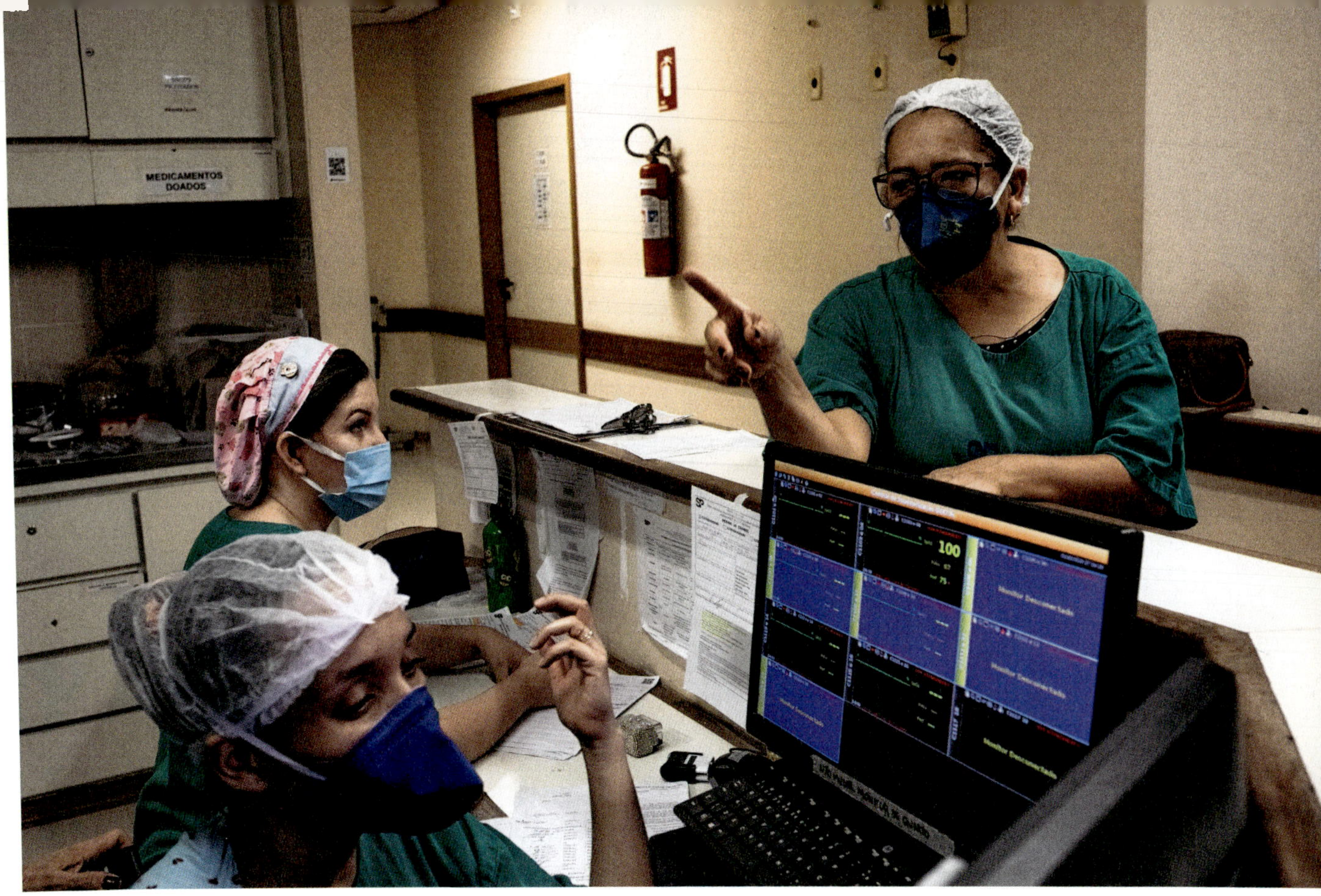


**VON DATEN UND MENSCHEN** Antonia Cruz (r.) und ihre Kolleginnen überwachen die Patienten nicht nur mit dem Computer – sie sprechen den Schwerkranken auch immer wieder Mut zu

**Sechs Tage später,** am 11. Januar, als die Fallzahlen stiegen, sprach Zhang mit einem australischen Forscherkollegen. „Wir müssen veröffentlichen", sagte der. Zhang dachte an seine frühere Arbeit als Sekretär der Kommunistischen Partei. Er wusste, wie sich die Partei in das Leben von Menschen einmischen kann, dass sie volle Kontrolle über Informationen behalten wollte. Dann dachte er an seine Gespräche mit Ärzten aus Wuhan, an die Zeichen ihrer Hilflosigkeit.

Spricht man Zhang auf Berichte an, nach denen sein Institut kurz nach der Veröffentlichung geschlossen wurde, bestreitet er das nicht. Er sagt: „Wir wurden in unserer Arbeit beeinträchtigt. Fragen Sie mich in fünf Jahren noch einmal."

Eine Stunde nach dem Gespräch mit dem australischen Kollegen ging ein Eintrag in einem Virologieforum online: „Im Namen des Konsortiums, geführt von Professor Yong-Zhen Zhang".

Das Genom von „Disease X" stand nun erstmals für Impfstoffforscher aus der ganzen Welt zum Download bereit.

## II.

## »Wenn die Hoffnung stirbt, dann stirbst auch du«

*Ein Krankenhaus voller Freiwilliger*

Bald nachdem die Impfstoffstudie in Brasilien Ende Juni gestartet war, verbreitete sich im Universitätsklinikum die Nachricht, dass die allererste Probandin aus den eigenen Reihen kam.

Bald taten der Mundchirurgin Denise Abranches am Abend die Füße weh, weil sie auf hochhackigen Schuhen am Bett ihrer Patienten stand. Sie wollte gut aussehen, wenn sie Journalisten empfing, um ihre Mission als Impfprobandin zu verbreiten: „Auch Sie können ein Freiwilliger werden!"

Bald nahmen immer mehr Kollegen den Weg vom Krankenhaus hinunter zum Testzentrum.

**Heute ist das Universitätskrankenhaus** von São Paulo ein einziges großes Versuchspersonen-Haus: der Wachmann am Eingang; die Pförtner an der Anmeldung; die Frau, die auf den Stationen das Essen ausfährt; Ärztinnen, Pflegekräfte – Hunderte haben die Impfung bekommen.

Als wir die Chefin der Intensivstation fragen, warum sie sich freiwillig gemeldet hat, führt sie uns in einen Raum, groß wie eine Turnhalle, in dem COVID-19-Patienten kreisförmig aufgebettet sind. Die meisten von ihnen liegen im Koma, viele haben einen Schlauch im Hals. Die Chefin zeigt auf die Betten und sagt: „Ich bin seit 30 Jahren Intensivmedizinerin. Noch nie habe ich eine so zerstörerische Krankheit wie COVID gesehen." Sie spricht es brasilianisch aus: Covidsche. Es klingt wie ein Kosename.

**An einem Bett** fährt Denise Abranches mit einem Wattestäbchen durch den Mund eines Patienten.

Als die Infektionszahlen anstiegen, konnte sie hier beobachten, wie zunächst eine zweite COVID-19-Station eröffnet wurde, dann eine dritte und schließlich eine vierte. Irgendwann druckten die Pflegekräfte Fotos groß auf ihre Namensschilder, damit halb wache Patienten sehen konnten, welches Gesicht sich hinter der Maske verbarg.

Und dann kam der Morgen, als für sie alle Selbstanfeuerungen in sich zusammenzubrechen drohten: Denise Abranches sah in einem der Krankenhausbetten einen jungen Kerl mit einer Sauerstoffmaske über Mund und Nase, und als sie herantrat, erkannte sie einen Kollegen.

Wie viele ihrer Kolleginnen und Kollegen hat sie schon einmal geträumt, selbst intubiert zu werden. Wie alle meidet sie den Kontakt zu ihren Freunden und zu ihren Eltern. Denise Abranches schläft seit Monaten allein. Ihren Partner trifft sie in der Tiefgarage, wo sie von Autofenster zu Autofenster miteinander sprechen.

Anfang Oktober steht eine andere Freiwillige, die Krankenschwester Antonia Cruz, Probandennummer 847, vor dem Testzentrum. Ein Gebäude wie eine überdimensionierte Tiefgarage, halb Stein, halb Wellmetallkonstrukt, hektisch hochgezogen. Cruz wird an diesem Tag ihre zweite Dosis bekommen.

Sie wohnt mit ihrer Tochter neben einer Favela am Rande von São Paulo, knapp zwei Stunden braucht sie mit Bus und Bahn zur Arbeit. Wenn die Straßen in ihrem Viertel vom Regen überschwemmt sind, dauert es noch eine Stunde länger. Ihr Lohn als Krankenschwester reicht aus für ein zufriedenes Leben, in dem sie Futter für ihre Hunde kaufen und ab und zu zum Samba gehen kann. Geld für die Teilnahme an der Studie bekommt sie nicht.

Während der ersten Krankheitswelle arbeitete Cruz im elften Stock des Krankenhauses in der Pneumologie-Abteilung. Verschlechterte sich der Zustand eines COVID-19-Patienten, schob sie ihn in den Aufzug und drückte den Knopf für das sechste Stockwerk: Intensivstation. An manchen Tagen fuhr sie viermal.

Auf dem Höhepunkt der Krise lieh sie Patienten ihr Handy, damit sie Angehörige anrufen konnten; sie schmuggelte von den Familien selbst gekochtes Essen ins Krankenhaus und fragte jeden, den sie auf

**KAMPF UMS LEBEN** Häufig müssen Patienten von den normalen Krankenzimmern auf die Intensivstation verlegt werden – und längst nicht alle können gerettet werden

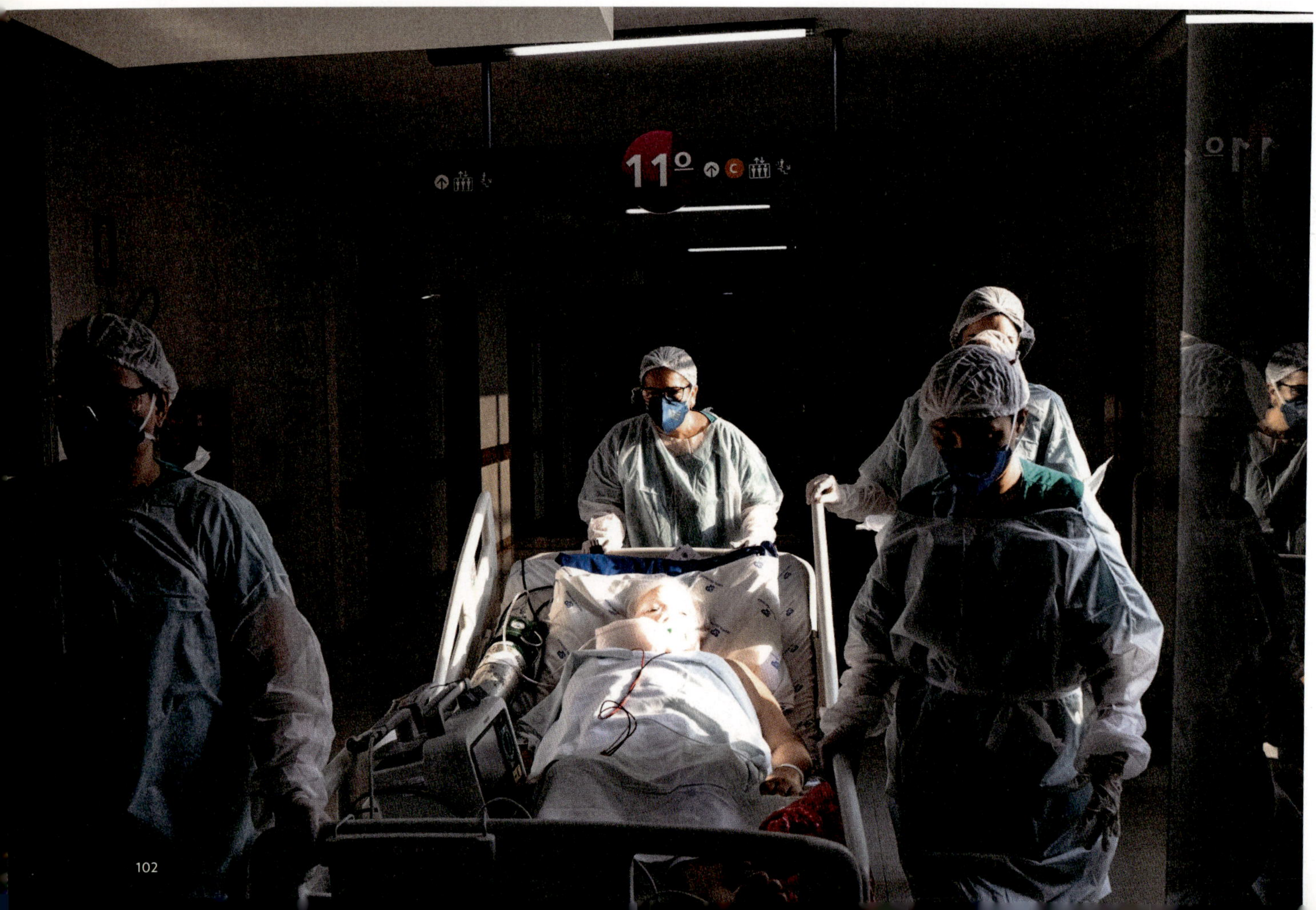

die Intensivstation fahren musste, nach seinen Plänen für die Zeit nach dem Krankenhaus.

Sie sagt: „Wenn die Hoffnung stirbt, dann stirbst auch du."

## III.

## »Am Anfang waren wir überzeugt, dass es einfacher wird«

*Auf der Suche nach der universellen Erreger-Verpackung*

Wie die Pandemie unser Leben durchdringt, sieht man an Wörtern, die wie selbstverständlich verwendet werden: „R-Wert" und „Lockdown", „FFP2-Masken" und „Aerosole". Ein Wort aber könnte die Pandemie stärker beeinflussen als alle anderen. Es lautet „Impfplattform".

Fragt man bei Biontech in Mainz nach dem Geheimnis des Erfolgs, heißt es: „Wir haben die breiteste Plattform." Die Wissenschaftler aus Oxford brüsten sich mit: einer „weltweit führenden Plattform". Moderna nennt seine Plattform schlicht „revolutionär".

Warum Investoren Millionen geben? Wegen der Plattform. Warum die Entwicklung so schnell geht? Plattform. Warum die Hoffnung so groß ist? Plattform.

Bis auf wenige Ausnahmen setzen alle Entwickler in dieser Pandemie auf eine Impfplattform. Doch was meinen sie damit?

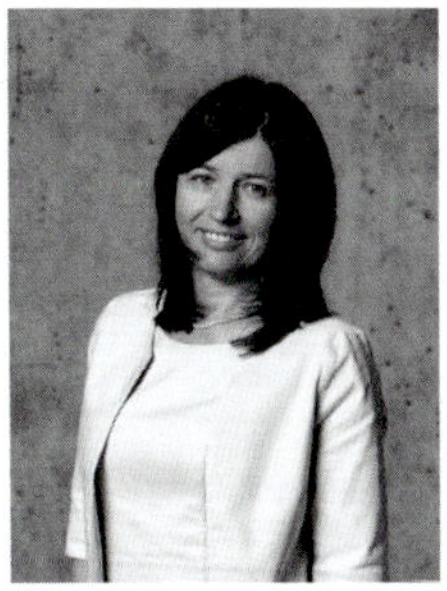

**DIE PIONIERIN** Mariola Fotin-Mleczek, Biologin, entwickelte mRNA-Impfstoffe mit – eine Technologie, auf der große Hoffnungen der Forscher ruhen

**Seit der Erfindung von Impfstoffen** vor mehr als zwei Jahrhunderten geht es immer um das Gleiche: eine harmlose Kopie eines Krankheitserregers zu entwickeln und diese Kopie so in den Körper einzuschleusen, dass unser Immunsystem reagiert. Dabei bilden sich Abwehrzellen und spezielle Eiweiße, die Antikörper – die uns im Ernstfall gegen den echten Erreger verteidigen.

Mit jeder neuen Krankheit mussten Forscher eine neue Erregerkopie bauen, jedes Mal mussten sie neu überlegen, wie ihre Nachbildung eine Immunantwort hervorruft. Ein zeitraubender, aufwendiger Prozess.

Schon in den 1990er Jahren stellten sich Wissenschaftler deshalb eine visionäre Frage: Was, wenn man eine Art universelles Transportvehikel für Erregerkopien schüfe? Eine Art Verpackung, in die man später nur noch passende Bruchstücke eines neuen Angreifers würde einsetzen müssen? Und was, wenn man für den Bau dieser Bruchstücke das Genom des Erregers benutzen würde, die genaueste Bauanleitung, die es in der Welt des Lebendigen gibt?

Dies ist die Idee der Impfplattform. Im Fall von SARS-CoV-2 lässt sich als Verpackung ein harmloses

**VOLLE KONZENTRATION** Auf der Intensivstation des Universitätskrankenhauses von São Paulo werden Patientendaten zusammengetragen

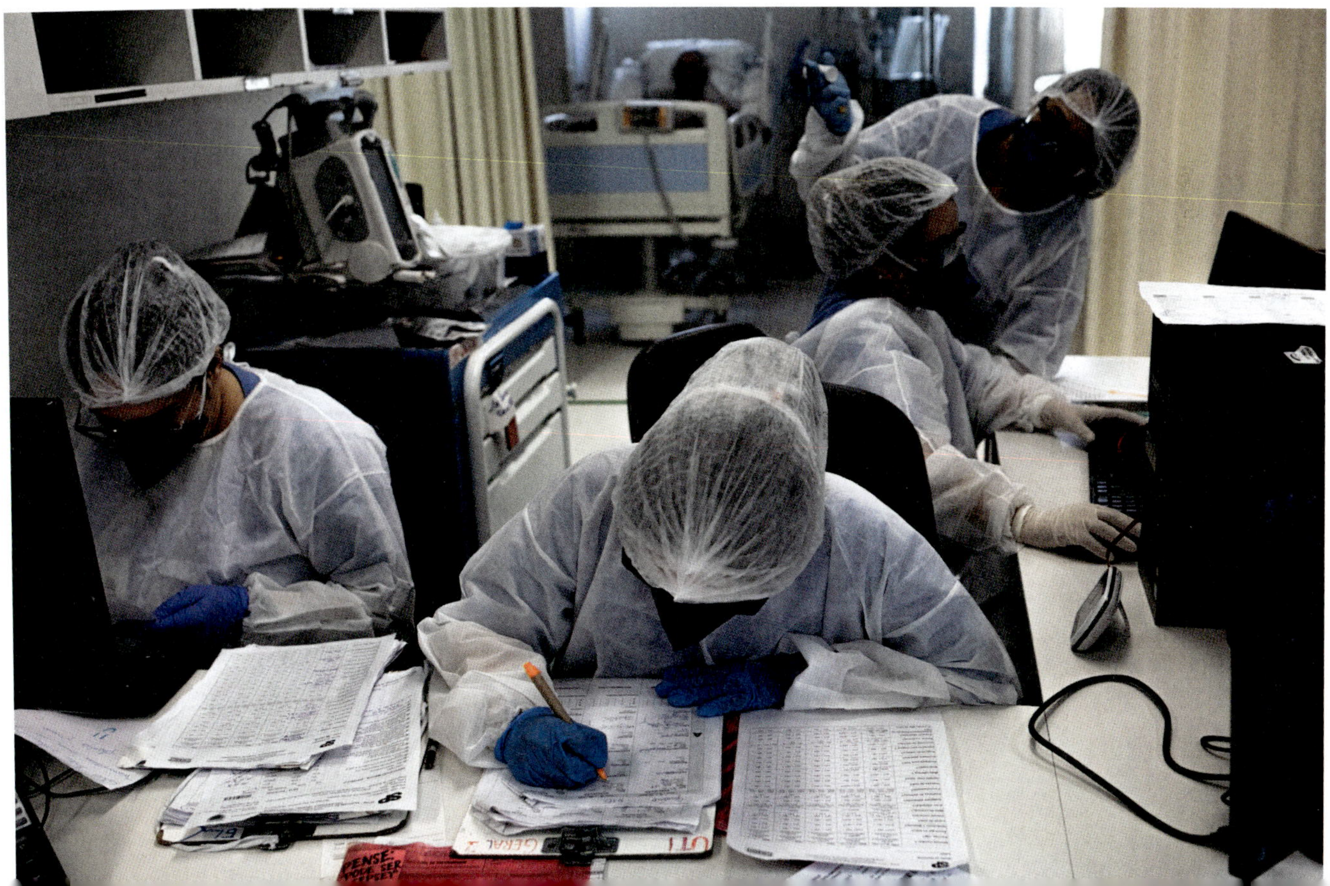

Virus wählen und der genetische Code für ein bestimmtes Oberflächenmerkmal des bösartigen Erregers in dieses einsetzen. Diese Plattform heißt Vektorimpfung. So gehen die Forscher aus Oxford vor, die mit dem Pharmakonzern AstraZeneca kooperieren.

Es gibt aber auch eine Verpackung, die selbst aus einem Stück genetischen Codes besteht, aus dem Botenmolekül mRNA. In dieses Molekül setzt man ein Stück Bauplan des neuartigen Erregers ein. Diese Technologie heißt mRNA-Impfung. Durch sie werden einige unserer Zellen zu einer mikroskopischen Fabrik und produzieren kleine Eiweißbruchstücke des Virus. Den Eiweißen aus dem Virusbauplan fehlen sämtliche krank machenden Eigenschaften – doch das Immunsystem erkennt sie trotzdem als körperfremd und lernt so, auch das echte Virus abzuwehren. Die mRNA wird anschließend von der Zelle zerlegt, von ihrem Code bleibt nichts zurück. Auf diese Technologie setzen Moderna und Biontech.

Doch die eigentlichen Pioniere der mRNA-Plattform sitzen ganz im Süden von Deutschland, in Tübingen.

Die Firma Curevac breitet sich auf einem Hügel über der Stadt aus wie ein in Beton und Glas gegossenes Zukunftsversprechen. Im Frühling bezogen die rund 500 Mitarbeiter ihr neues, fünfstöckiges Hauptquartier. Nebenan ragt ein neues Produktionsgebäude auf. Das Kapital, das all das schuf, verdankt sich einem Zufall: Der Gründer von Curevac, damals noch an der Universität, experimentierte im Jahr 2000 für seine Doktorarbeit. Für einen Kontrollversuch spritzte er einer Maus künstlich hergestellte mRNA-Moleküle, tötete sie und schnitt ein Ohr ab. Legte es in eine Kontrollflüssigkeit.

Das Ohr leuchtete blau.

Der Doktorand staunte. Bis dahin dachten Wissenschaftler, künstliche mRNA würde im Organismus unverarbeitet zersetzt. Doch der Mäusekörper hatte sie ausgelesen und daraufhin ein Eiweiß produziert, das nun durch den blauen Leuchtstoff angezeigt wurde.

Was würde geschehen, fragte er sich, wenn er mithilfe seines mRNA-Moleküls eine Virusattacke simulieren würde? Könnte er auf diese Weise eine Antwort des Immunsystems nach seinen Wünschen auslösen?

**Mariola Fotin-Mleczek** ist die technische Leiterin und Vorständin von Curevac. Jahrelang, erzählt sie, hätten sie nach der Gründung der Firma an einer scheinbar simplen Aufgabe gearbeitet: eine Balance zu finden. Spritzt man Viren-Gene pur, also fast ohne mRNA-Verpackung, reagieren die Zellen kaum. Sie bilden zu wenige Bruchstücke des Virus, und es findet keine Immunreaktion statt. Entwirft man dagegen eine besonders auffällige Verpackung, wird der normale Zellstoffwechsel gestört. Es ist ein sensibles Gleichgewicht, es zu finden, ein experimenteller Ausdauersport. Fotin-Mleczeks Team baute an ihre Verpackung Teile an. Sie erprobten, ob gefaltete mRNA-Stränge besser funktionierten, und schützten sie mit einer Hülle aus Fettstoffen vor vorzeitigem Zerfall. „Am Anfang waren wir überzeugt, dass es einfacher wird", sagt Fotin-Mleczek.

Sie beobachteten, wie andere Firmen das Forschungsgebiet entdeckten, Moderna in den USA und Biontech in Mainz. Wie die sich in ihren Patenten auf Patente von Curevac bezogen und die Technologie weiterentwickelten. Ihren Schöpfungen gaben die Forscher immer kompliziertere Namen: Uridin-haltige mRNA. Fremd-replizierende mRNA. Nukleosid-modifizierte mRNA. Ihre Ansätze füllten bald ganze Lehrbücher.

Dann, im Januar 2020, verfolgten die Curevac-Leute früher als die Öffentlichkeit die Berichte aus Wuhan und erkannten: Erstmals würden sich die Impfplattformen global und gleichzeitig beweisen müssen.

## IV.

## »Ich halte ein Stück Erwartung der ganzen Welt in meinen Händen«

*Von der Kunst, 40 000* ***Freiwillige*** *zu rekrutieren*

Das Virus war längst angekommen in Brasilien, als Präsident Jair Bolsonaro COVID-19 „ein Grippchen" nannte. Er sehe keinen Grund für weitreichende Schutzmaßnahmen. Menschen auf der ganzen Welt erahnten das medizinische Drama, das mit diesen Worten auf Brasilien zurollte. Impfstoffforscher erahnten noch etwas anderes: eine Chance.

Genügen in der ersten Phase einer Studie wenige Menschen, um lediglich Dosierung und Verträglichkeit eines Impfstoffs zu testen, muss er in Phase 3, der letzten Studienphase, beweisen, dass er tatsächlich schützt.

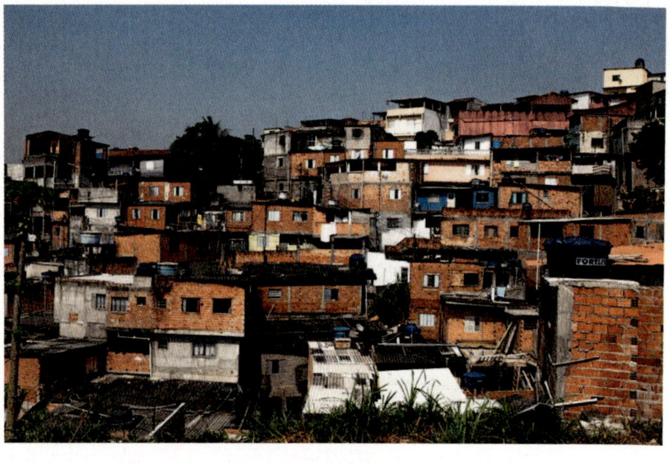

**SOZIALE UNGLEICHHEIT** Eine Favela im Süden der Millionenstadt São Paulo: Die Enge und schlechte hygienische Verhältnisse haben die Verbreitung des Virus in solchen Armenvierteln begünstigt

Dafür werden Probanden in zwei Gruppen aufgeteilt. Eine bekommt den Impfstoff, die andere ein Placebo. Dann beginnt das Warten. Wie viele Probanden erkranken – und vor allem: Wie viele der Infizierten kommen aus welcher Probandengruppe? Dabei darf man die Versuchspersonen natürlich nicht aktiv mit dem Virus in Kontakt bringen. Sie müssen sich in ihrem Alltag infizieren, auf dem normalen Verbreitungsweg der Krankheit. Je wahrscheinlicher die Menschen dem Virus begegnen, je mehr Fälle es in einem Land gibt, desto besser für die Studie.

„Man muss sehr schnell sein, um die steigende Infektionskurve nicht zu verpassen“, sagt Sue Ann Costa Clemens. Die Brasilianerin ist eine Frau mit vielen Berufen. Derzeit lehrt sie unter anderem als Professorin für Infektionskrankheiten an der Universität Siena, Italien, außerdem ist sie Gastprofessorin in Oxford und leitet die klinische Abteilung eines brasilianischen Forschungsinstituts. Vor einigen Jahren organisierte sie 60000 Probanden in zwölf Ländern für eine Studie gegen das Rotavirus, Auslöser von Durchfallerkrankungen bei Kleinkindern. Der Leiter der Oxford-Gruppe, ein alter Bekannter, wusste: Wenn jemand innerhalb kürzester Zeit die Logistik für einen Corona-Impfstoff-Test stemmen kann, dann Sue Ann Costa Clemens.

Bis heute erinnert sie sich an den Anruf aus England: „Sue Ann, kannst du für uns eine Phase-3-Studie in Brasilien organisieren?“ Seit diesem Moment, sagt Costa Clemens, „halte ich ein Stück der Erwartung der ganzen Welt in meinen Händen“.

Das Design einer Phase-3-Studie ähnelt einer komplexen Rechenaufgabe. Sie soll vor allem eines leisten: den Zufall ausschließen. Erkranken zum Beispiel drei Menschen aus der Placebo-Gruppe an COVID-19, aber nur einer aus der Gruppe der tatsächlich Geimpften, lässt sich über die Wirkung des Impfstoffs noch nichts sagen. Denn die anderen Geimpften könnten einfach keinem Infizierten begegnet sein – oder die Placebo-Probanden setzten sich einem höheren Ansteckungsrisiko aus. Mit jedem

**MIT VIEL ABSTAND** Die Krankenschwester Antonia Cruz setzt sich nicht nur für ihre Patienten ein, sondern auch für mehr Busse in ihrem Armenviertel – damit diese nicht zu voll werden

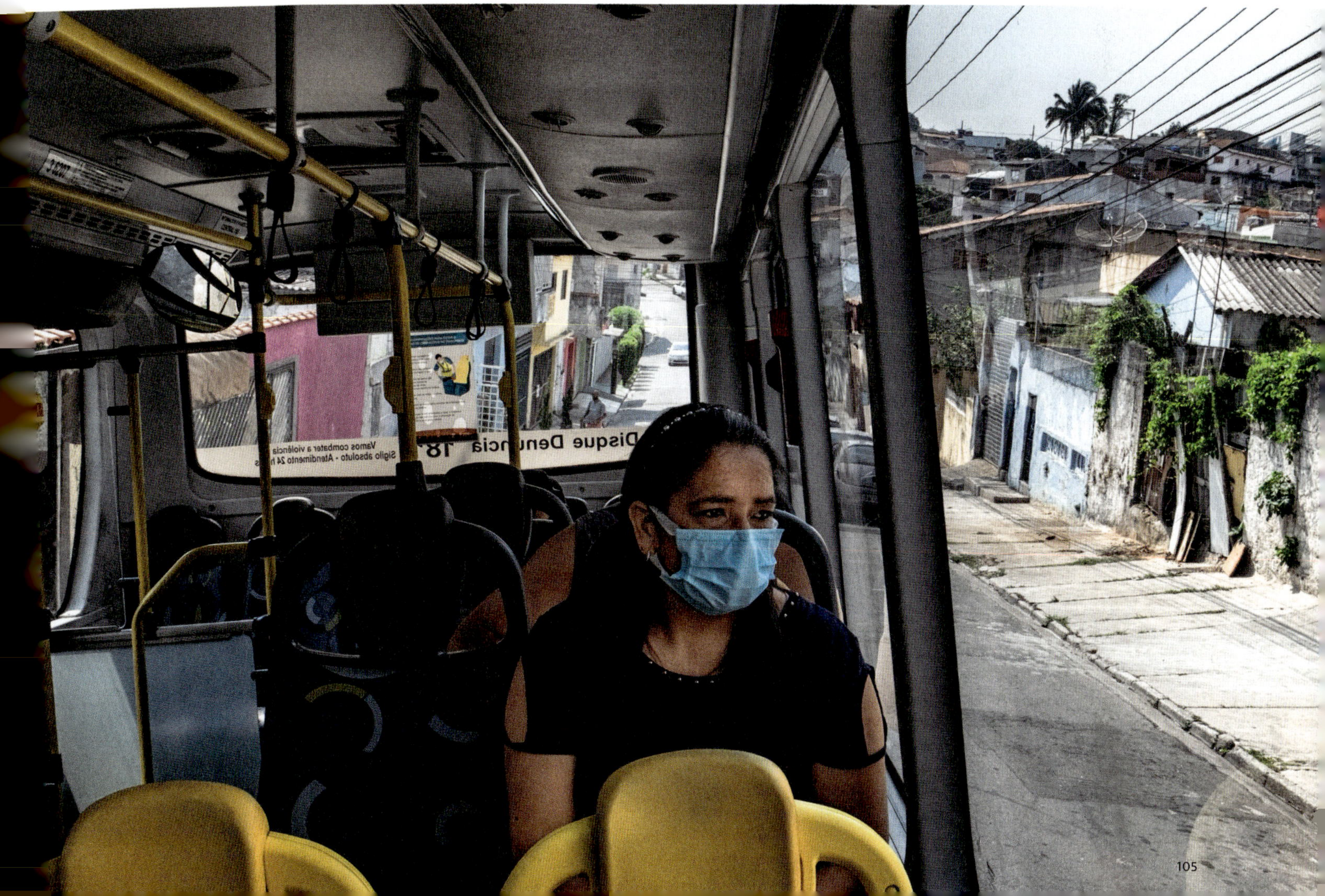

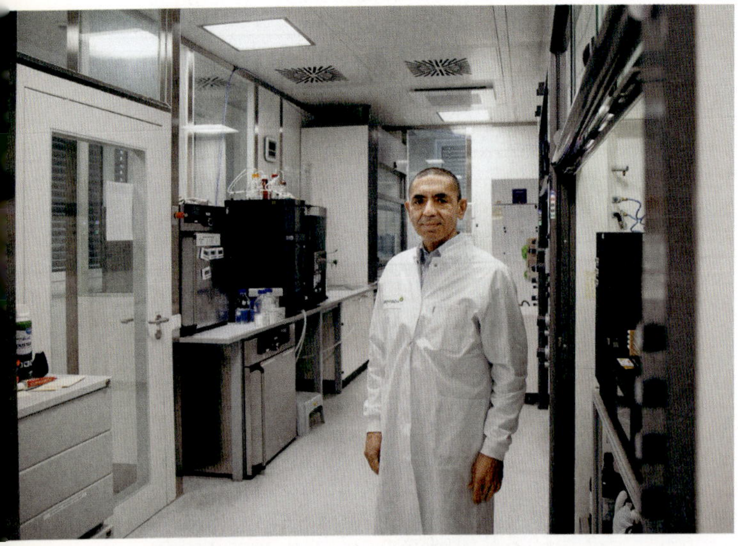

**DER SCHNELLSTE** Uğur Şahin, Mediziner und Mitgründer von Biontech, gab als Erster bekannt, dass die Impfung seines Unternehmens vor COVID-19 schützt

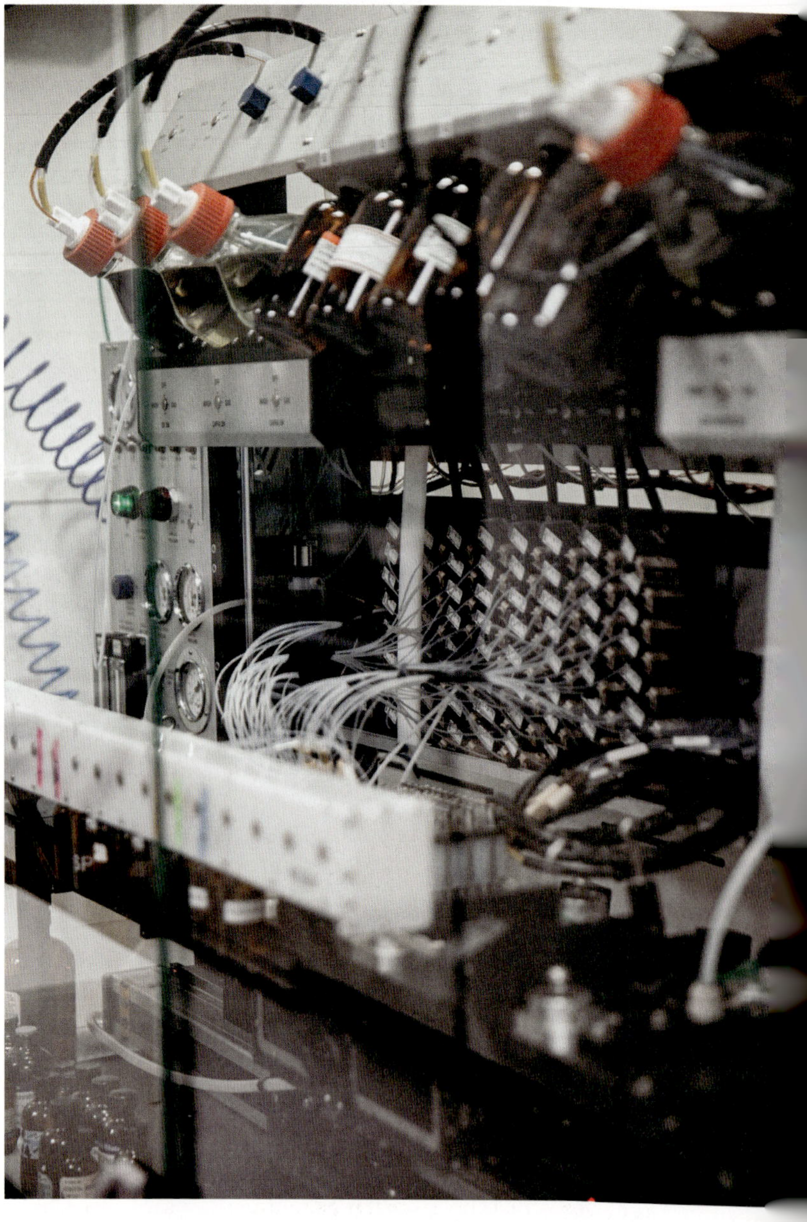

**DIE MISCH-MASCHINE** »Synthese-Einheit« nennt man dieses Ungetüm: Bei Biontech fügt die Anlage verschiedene Flüssigkeiten für die Grundrezeptur des COVID-19-Impfstoffs zusammen

Krankheitsfall unter den Probanden aber sinkt statistisch das Restrisiko, dass die Studie eine Wirksamkeit zeigt, wo eigentlich fast keine ist.

Will man innerhalb kurzer Zeit auf die nötige Zahl von Krankheitsfällen kommen und so ein aussagekräftiges Verhältnis zwischen Infizierten unter den Placebo-Empfängern und den Geimpften herstellen, braucht man nicht nur ein Land, in dem das Virus stark zirkuliert, sondern auch viele Probanden: etwa 40000.

Immer wieder, erzählt Sue Ann Costa Clemens, höre man von riesigen Impfstoffstudien. Als sei es so einfach: dass binnen wenigen Wochen Zehntausende Menschen angeworben werden, eine Spritze verabreicht bekommen und nachkontrolliert werden. Am Anfang sollte sie 2000 Versuchspersonen für den brasilianischen Teil der Oxford-Studie rekrutieren. Später baten die Engländer um eine Verdopplung und, als Costa Clemens auch das schaffte, schließlich darum, die Verdopplung zu verdoppeln.

Mehrere Tausend Menschen, das sind mehrere Tausend Geschichten. Jeder ist in einem anderen Alter, hat vielleicht Vorerkrankungen oder leidet an Allergien. Jede Geschichte muss dokumentiert werden; jedes Schicksal engmaschig kontrolliert, jede kleinste Nebenwirkung zur Kenntnis genommen, jede immunologische Reaktion nach einer Impfung gemessen werden. Die Krankenschwester Antonia Cruz, die Chefin der Abteilung für Intensivmedizin, die Mundchirurgin Denise Abranches – alle bekommen wöchentlich eine Nachricht auf ihr Mobiltelefon: „Haben Sie Fieber, Halsweh, Schüttelfrost?“

**Bis zu 2000 Mal am Tag** klingelt in einem der Testzentren das Telefon. Jede Woche starten Flugzeuge von verschiedenen Flughäfen in Brasilien, um die Blutröhrchen der Probanden nach England zu bringen – wo sie nach einem standardisierten Verfahren untersucht werden. Nichts darf dem Zufall überlassen bleiben.

Auch um den Schutz ihrer Mitarbeiter kümmert sich Sue Ann Costa Clemens. Es ist noch nicht lange her, da versuchten Einbrecher, in ein Testzentrum in São Paulo einzusteigen. Als sie am Alarmsystem scheiterten, drangen sie in das Privathaus der Studienleiterin ein. Sie durchwühlten das Wohnzimmer, auf der Suche nach Informationen über den Impfstoff.

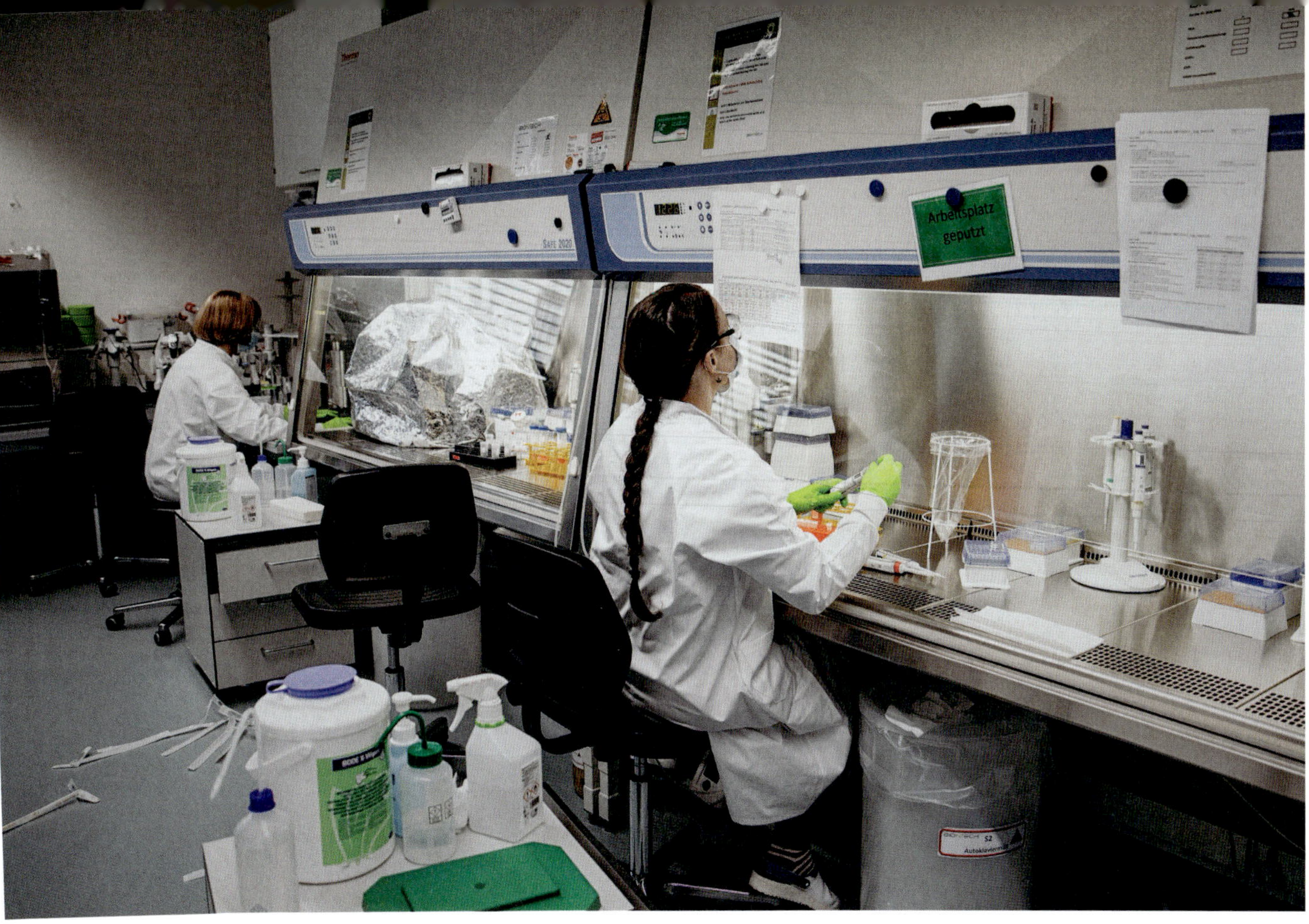


**IN DER IMPFWERKSTATT** Mithilfe von Zellkulturen überprüfen Labormitarbeiterinnen bei Biontech ihre Impfstoffkandidaten

**Noch etwas bereitet Costa Clemens Sorge:** Je besser Brasilien SARS-CoV-2 in den Griff bekommt, desto weniger wahrscheinlich wird es, dass die Probanden in ihrem Alltag dem Coronavirus begegnen. Irgendwann werden Impfstoffforscher ihre Studien hier nicht mehr durchführen können.

Und wenn die ersten Impfstoffe erst einmal auf dem Markt sind, werden es die Nachzügler im Rennen noch schwerer haben, überhaupt noch placebokontrollierte Studien in der notwendigen Größenordnung zu realisieren. Denn welche Ethikkommission würde so etwas noch erlauben: dass Probanden ein wirkungsloses Placebo gespritzt bekommen, wenn doch längst schon wirksame Impfstoffe verfügbar sind? Und welcher Proband wäre dazu noch bereit? Es ist ein Wettlauf gegen den eigenen Erfolg.

## V.

## »Ich habe mit mächtigen Freunden gesprochen, und die sprachen mit noch mächtigeren Freunden«

*Wie der Tod von 11 000 Menschen half, die Forschung an Corona-Impfstoffen zu finanzieren*

Schon einmal, Jahre vor der Corona-Pandemie, brachen Forscher auf, die Welt von einem tödlichen Virus zu befreien. Schon einmal schrieben sie Fachartikel über neueste Impfstofftechnologien, schon einmal standen sie davor, Zigtausende Menschenleben zu retten.

**DIE MACHERIN** Sue Ann Costa Clemens, Professorin für Infektiologie, rekrutierte rund 10 000 Probanden für eine Impfstudie in Brasilien

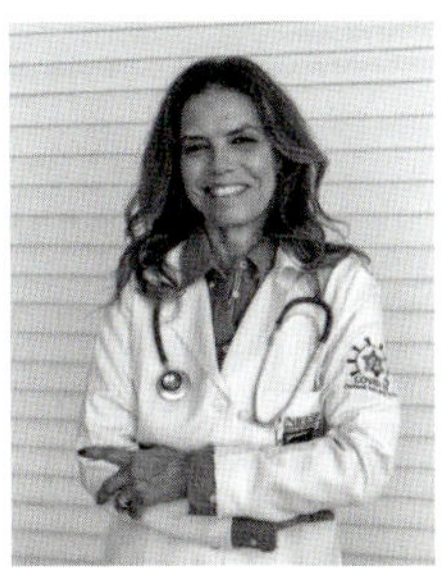

Doch als das Virus zuschlug, konnten die Wissenschaftler nur hilflos zusehen: Mehr als 11 000 Menschen starben in den Jahren 2014 und 2015 in Westafrika an Ebola.

Sieben vielversprechende Impfstoffkandidaten hatten die Forscher in ihren Pipelines gehabt, alle waren erfolgreich an Affen getestet worden. Doch kein Unternehmen war bereit gewesen, Geld für große Studien an Menschen bereitzustellen. „Market failure", Marktversagen, nennt die Wirtschaftswissenschaft dieses Phänomen.

Ein Impfstoffexperte, der damals die Lage beobachtete, formuliert es drastisch: „Keiner interessierte sich für ein paar tote Afrikaner im Busch."

**Gegen Ende der Ebola-Katastrophe** ging Tore Godal in Norwegen an sein Telefon. Ein Wissenschaftler war am Apparat, der mit Kollegen einen Artikel im renommierten „New England Journal of Medicine" veröffentlicht hatte: Es dürfe nicht mehr sein, dass Impfstoffe „im Tal des Todes" sterben – ein Ausdruck in Fachkreisen dafür, dass Impfstoffe kleiner Forschergruppen es oft nicht über Versuche an Tieren hinaus schaffen, bloß weil ihnen Geld fehlt. Es war eine Brandschrift.

Ob Godal helfen könne, einen zwei Milliarden US-Dollar schweren Forschungsfonds zu generieren, fragte der Autor. Jetzt, nach der Blamage in Westafrika, stünden die Zeichen günstig. Tore Godal erzählt heute per Videokonferenz: „Ich sagte, zwei Milliarden sei recht ambitioniert, aber ein bisschen weniger wäre sicher machbar."

**Tore Godal ist eine Legende in der Impfbranche.** Er ist Mitinitiator von „Gavi", einer Organisation, die sich weltweit um die gerechte Verteilung von Impfstoffen kümmert. Gefragt danach, wie er das Geldsammeln angegangen sei, grinst er in die Laptopkamera: „Ich habe mit mächtigen Freunden gesprochen, und die sprachen mit noch mächtigeren Freunden."

Am Ende entstand eine erstaunliche Allianz aus Unterstützern: Norwegen, Indien, Deutschland, Japan, die Gates-Stiftung und der britische Wellcome Trust gehörten zu den Geldgebern der ersten Stunde. 2017 stellte sich die „Coalition for Epidemic Preparedness Innovations", kurz CEPI, auf dem Weltwirtschaftsforum in Davos vor.

Heute arbeiten 100 Leute in London, Oslo und Washington daran, das Gründerversprechen von 2017 einzuhalten: Nie wieder soll die Welt mit leeren Händen dastehen.

Dafür begann CEPI schon bald, Wissenschaftlergruppen finanziell, aber auch fachlich zu unterstützen, die an Impfungen gegen vernachlässigte Krankheiten forschten: Ebola, wogegen es mittlerweile einen Impfstoff gibt, Lassafieber oder etwa die Lungenkrankheit MERS. Darüber hinaus bereitete CEPI den Kampf gegen „Disease X" vor – wenige Jahre, bevor der Forscher Yong-Zhen Zhang das Coronavirus in China entschlüsselte.

Bereits vor der Pandemie stand das Tübinger Unternehmen Curevac mit seiner Impfstoffplattform auf der Förderliste von CEPI, genau wie die Universität Queensland in Brisbane oder wie das Imperial College in London. Als die ersten Nachrichten über das Virus eintrafen, erreichte etliche Forscher schon im Januar von CEPI sinngemäß die Bitte: Jetzt auf SARS-CoV-2 konzentrieren!

Noch bevor andere Geldgeber das Ausmaß des neuen Virus überhaupt erkannt hatten, konnten manche Firmen mithilfe dieser jungen Allianz ihre Forschung an vielversprechenden Impfstoffkandidaten vorantreiben – und so wertvolle Monate gewinnen. Im Gegenzug für die Unterstützung müssen sie im Erfolgsfall die Fördergelder zu einem Teil zurückzahlen und ihre Impfung kostengünstig für Entwicklungs- und Schwellenländer bereitstellen: eine Win-win-Situation.

# Impfstoffe: Verschiedene Wege zur Immunität

## Körpereigene Abwehr gegen Erreger

Coronaviren dringen wie andere Viren in Körperzellen ein, vermehren sich dort und verlassen sie in großer Zahl. Immunzellen nehmen sie auf und bilden aus Virusfragmenten kleine Peptide auf ihrer Oberfläche (»Antigenpräsentation«). Eine Kaskade von Immunreaktionen startet. Diese lässt sich auch mit Impfstoffen auslösen. Wir zeigen acht unterschiedliche Wege zu einem Vakzin

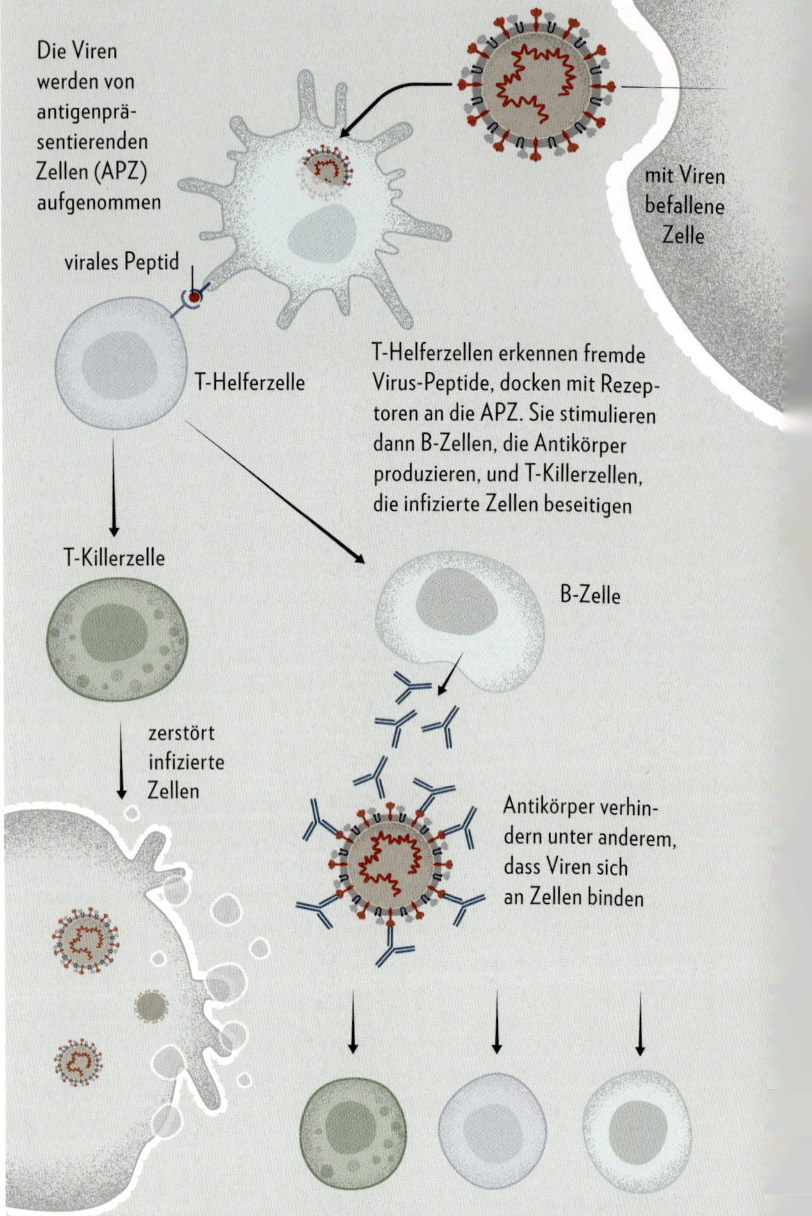


Nach einer Weile bilden sich im Körper B- und T-Zellen, die einen Erreger im Gedächtnis behalten. Begegnen wir ihm wieder, kann das Immunsystem schneller gegen ihn vorgehen. Diese Immunität kann Monate oder Jahre erhalten bleiben

## VAKZINE, DIE VIREN ENTHALTEN

**Lebendimpfstoffe**
Viren werden abgeschwächt, sodass sie bestimmte krank machende Eigenschaften nicht mehr haben. Ein Beispiel sind Impfstoffe gegen Masern, Mumps und Röteln

**Impfstoffe mit inaktiven Viren**
Mit Hitze oder Formaldehyd werden große Mengen an Viren so verändert, dass sie sich nicht vermehren können. Eine chinesische Firma arbeitet an solch einem Corona-Vakzin

## IMPFSTOFFE MIT DEM ERBGUT DER VIREN

**DNA-Impfstoffe**
Gene stellen den Bauplan für Virus-Proteine, etwa für Zacken auf Coronaviren (Spikes). Die DNA lässt sich in Impfstoffe packen, Proteine entstehen im Körper, die Immunantwort folgt

**mRNA-Vakzine**
Auch mRNA liefert Baupläne für Virus-Proteine (sie wird teils in Lipide gepackt). Der Körper produziert daraus Virus-Antigene. Diese Variante gewann das Rennen um den COVID-19-Impfstoff

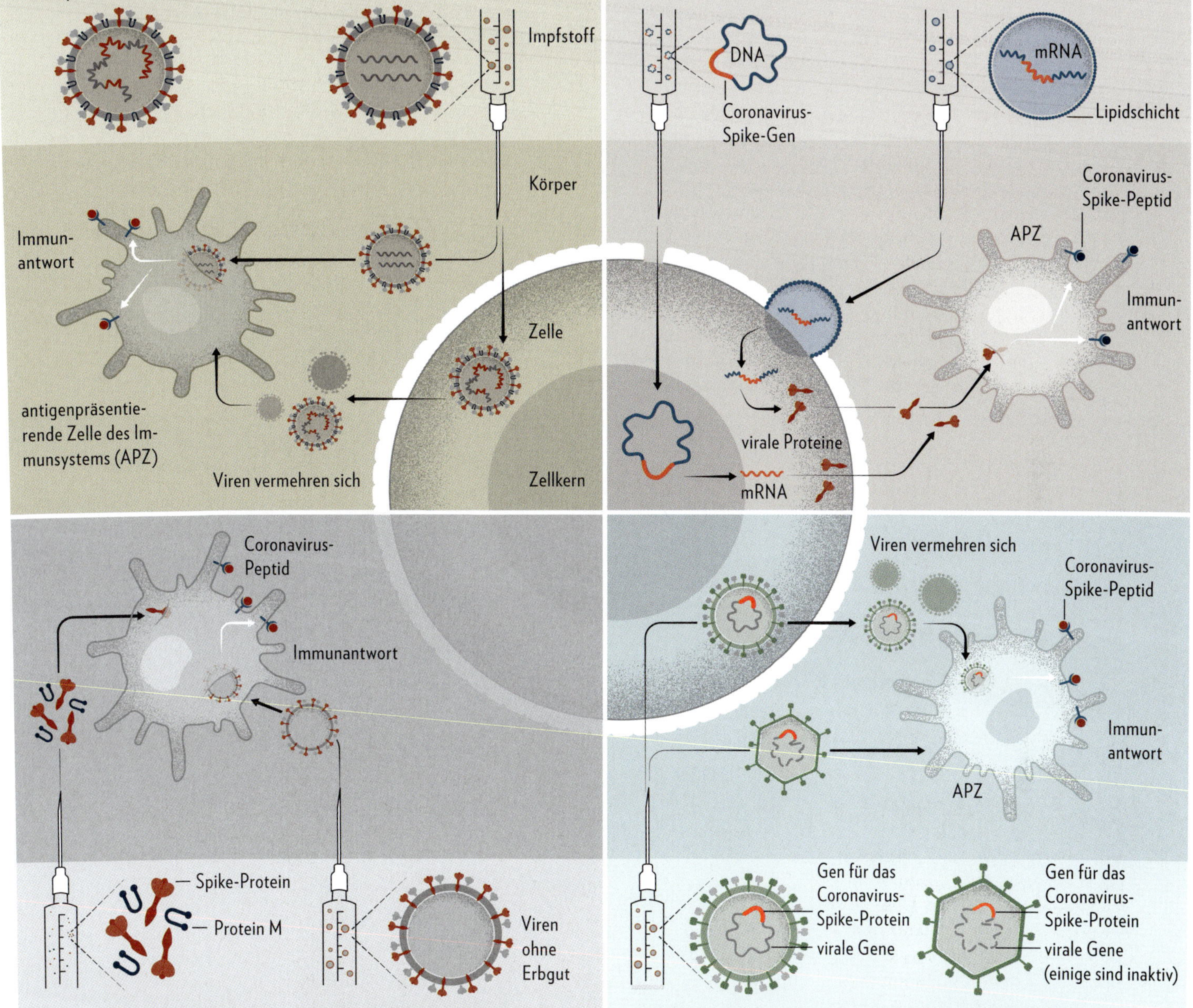


**Protein-Untereinheiten**
Coronaviren enthalten in ihrer Hülle verschiedene Proteine, die für sie charakteristisch sind. Gibt man diese in einen Impfstoff, kann die Kaskade der Immunantwort in Gang gesetzt werden

**Virusähnliche Partikel**
Im Rennen um den Impfstoff arbeiten einige der Forschungsteams mit leeren Hüllen von Coronaviren. Die krank machenden Gene sind entfernt, aber das Immunsystem erkennt Hüllenstrukturen und kann aktiv werden

## VAKZINE MIT VIRUS-PROTEINEN

**Vermehrungsfähige Viren**
Die Methode verwendet bestimmte Viren, etwa Adenoviren, als Transportmittel. Sie enthalten eigene Gene plus Infos über das Virus, das bekämpft werden soll. Der Oxford-Impfstoff gegen SARS-CoV-2 ist solch ein Vakzin

**Inaktive Viren**
Die viralen Vektoren dienen als Vehikel, können sich aber nicht vermehren. Das Prinzip wird in Gentherapien für seltene Krankheiten eingesetzt. Auch in der Coronavirus-Krise versuchen Firmen diesen Ansatz

## IMPFSTOFFE MIT VIREN ALS TRANSPORTER

## VI.
## »Hier bin ich«

*Wie ein Mainzer Unternehmen das Rennen um den Impfstoff gewann*

Das Ungewöhnliche zeigt sich, wenn man auf das Normale schaut: Zehn Jahre, acht Monate und 16 Tage braucht ein Impfstoff im Schnitt von den ersten Experimenten bis zur Zulassung. Nur sechs Prozent aller Kandidaten erreichen das Ziel. Ein neu zugelassener Impfstoff ist nicht der wahrscheinliche Ausgang. Er ist stets der unwahrscheinliche.

Um das Ungewöhnliche zu verstehen, kann man den Biontech-Gründer Uğur Şahin in Mainz besuchen, Adresse: An der Goldgrube 12. Seitdem seine Firma als erste weltweit ein Ergebnis der Phase-3-Studie verkündete, ist Şahin zu einem Star aufgestiegen, der Sohn türkischer Fabrikarbeiter, der es zum Professor für Tumormedizin brachte. Und mit seinen Anteilen an Biontech zum mehrfachen Milliardär.

Der Star kommt mit einem Mountainbike zur Arbeit, vom dem der Lack abplatzt. Sein Büro liegt gegenüber von Laboren, wo Mitarbeiter in weißen Kitteln Proben pipettieren. Auf der Treppe nimmt er zwei Stufen auf einmal. Uğur Şahin verliert ungern Zeit. Zum Experten für Coronaviren wurde Şahin innerhalb von drei Tagen. Ende Januar 2020 stieß er auf einen medizinischen Bericht über eine chinesische Familie, in der sich der Erreger blitzschnell verbreitet hatte. Er recherchierte zum Stichwort „Wuhan“ und fand: internationaler Flughafen, Verkehrsknotenpunkt, Gefahr einer weltweiten Ausbreitung. Nun stieg in Şahin eine drängende Gewissheit auf: Der große Moment für seine über Jahre entwickelte mRNA-Technologie stand bevor. Er räumte sich das gesamte Wochenende frei.

Şahin studierte, wie Impfstoffkandidaten gegen SARS und MERS funktionierten. Fand die Arbeit

**MOMENT DER RUHE** Normalerweise geht es hektisch zu im Testzentrum für klinische Studien in São Paulo, das Dr. Christiano Zerbini leitet; freiwillige Studienteilnehmer werden dort geimpft

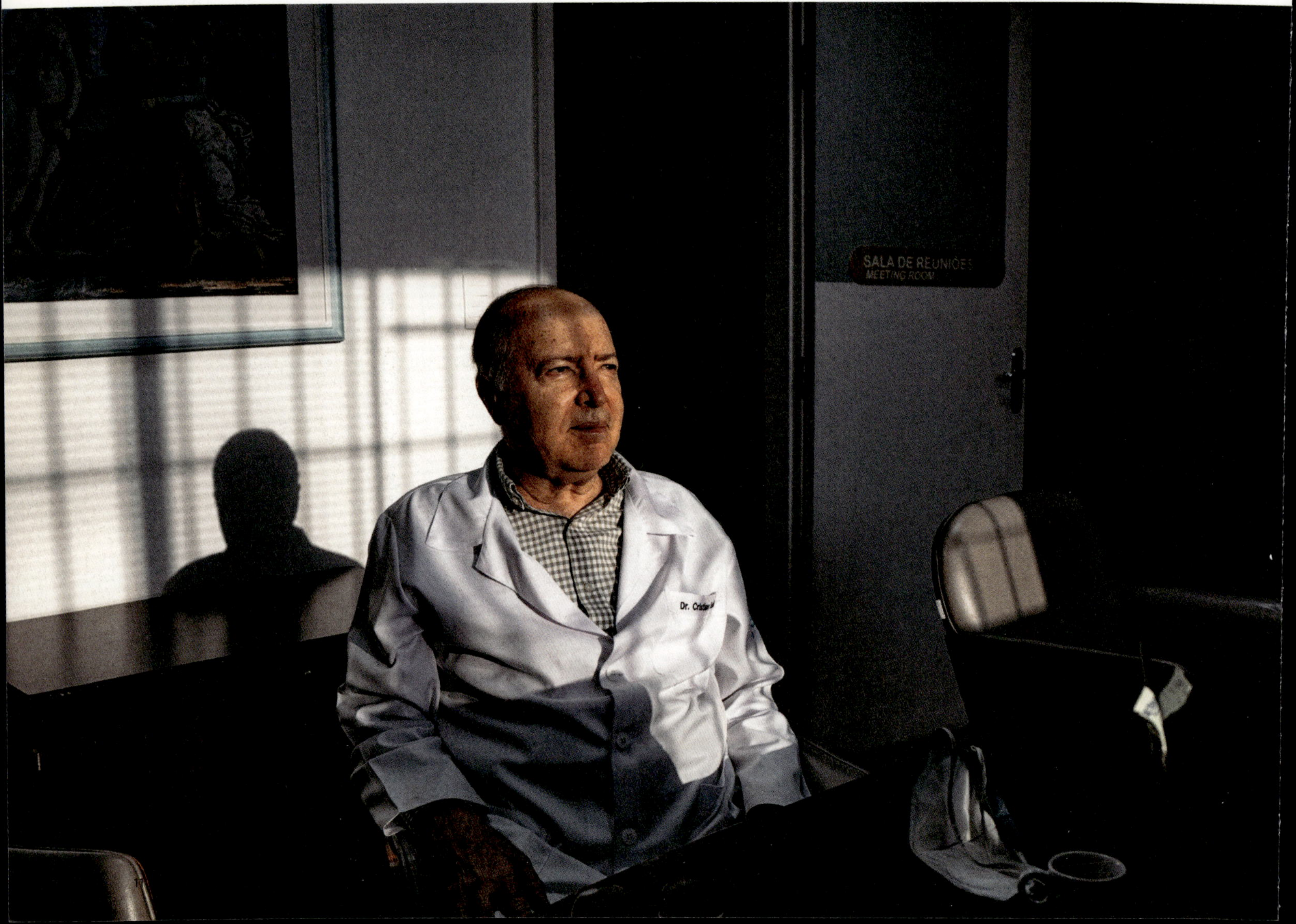

des Chinesen Zhang. Schnitt den genetischen Code von zwei Virenbruchstücken aus, wählte verschiedene seiner Impfplattformen aus. Am 27. Januar, aus Bayern wurde der erste Coronafall Deutschlands gemeldet, informierte Şahin die Führungskräfte seiner Firma. Man steuere auf eine Pandemie zu, sagte er. Er habe schon Designs für Impfkandidaten vorbereitet; man müsse sofort mit der Entwicklung beginnen. Şahin schaute in ungläubige Gesichter.

**Uğur Şahin springt auf,** läuft zu einer Tafel in seinem Büro und sagt: „Ich mal's eben auf." Er ordnet seine Teams kreisförmig, verbindet sie mit Pfeilen. In die Mitte des Ganzen zeichnet er einen weiteren Knubbel. „Hier kommt alles zusammen", sagt er: „Hier bin ich."

Vor COVID-19 sei ein Team erst dann gestartet, wenn alle Vorarbeiten erfolgreich abgeschlossen waren, wie bei einem Staffellauf: „Diesmal sind alle gemeinsam losgelaufen."

Während eine Gruppe mit der Zulassungsbehörde über Studien am Menschen sprach, wartete die Gruppe, die mit Tieren arbeitet, noch auf einen Durchbruch: dass jemand Mäuse züchtet, die an COVID-19 erkranken können. Während eine Gruppe Zellkulturen auf Antikörper untersuchte, schrieb die andere schon an Anträgen für Behörden.

Bald waren 400 Spezialisten mit der COVID-19-Impfung beschäftigt. Und als die ersten Versuchsaffen mit dem Coronavirus infiziert wurden, ging eine Meldung online: „Probanden gesucht. Bitte melden."

Dass Uğur Şahin schneller war als andere, dass Curevac seinen Impfstoffkandidaten im November erst an einigen Hundert Menschen getestet hatte und Biontech bereits an mehr als 40000, hängt auch damit zusammen, dass er einen mächtigen Partner wählte: Pfizer.

Das amerikanische Unternehmen ist ein Schwergewicht der Pharmaforschung, mit Arzneimittelfabriken auf allen Kontinenten und derzeit 92 Substanzen in Studien am Menschen.

In einem Studienzentrum in Mannheim flossen bald zehn Milliliter Impfstoff in den Muskel eines ersten Probanden. Und in den USA erkundigten sich Menschen bei Pfizer, ob auch sie an einer Studie teilnehmen könnten. Eric Coe aus Florida war einer von ihnen, 74 Jahre alt, Risikogruppe. Er reist viel, spielt Tennis, baut mit seiner Firma Shoppingcenter. Sein Motiv für eine Teilnahme: endlich wieder in Restaurants gehen zu können, wieder golfen mit dem Enkel. „Rein egoistisch", sagt er.

Als Eric Coe nach dem Einstich Schüttelfrost bekam und seine Temperatur auf fast 39 Grad stieg, als er seinen Arm kurzzeitig nicht mehr über den Kopf heben konnte, war er glücklich. Er hatte kein Placebo bekommen.

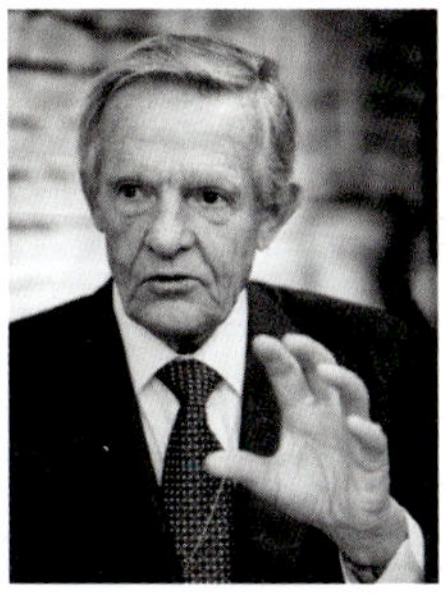

**DER GELDSAMMLER** Tore Godal gilt als Ikone in der Impfstoffbranche. Schon vor der Coronakrise half der Arzt mit, Fonds für die Forschung an Impfstoffen zu generieren

## VII.
## »Man merkt, was man alles nicht weiß«

*Wie ein Computerprogramm mit über die Verteilung der Impfstoffe entscheidet*

In der obersten Etage des Robert-Koch-Institut (RKI) in Berlin ist die Pandemie ein Computercode auf ockerbraunem Grund. Tausende Zeilen, die mit darüber entscheiden werden, ob zuerst die Schwachen geimpft werden oder die Schulkinder; der Putzmann oder die Lehrerin; die Ärztin oder ihr Patient.

Geschrieben hat die Zeilen Stefan Scholz, zusammen mit Kollegen. Scholz hat einen Abschluss in Public Health und in Statistik. Erst im Frühjahr 2019 hat er mit drei Kollegen sein Büro bezogen. Eigentlich sollte das Team ein Modell zur Übertragung von Meningokokken entwerfen, Bakterien, die Hirnhautentzündungen auslösen. Als Corona kam, haben sie umgesattelt, jetzt arbeiten die vier nur an einer Aufgabe: die Pandemie am Computer nachzubauen.

Das „mathematische Transmissionsmodell" soll simulieren, wie sich die Seuche in Deutschland durch eine Impfung verändert, also: wie viele Menschen an COVID-19 erkranken und welche Symptome sie haben; welcher Anteil der Infizierten ins Krankenhaus muss und wie viele sterben. Wenn es funktioniert, kann das Modell Antworten auf entscheidende Fragen liefern: Was würde passieren, wenn man nur die Alten impft? Die Kinder? Die Ärzte?

**RECHERCHE VOR ORT** GEO-Autorin Vivian Pasquet hat im Universitätskrankenhaus von São Paulo mit Medizinern gesprochen – und sich mit Schutzkleidung auf die Intensivstation begeben

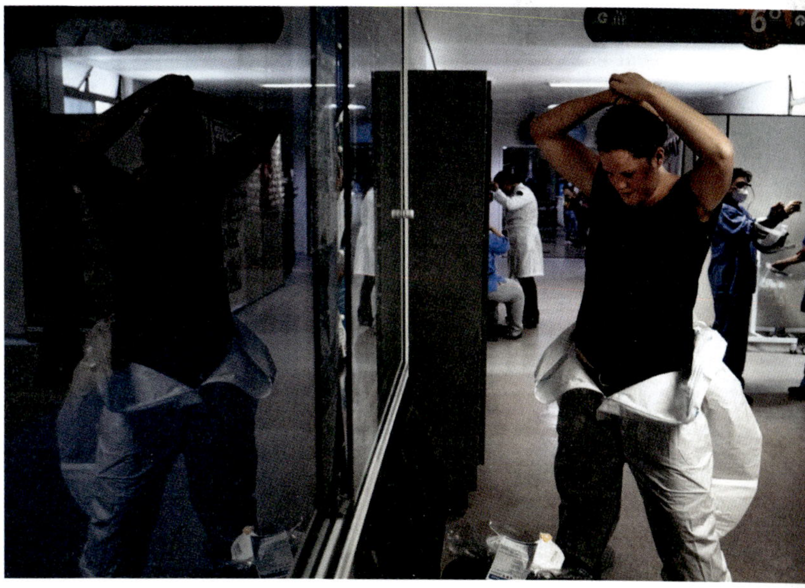

Um Futter für das Programm zu finden, sammeln Scholz und seine Kollegen unfassbar viele Daten. Tausende Fragebögen haben sie an die Bevölkerung verschickt. Egal, ob ein Vater seinem Sohn einen Gutenachtkuss gibt oder sich eine halbe Stunde von einer Schuhverkäuferin beraten lässt: Scholz will wissen, welche Altersgruppen wo und wie lange miteinander Kontakt haben. Auch die Meldestatistiken der Gesundheitsämter helfen, jedes noch so kleine Detail der Krankheit zu erfahren. Scholz schaut, wie viele der positiv Gemeldeten Husten hatten und wie viele auch Fieber; wie viele beatmet werden mussten und ob sie noch leben.

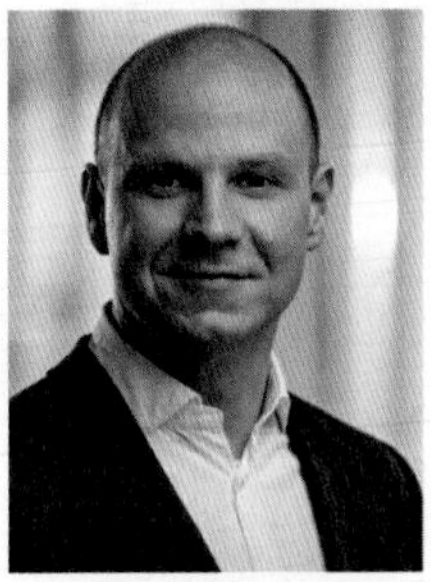

**DER STATISTIKER**
Stefan Scholz baut am Robert-Koch-Institut die Coronapandemie am Computer nach. Das mathematische Modell entscheidet mit, wer zuerst geimpft wird

**Scholz' Arbeitsgruppe** ist Teil des Fachgebiets Impfprävention am Robert Koch Institut. Es besteht aus mehreren Teams und soll vor allem die Ständige Impfkommission (STIKO) mit Informationen versorgen. Das Gremium zählt 18 Mitglieder; Allgemeinärzte, Epidemiologen, Statistiker, Experten für öffentliche Gesundheit. Auch ohne Pandemie tagt die STIKO mehrmals im Jahr und gibt aktualisierte Impfempfehlungen heraus. Jetzt muss sie empfehlen, wer die neuen Impfstoffe wann bekommen soll.

Denn Scholz' Programm kann zwar die Effekte der Impfung berechnen, aber welche Prioritäten es setzen soll, entscheidet der Mensch. Dabei geht es um ethische und politische Fragen: Soll die Zahl der Klinikeinweisungen sinken? Oder nur die Zahl der Toten? Und spielen die gewonnenen Lebensjahre eine Rolle? Ist das Leben eines 20-Jährigen schützenswerter als das von fünf 80-Jährigen? Ist es hinnehmbar, dass ein 40-Jähriger am Virus stirbt, damit ein 93-Jähriger überlebt?

Der Vorsitzende der STIKO, Thomas Mertens, sagt: „Solche extremen Fälle können Sie immer konstruieren, das ist das Wesen einer Priorisierung." Er und seine Kollegen aber kümmern sich um viel mehr: um die Gesundheit einer ganzen Nation. Im Dezember empfiehlt das Gremium, mit über 80-Jährigen zu beginnen und mit Gesundheitspersonal, das dem Virus besonders stark ausgesetzt ist – beispielsweise in Pflegeheimen oder auf der Notaufnahme. Anschließend solle man sich zu den Jüngeren und anderen Berufsgruppen vorarbeiten.

Stefan Scholz liebt die Arbeit am Computermodell, weil es erbarmungslos die Schwachstelle jeglicher menschlicher Besserwisserei ausleuchtet: „Es zeigt, was man alles nicht weiß." Wie viele Infizierte ohne Symptome gibt es tatsächlich? Wie gut schützen Masken wirklich? Eine der entscheidenden Fragen der nächsten Monate wird sein: Verhindert die Impfung nur die COVID-19-Symptome oder auch eine Übertragung des Virus?

Auch nach der Zulassung der ersten Impfstoffe wird Stefan Scholz in seiner Simulation deshalb immer noch Menschen einen Mundschutz aufsetzen oder Schulen schließen.

Eine Impfung wird das Virus schwächen, Krankheitsverläufe mildern, die Zahl der Kranken senken. Aber SARS-CoV-2 wird nicht einfach verschwinden. Scholz sagt: „Wir werden noch Jahre mit dem Virus leben."

## VIII.

## »Man muss den Leuten ehrlich sagen, dass es keine hundertprozentige Sicherheit geben kann«

*Wie man das Vertrauen in Impfstoffe stärkt*

Noch eine weitere Zahl fließt in das mathematische Transmissionsmodell ein. Sie kann das Wagnis des Genomfinders Yong-Zhen Zhang vergeblich machen, der seine Karriere aufs Spiel setzte, um die Welt zu warnen; genauso die jahrelange Arbeit der mRNA-Forscherin Mariola Fotin-Mleczek; die Leistung der Studienorganisatorin Sue Ann Costa Clemens, die Unterstützung von CEPI oder den Erfolg von Uğur Şahin. Die Zahl könnte den Verlauf dieser Pandemie bestimmen. Die Psychologin Cornelia Betsch von der Universität Erfurt lässt sie in regelmäßigen Abständen deutschlandweit messen, mit der Frage: „Würden Sie sich gegen das Coronavirus impfen lassen?"

Waren im April 2020 noch 79 Prozent der Menschen zu einer Impfung gegen COVID-19 bereit, sank die Zahl im Februar 2021 auf 65 Prozent.

**Das Vertrauen in die Sicherheit**, sagt Cornelia Betsch, beeinflusse die Impfentscheidung am stärksten. Wer es erhöhen möchte, der müsse vor allem eines: richtig kommunizieren. Es gibt dafür vielfach erprobte Regeln: nicht zu hohe Erwartungen wecken. Zuhören, welche Fragen in sozialen Medien gestellt werden. Auf Falschinformationen schnell reagieren. Und man muss deutlich machen, dass die Zulassungsbehörden, auch wenn Impfstoffe bereits auf dem Markt sind, weiter Meldungen über Nebenwirkungen sammeln, auswerten und im Zweifel darauf reagieren. „Man muss den Leuten aber auch ehrlich sagen, dass es bei Impfstoffen keine hundertprozentige Sicherheit geben kann", sagt Betsch, „wie bei keinem medizinischen Produkt."

Der Vorsitzende der Ständigen Impfkommission, Thomas Mertens, sagt: „Natürlich kann ich mir theoretisch Risiken einer Corona-Impfung überlegen. Sie können aber auch morgen von einem Eisklotz erschlagen werden, der sich von einer Boeing 747 löst. Ich bin 70 Jahre, nicht kerngesund und übergewichtig. Natürlich lasse ich mich impfen."

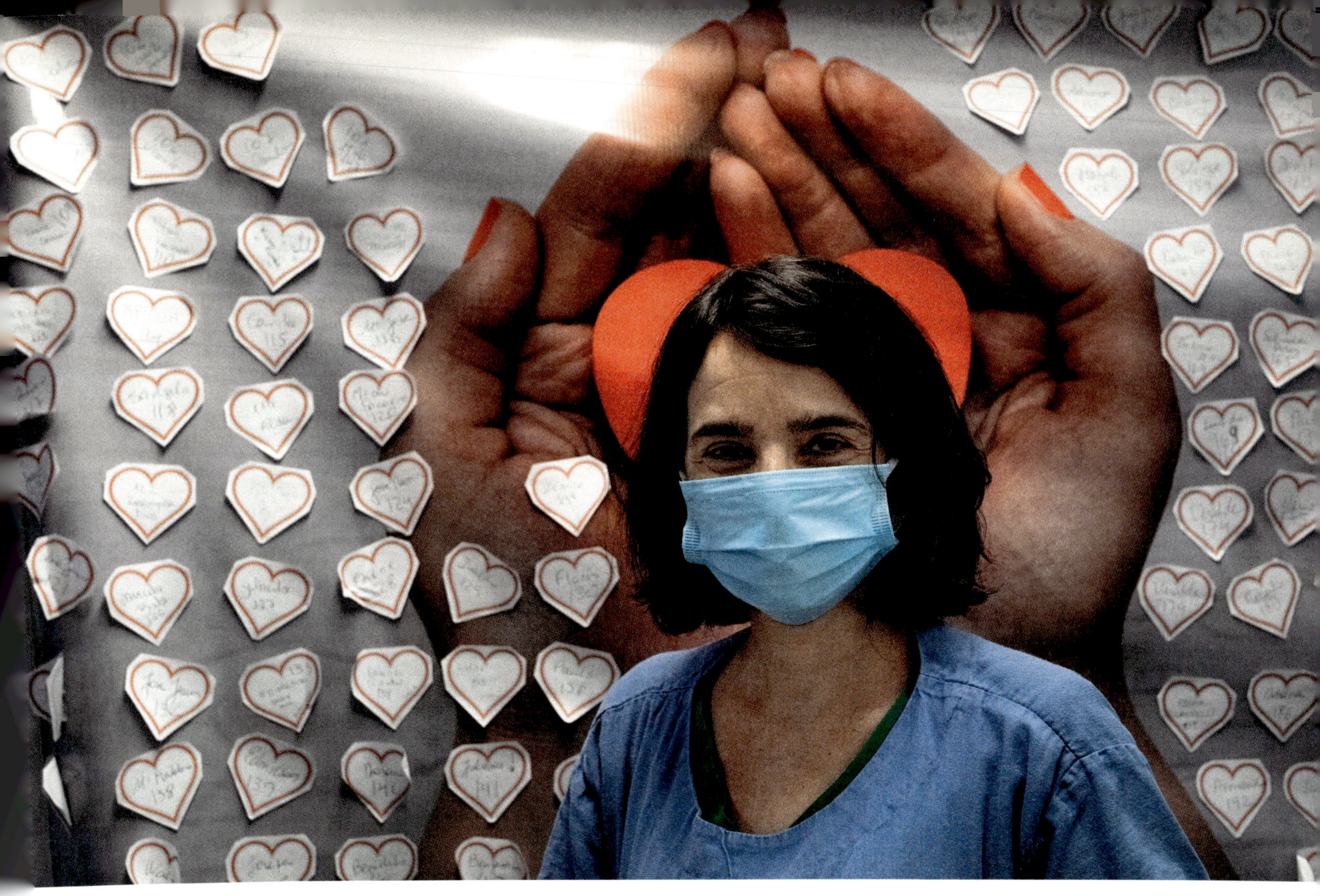

**DIE MUTMACHERIN** Flavia Machado, die Leiterin der Intensivstation in São Paulo, lässt für jeden COVID-19-Überlebenden ein kleines Herz aufhängen

Manchmal, wenn Denise Abranches, die erste Phase-3-Probandin Südamerikas, am Bett eines Patienten steht und dessen Rachen desinfiziert, hält sie kurz inne. Sie nimmt die Hand des Kranken und sagt: „Wir werden uns bald besser gegen dieses Virus verteidigen können. Ich nehme an einer Studie teil, damit dieses Leid endet."

Die Wände auf den Gängen der Intensivstation hängen voll von Dankesschreiben, „zur Motivation!", sagt die andere Probandin, die Chefin der Station. Die Dankesworte stammen nicht nur von Genesenen. Sondern auch von Angehörigen, die ihre Liebsten verloren haben: Rund 60 Prozent aller Covid-19-Patienten, die hier an Maschinen beatmet wurden, haben nicht überlebt.

Ob das nicht frustrierend sei, fragen wir, das GEO-Team. Da schüttelt die Chefin den Kopf und sagt: „Kommen Sie mal mit!" Sie führt uns den Gang entlang zu einer Stellwand, auf der kleine Papierherzchen kleben. Auf jedem Herz steht der Name eines Überlebenden. Die Chefin tippt auf ein Herz: „Juliano, 33 Jahre. Lag fünf Monate hier, sieben Mal blieb sein Herz stehen! Jetzt ist er zu Hause." Sie tippt auf weitere Namen, zu jedem kann sie eine Geschichte erzählen. „Sie können darüber berichten, wer hier alles gestorben ist", sagt sie schließlich. „Oder Sie erzählen eine Geschichte der Zuversicht."

232 Herzen kleben auf der Wand.

•••

## Hinter der Geschichte

*Martin Schlak und Vivian Pasquet recherchierten diesen Text in der zweiten Jahreshälfte 2020 (Mitarbeit: Jan Christoph Wiechmann und Anuschka Tomat). Erst zum Ende der Recherche wurde klar, dass das Mainzer Unternehmen Biontech die erste Impfung gegen COVID-19 bis zur Marktreife bringen würde. Während Martin Schlak Biontech besuchte und mit dem chinesischen Entdecker des Virus sprach, verbrachte Pasquet eine Woche im brasilianischen São Paulo und traf Probanden des Oxford-AstraZeneca-Impfstoffs. Die erste Welle war dort gerade abgeebbt, die Menschen durften hoffen. Heute sieht die Situation anders aus: Mit voller Wucht ist die zweite Welle über Brasilien gekommen. Vor allem eine hoch ansteckende Mutation des Virus bereitet Grund zur Sorge. Impfkampagnen liefen nur schleppend an.* ○

Interview: Vivian Pasquet und Claus Peter Simon

Illustration: Tim McDonagh

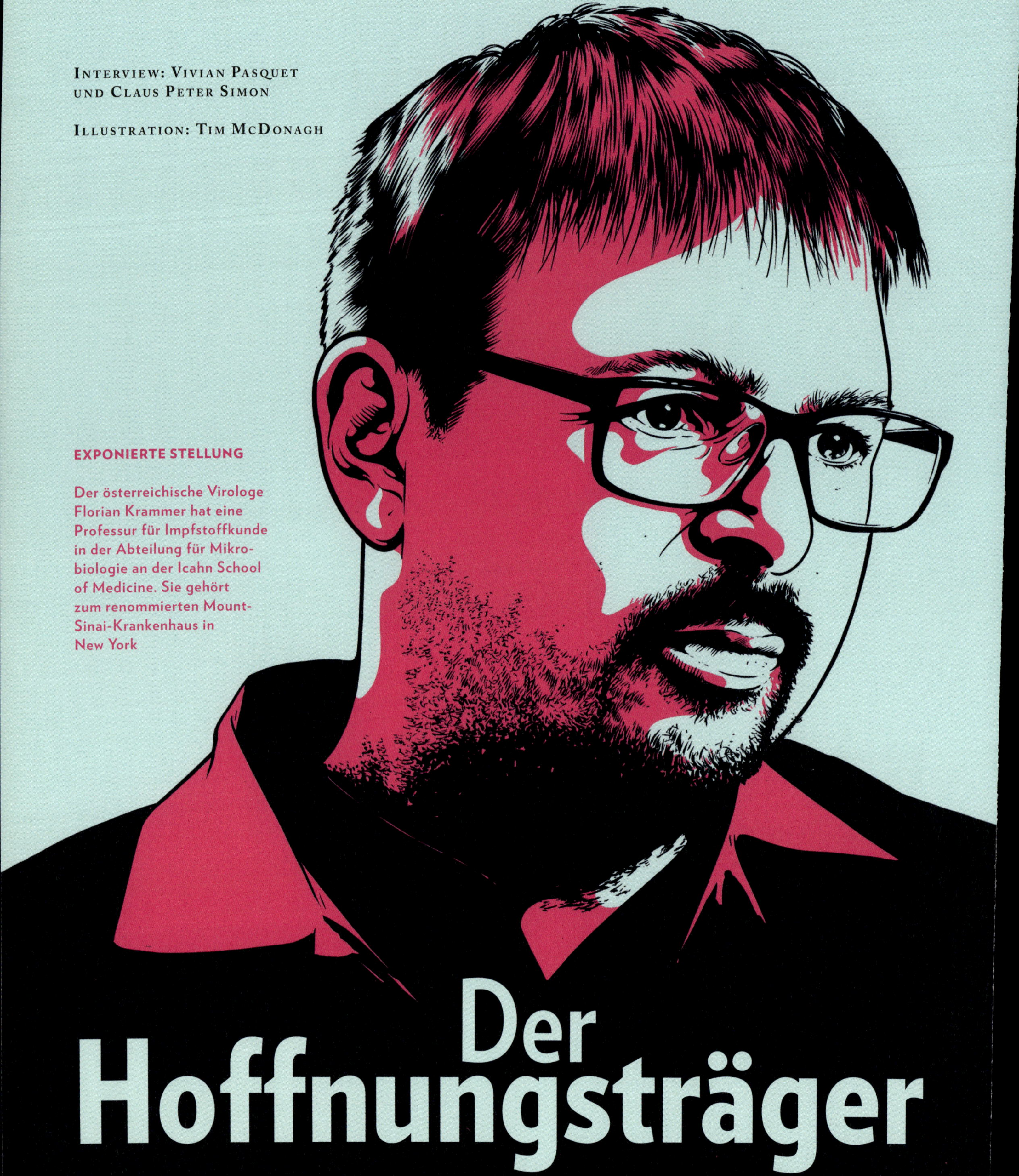

**EXPONIERTE STELLUNG**

Der österreichische Virologe Florian Krammer hat eine Professur für Impfstoffkunde in der Abteilung für Mikrobiologie an der Icahn School of Medicine. Sie gehört zum renommierten Mount-Sinai-Krankenhaus in New York

# Der Hoffnungsträger

Florian Krammer ist einer der **Top-Virologen** weltweit. Er geht davon aus, dass in den nächsten Jahren **universelle Impfstoffe** zur Verfügung stehen, die vor allen Grippeviren gleichzeitig schützen – und die auch den neuen Corona-Mutationen ihren **Schrecken nehmen** könnten

**GEO WISSEN:** *Herr Krammer, was ist der Vorteil der neuartigen mRNA-Impfstoffe, wie sie von Moderna und Biontech/Pfizer gegen SARS-CoV-2 produziert werden?*
**Florian Krammer:** Vor allem die ungeheure Schnelligkeit, mit der sie entwickelt worden sind. Das wäre mit anderen Arten von Impfstoffen nicht möglich gewesen. Am 10. Januar 2020 wurde die genetische Sequenz des SARS-CoV-2 entschlüsselt – und keine zehn Wochen später, am 16. März, wurde schon der erste Mensch in einer Phase-1-Studie mit einem mRNA-Impfstoff geimpft.

*Gibt es weitere Vorteile?*
Die mRNA-Vakzine regen in unseren Zellen die Bildung eines Corona-charakteristischen Eiweißes an, gegen das der Körper dann Antikörper bildet. Zusätzlich lösen die Impfstoffe eine starke Antwort unserer T-Zellen aus, die sich ebenfalls gegen den Erreger richten. Das Immunsystem reagiert also auf zweierlei Weise. Die Vakzine lassen sich zudem recht schnell anpassen, wenn es zu Virus-Mutationen kommt, bei denen der ursprüngliche Impfstoff nicht mehr so gut wirkt. Außerdem gibt es nicht das Problem, dass Menschen eine gewisse Immunität gegen die zweite Impfung entwickeln.

Das kann bei sogenannten Vektor-Impfstoffen der Fall sein, die mit Viren als Transportmittel arbeiten. Bei denen bewirkt womöglich die Zweitimpfung nicht mehr so viel.

*Wo es Vorteile gibt, gibt es vermutlich auch Nachteile.*
Die Impfstoffe müssen stabil bleiben, damit sie wirken können – das erreicht man mit Kälte. Der Moderna-Impfstoff muss bei minus 20 Grad Celsius gelagert werden, der von Biontech/Pfizer bei minus 60 bis minus 80 Grad. Das kann in Ländern ohne gutes Gesundheitssystem ein Problem sein. Künftig werden wir uns aber nach und nach an höhere Temperaturen herantasten. Es braucht allerdings Zeit, um herauszufinden, inwiefern verschiedene Zusatzstoffe – beispielsweise Zucker – dies ermöglichen.

Ich kann mir durchaus vorstellen, dass mRNA-Impfstoffe in näherer Zukunft sogar bei vier Grad plus gelagert werden können.

*Wie steht es um die Sicherheit von mRNA-Impfstoffen?*
Grundsätzlich sind sie sehr sicher, allergische Reaktionen treten nur extrem selten auf. Ein gewisses Problem ist derzeit noch, dass bei jüngeren Menschen die grippeähnlichen Impfsymptome mitunter heftig sein können, insbesondere nach der Zweitimpfung. Denn die Immunantwort fällt umso stärker aus, je jünger der Geimpfte ist. Bislang ist daher noch unklar, ob mRNA-Impfstoffe bei Kindern überhaupt verwendet werden sollten. Moderna hat derzeit Studien laufen, die klären sollen, ob auch Kinder bis hinunter zum Alter von zwölf Jahren geimpft werden können. Da steht ein Ergebnis aber noch aus.

*Werden künftig noch mehr Corona-Impfstoffe auf der mRNA-Technik basieren?*
Nicht zwangsläufig. Wir haben damit zwar sehr gute Erfahrungen gemacht, aber das gilt auch für Impfstoffe, bei denen Teile des Virus gespritzt werden, etwa den von Novavax. Auch da sind die Daten gut, was etwa die Wirksamkeit betrifft.

*Könnte es mithilfe der mRNA-Technik auch Vakzine gegen Krankheiten geben, gegen die es keine Impfung gibt, wie Malaria oder HIV?*
Die Technik kann tatsächlich hilfreich sein. Aber gegen beide Krankheiten sind Impfstoffe grundsätzlich schwer zu entwickeln. Bei HIV lässt sich schon heute ein Impfstoff konzipieren, der eine Immunantwort hervorruft. Aber das Virus entkommt dem rasch, weil es sich im Körper sehr schnell verändert.

Auch bei Malaria entzieht sich der Erreger immer wieder dem Immunsystem, er durchläuft mehrere Entwicklungsstadien und kann sich quasi verstecken. Moderna ist zumindest kürzlich mit einem mRNA-Impfstoff in Phase 2 gegangen, der gegen das Zytomegalie-Virus schützt, das zum Beispiel während einer Schwangerschaft das ungeborene Kind schwer schädigen kann. Und Curevac hat einen mRNA-Impfstoff gegen Tollwut in der klinischen Prüfung.

*Impfskeptiker haben oftmals Vorbehalte gegen die Wirkverstärker in den üblichen Impfstoffen gegen Kinderkrankheiten. Könnte es demnächst mRNA-Impfstoffe geben, die ja keine Wirkverstärker benötigen?*

Theoretisch ja, aber die alten Impfstoffe sind sehr gut und bewährt. Bei den heutigen Impfstoffen haben wir seit Jahrzehnten Daten zur Sicherheit und Effizienz. Bei einem neuen mRNA-Impfstoff, der vermutlich nicht besser wirkt und noch dazu wahrscheinlich teurer wäre, hat man diese Daten noch nicht. Was auch dagegen spricht: Ein neuartiger Masern-Impfstoff zum Beispiel müsste alle drei Phasen der Zulassung durchlaufen. In Phase 3 bekommt man aber nur Ergebnisse, wenn viele Geimpfte mit vielen Nichtgeimpften verglichen werden – und man feststellen kann, in welcher Gruppe sich mehr Menschen infiziert haben. Mit Masern infiziert sich heute aber kaum noch jemand, das heißt, man bekommt womöglich nicht genügend Daten.

*Nun ist die mRNA-Technik noch sehr neu, und Neues ruft oftmals Ängste hervor. Corona-Leugner behaupten beispielsweise, die mRNA-Impfstoffe könnten unser Genom verändern.*

Wir Menschen sind voll von mRNA, jede Zelle enthält ganz viel davon. Überall werden durch die mRNA Informationen aus den Zellkernen zu den Ribosomen übertragen, um dort die Herstellung von Proteinen anzustoßen. Beim Impfstoff ist es so, dass die darin verpackte mRNA in die Zelle aufgenommen wird, woraufhin die Ribosomen das Virus-Antigen herstellen, das unsere Immunreaktion auslöst. Das geschieht lokal in den Muskelzellen des Oberarms beziehungsweise in Antigen-präsentierenden Zellen. Wenn sie das Genom verändern könnte, müsste die mRNA irgendwie in die Eizellen oder Spermien wandern – und dann dort auch noch in den Zellkern und in DNA umgeschrieben werden.

Das ist nicht vorstellbar.

*Die Entwicklung der mRNA-Imfstoffe ging geradezu rasant vonstatten. Gab es Kompromisse bezüglich der Sicherheit?*

Für die Schnelligkeit gab es gute Gründe: Das Genom des Virus war bekannt, es war auch bekannt – von SARS-CoV-1 und MERS-CoV – wie Coronavirus-Impfstoffe designt werden müssen. Und es wurde sehr viel Geld in die Impfstoffentwicklung gepumpt. Daher konnte man mit der Phase 3 schon starten, nachdem erste Sicherheitsdaten aus Phase 2 recht schnell positiv ausfielen.

Normalerweise ist das für ein Unternehmen finanzieller Selbstmord, denn wenn sich später herausstellen sollte, dass der Impfstoff nicht funktioniert, hätte man mit Phase 3 womöglich eine halbe Milliarde Dollar in den Sand gesetzt. Diese vorzuziehen war möglich, weil es im Prinzip unbeschränkte Ressourcen gab, auch durch öffentliche Förderung.

*Die Zulassung kam dann aber auch enorm schnell.*

Eine Phase 3 dauert normalerweise zwei bis drei Jahre. Wenn es schwere Nebenwirkungen gibt, treten die jedoch rasch auf, also Tage bis Monate nach der Impfung. Das weiß man aus Erfahrung. Die US-Zulassungsbehörde FDA hat deswegen gesagt, wir schauen zwei Monate lang, ob etwas Schwerwiegendes auftritt, danach sind wir sicher. Und natürlich gab es auch sehr viele COVID-19-Fälle, wodurch man schnell Daten zur Effizienz der Impfung hatte. Hätte es weniger Fälle gegeben, hätte es länger gedauert bis zum Zulassungsantrag.

*Eine absolute Sicherheit gibt es demnach nicht?*

Die kann es auch nicht geben. Bei einem früheren Grippe-Impfstoff kam es – kurz nach der Impfung – bei etwa einer von 18000 Impfungen bei Jugendlichen zu Narkolepsie, der „Schlafkrankheit". Bei Grippe-Impfstoffen kommt es bei etwa einem von einer Million Impfungen zum Guillain-Barré-Syndrom, einer gefährlichen Nervenerkrankung. Häufig auftretende Probleme wären in den Phase-3-Studien aufgefallen, denn in den Studien von Moderna und Biontech/Pfizer wurden insgesamt rund 35000 Menschen geimpft. Eine seltenere Nebenwirkung wäre wahrscheinlich nicht aufgefallen. Aber selbst wenn es zu extrem seltenen schweren Nebenwirkungen kommt, heißt das ja nicht, dass man den Impfstoff nicht verwenden sollte. Denn der Unterschied zwischen dem erheblichen Risiko einer Corona-Infektion und dem minimalen Risiko einer Impfung für den Einzelnen wäre so groß, dass die Empfehlung für solch eine Impfung eindeutig wäre.

*Es wurden anfangs viele sehr alte Menschen geimpft – und manche starben kurz nach der Impfung. Gibt es da einen Zusammenhang?*

Norwegen hat solche Fälle gemeldet, das wurde akribisch untersucht. Und festgestellt, dass es höchst unwahrscheinlich ist, dass die Menschen infolge der Impfung verstorben sind.

Nun könnte man sagen, wenn jemand sehr alt ist, vorerkrankt und gebrechlich, dann könnte es sein, dass eine Impfung eine Immunreaktion in Gang setzt, die fatal ist. Aber auch das ist sehr unwahrscheinlich, denn die Impfreaktion ist bei alten Menschen generell viel geringer als bei jungen Menschen, weil das Immunsystem Älterer nicht mehr so gut funktioniert.

*Gegen Grippe gibt es bereits Impfstoffe, die nicht gespritzt, sondern als Nasenspray verabreicht werden. Ließe sich auch ein Corona-Impfstoff als Nasenspray entwickeln?*

Daran wird geforscht, und ich glaube, dass so etwas kommen wird. Ein Nasenspray hätte den Vorteil, dass man als Geimpfter mit hoher Wahrscheinlichkeit das Corona-Virus nicht mehr übertragen kann. Weil der Impfstoff genau dort hingelangt, wo sich das Virus vermehrt, nämlich im Nasen-Rachen-Raum, und dort eine lokale Immunantwort aufbaut. Aber

## »Ich glaube, dass es künftig auch einen **Nasenspray-Impfstoff** gegen SARS-CoV-2 geben wird – bei Influenza funktioniert das schon«

die Entwicklung ist recht kompliziert, weil im Rachenbereich schwer zu messen ist, wie stark die Immunantwort ausfällt. Außerdem gelangt das Nasenspray nah ans Gehirn, und da möchte man keine Nerven zerstören. Der Influenza-Nasenspray-Impfstoff ist aber sehr sicher, er funktioniert schon heute sehr gut und wird vor allem bei Kindern verwendet, sehr häufig in den USA, aber durchaus auch in Deutschland.

*Sie forschen an einem Grippe-Vakzin, das gegen alle Influenza-Viren wirken soll. Das also nicht, wie bislang, jedes Jahr neu entwickelt werden muss. Wie steht es darum?*

Wir haben bereits eine Phase-1-Studie abgeschlossen, der Impfstoff-Kandidat wurde also erstmals an einigen gesunden Freiwilligen hinsichtlich Wirkung und Verträglichkeit getestet. Das sieht recht vielversprechend aus. Aber die noch folgenden Studienphasen sind kompliziert. Ich denke, dass wir in fünf bis sechs Jahren Phase-3-Daten haben werden. Erst danach können wir an eine Zulassung denken.

*Ist bislang niemand auf die Idee gekommen, einen solchen universellen Impfstoff zu entwickeln?*

Die erste wissenschaftliche Arbeit stammt schon aus dem Jahr 1982. Es gab immer wieder Ideen, die Forschung ist aber nicht vorangekommen. Inzwischen wissen wir jedoch, dass es Antikörper gibt, die grundsätzlich alle Influenza-A-Stämme neutralisieren können, also jede Vogelgrippe und jede Schweinegrippe. Wir müssen das Immunsystem nun dazu bringen, dass es das auch tatsächlich tut. Darauf zielt unsere Entwicklung.

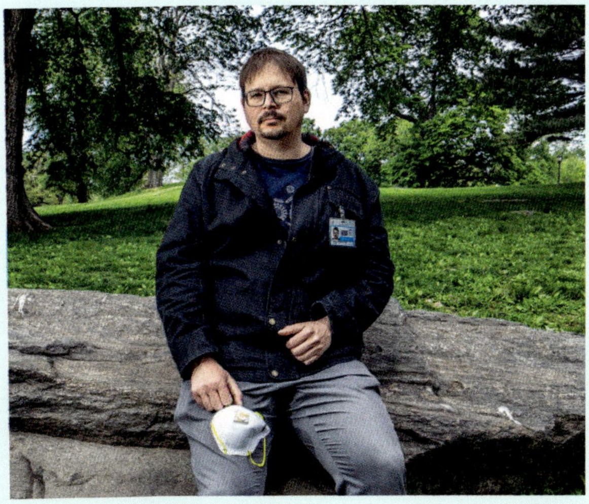

**MIT MASKE**

**Krammer hält sich an die Coronaregeln – aber seit er geimpft ist, geht er wieder mit einem besseren Gefühl durch die Welt**

*Wäre es auch möglich, einen universellen Impfstoff gegen Coronaviren zu entwickeln? Also einen, der zuverlässig gegen die schon bekannten Mutationen wirkt, und sogar gegen jene, die womöglich künftig erst auftreten?*

Ich glaube, das dies tatsächlich möglich ist, allerdings nicht von heute auf morgen.

Es ließen sich eventuell recht schnell Impfstoffe gegen alle SARS-ähnlichen Viren entwickeln, die in Fledermäusen unterwegs sind, also auch gegen das SARS-CoV-1, dass 2003 erstmals in China auftrat und schwere Lungenkrankheiten auslöste.

Wir haben festgestellt, dass Menschen, die eine der mRNA-Impfungen gegen SARS-CoV-2 bekommen, auch einige Antikörper gegen SARS-CoV-1 von 2003 bilden. Insgesamt wissen wir allerdings noch viel zu wenig über die humanen und tierischen Coronaviren und die Immunantworten, die diese Viren auslösen, vor allem weil vor der Pandemie nur wenig Geld für die Forschung zur Verfügung stand. Da gibt es viel Aufholbedarf.

*Sie selbst sind bereits gegen Corona geimpft. Hat sich das auf Ihren Alltag ausgewirkt?*

Ich gehe wieder mit einem besseren Gefühl durch die Welt.

Real hat sich allerdings bislang nicht viel geändert, denn auch als Geimpfter trage ich eine Schutzmaske und halte mich an die Abstandsregeln. Eine Impfung bedeutet zwar, dass das Risiko einer Infektion deutlich reduziert ist, ein absoluter Schutz ist es jedoch nicht.

Hier in New York ist derzeit noch viel Virus unterwegs. Wenn ich also durch die Impfung eine 95-prozentige Risikoreduktion habe, aber ständig die U-Bahn nehme und auf Infizierte treffe, habe ich trotzdem noch ein Infektionsrisiko.

Das ist wie mit dem Sicherheitsgurt im Auto: Der rettet in ganz vielen Fällen Leben – aber wenn sie mit 200 Stundenkilometern gegen eine Wand fahren, hilft auch ein Gurt nicht. ○

# Die wichtigsten Fragen und Antworten zur Corona-Impfung

Die Entscheidung, sich impfen zu lassen oder nicht, kann nur jeder selbst treffen. Aber ganz gleich, wie sie ausfällt: Sie sollte auf der **Grundlage seriöser Informationen** erfolgen. Wir haben einige für Sie zusammengestellt

TEXT: MARIA KIRADY, CHRISTIANE LÖLL, CLAUS PETER SIMON

## Was ist der Unterschied zwischen aktiver und passiver Impfung?

Je nach Erreger eignen sich verschiedene Strategien, um den Körper auf den Kampf gegen eine Infektion vorzubereiten. Bei einer aktiven Impfung soll ein langfristiger Schutz aufgebaut werden, das kann auf unterschiedlichen Wegen geschehen. Die Vakzine enthalten zum Beispiel abgetötete Erreger oder Bruchstücke wie Proteine und Baupläne von ihnen, sowie abgeschwächte Viren. Das löst eine Reaktion des Immunsystems aus, aber nicht die Erkrankung selbst (siehe Grafik Seite 108). Oft muss mehrfach geimpft werden, bis ein ausreichender Schutz besteht. Die neuartigen mRNA- und Vektor-Impfstoffe gehören zu den aktiven Impfstoffen.

Bei der passiven Impfung geht es darum, einen schnellen Schutz aufzubauen. Die Impfstoffe enthalten Antikörper, die den Erreger direkt bekämpfen können. Sie werden eingesetzt, wenn eine Impfung versäumt wurde, aber vielleicht Kontakt zu einem Krankheitserreger bestand. Solche Impfstoffe gibt es zum Beispiel gegen Tetanus oder Tollwut. Sie wirken schnell – aber der Schutz bleibt in der Regel nur Wochen bis zu drei Monate erhalten. Forscher arbeiten daran, eine solche passive Impfung auch gegen SARS-CoV-2 zu entwickeln.

## Was bedeutet es, wenn ein Impfstoff zu 90 Prozent wirksam ist?

Eine solche Angabe bedeutet nicht etwa, dass der Impfstoff bei 90 Prozent der Geimpften eine Infektion grundsätzlich verhindert und sich zehn Prozent trotz Impfung anstecken. Sie bedeutet vielmehr, dass bei ähnlichem Ansteckungsrisiko erheblich weniger Geimpfte als Ungeimpfte erkranken. Es handelt sich bei den 90 Prozent also um eine relative Risikoreduktion bezogen auf die Zahl der Infizierten – nicht um eine Aussage zur absoluten Schutzwirkung für den einzelnen Geimpften oder die Gesamtbevölkerung.

Am Beispiel des Biontech/Pfizer-Impfstoffs wird das deutlich: An der Zulassungsstudie nahmen 43 000 Menschen teil, etwa die Hälfte wurde geimpft, die andere Hälfte erhielt ein Placebo. In der Folgezeit traten 94 bestätigte Corona-Infektionen auf, davon 86 Fälle in der Placebo-Gruppe und nur acht Fälle bei den Geimpften.

Das heißt nicht, dass Vorsichtsmaßnahmen für sie überflüssig werden. Geimpfte sind aber sehr gut vor der Krankheit geschützt. Falls sie doch Symptome entwickeln sollten, ist der Verlauf aller Wahrscheinlichkeit nach nicht so schwer. Nach den ersten großflächigen Impfungen hat sich zudem herausgestellt, dass die Wirksamkeit des

Biontech/Pfizer-Impfstoffs wohl noch höher als bei 90 Prozent liegt.

## Welche Impfstoffe sind bei uns bereits gegen Corona zugelassen?

Anfang 2021 waren drei Impfstoffe in der Europäischen Union zugelassen: Die beiden mRNA-Vakzine von Biontech/Pfizer und Moderna sowie der Vektor-Impfstoff von AstraZeneca. Alle drei Präparate müssen zwei Mal im Abstand von mehreren Wochen verabreicht werden, damit der Impfschutz aufgebaut wird. Es laufen weitere Studien über ideale Impfabstände und für verschiedene Altersgruppen, die Ständige Impfkommission (STIKO) überarbeitet ihre Impf-Empfehlungen regelmäßig.

Zuständig für die Zulassung der Impfstoffe ist die Europäische Kommission nach einer positiven Zulassungsempfehlung der Europäischen Arzneimittel-Agentur EMA. Vor der Pandemie wurden Zulassungsanträge für Impfstoffe erst nach der Einreichung aller Daten geprüft und bewertet, doch wegen der Dringlichkeit beginnt dieser Prozess nun früher (Rolling-Review-Verfahren). Das heißt, Hersteller können zunächst unvollständige Ergebnisse übermitteln und nach und nach Daten aus ihren klinischen Studien nachreichen.

Das Präparat des globalen Unternehmens Janssen (Johnson & Johnson) befindet sich seit Mitte Februar im Zulassungsverfahren in der EU, es handelt sich um einen Vektor-Impfstoff. Er muss nach bisherigem Kenntnisstand nur einmal verabreicht werden. Novavax, eine kleine Biotech-Firma aus den USA, hat erste Daten bei der EMA eingereicht. Der Impfstoff enthält gentechnisch hergestellte Virusantigene.

Das deutsche Unternehmen Curevac hat ebenfalls Unterlagen für seinen mRNA-Impfstoff an die EMA übermittelt. Alle drei Vakzine wurden zu diesem Zeitpunkt noch in groß angelegten Phase-3-Studien untersucht.

*Weitere Informationen unter www.rki.de, www.infektionsschutz.de, www.vfa.de oder unter der bundesweiten Telefonnummer 116 117*

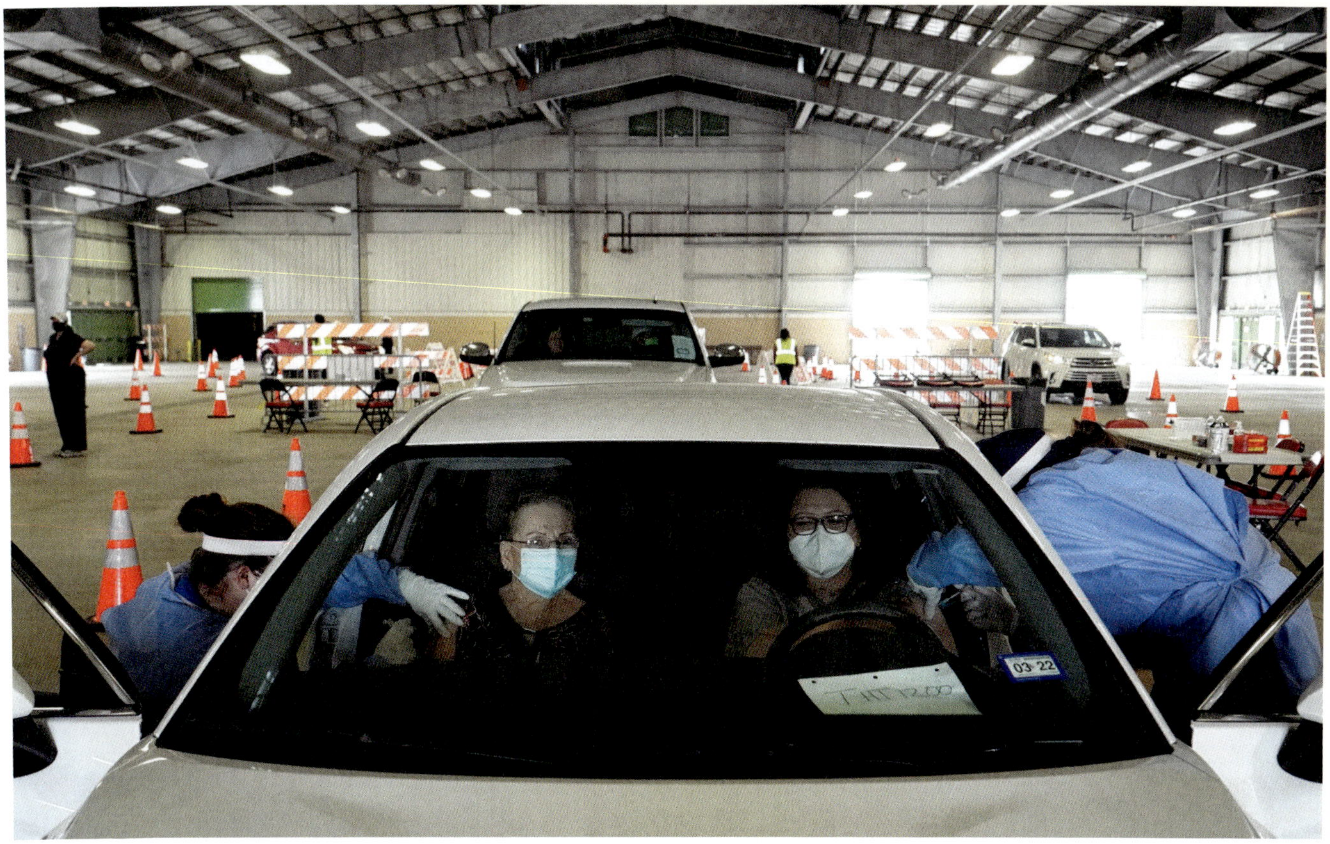

Im US-Bundesstaat Texas können sich Menschen in Drive-through-Stationen impfen lassen; manche nehmen dafür eine lange Anfahrt in Kauf. Mehr als zweieinhalb Millionen Infektionen gab es dort bislang und fast 45 000 Tote

## Welche Nebenwirkungen sind bekannt – und wer registriert diese eigentlich?

Nach einer Impfung kommt es innerhalb weniger Stunden oder ein bis zwei Tagen meist zu leichten und vorübergehenden Impfreaktionen. Vor allem Schmerzen an der Einstichstelle, Hautrötungen, Abgeschlagenheit, Kopfschmerzen, Übelkeit, Muskel- und Gelenkschmerzen, Schüttelfrost oder Fieber. In sehr seltenen Fällen kann es zu einer schweren allergischen Reaktion kommen, die sofort ärztlich behandelt werden muss. In Deutschland sammelt das Paul-Ehrlich-Institut als Bundesinstitut für Impfstoffe und biomedizinische Arzneimittel Berichte zur Verträglichkeit der COVID-19-Impfung. Geimpfte können auftretende Nebenwirkungen über die Internetseite des Instituts melden (www.pei.de). Zudem stellt das Institut die Smartphone-App „SafeVac 2.0“ zur Verfügung, über die Geimpfte anonym ihre Erfahrungen teilen können. Wer sie herunterlädt, kann sich über den Zeitraum eines Jahres mehrfach zu seinem Gesundheitszustand befragen lassen. Auf diese Weise sollen auch eventuelle Langzeitnebenwirkungen der Impfung erfasst werden.

## Kann ich nach einer Impfung noch andere Menschen anstecken?

Der volle Impfschutz tritt erst eine (Biontech/Pfizer) beziehungsweise rund zwei Wochen (Moderna und AstraZeneca) nach der zweiten Impfdosis ein. Doch auch danach kann man sich und andere durchaus noch anstecken. Bei einem Impfstoff, bei dem die relative Risikoreduktion (siehe Frage 2) zum Zeitpunkt der Untersuchung bei 95 Prozent liegt, weiß man etwa, dass ein geringer Prozentsatz Geimpfter

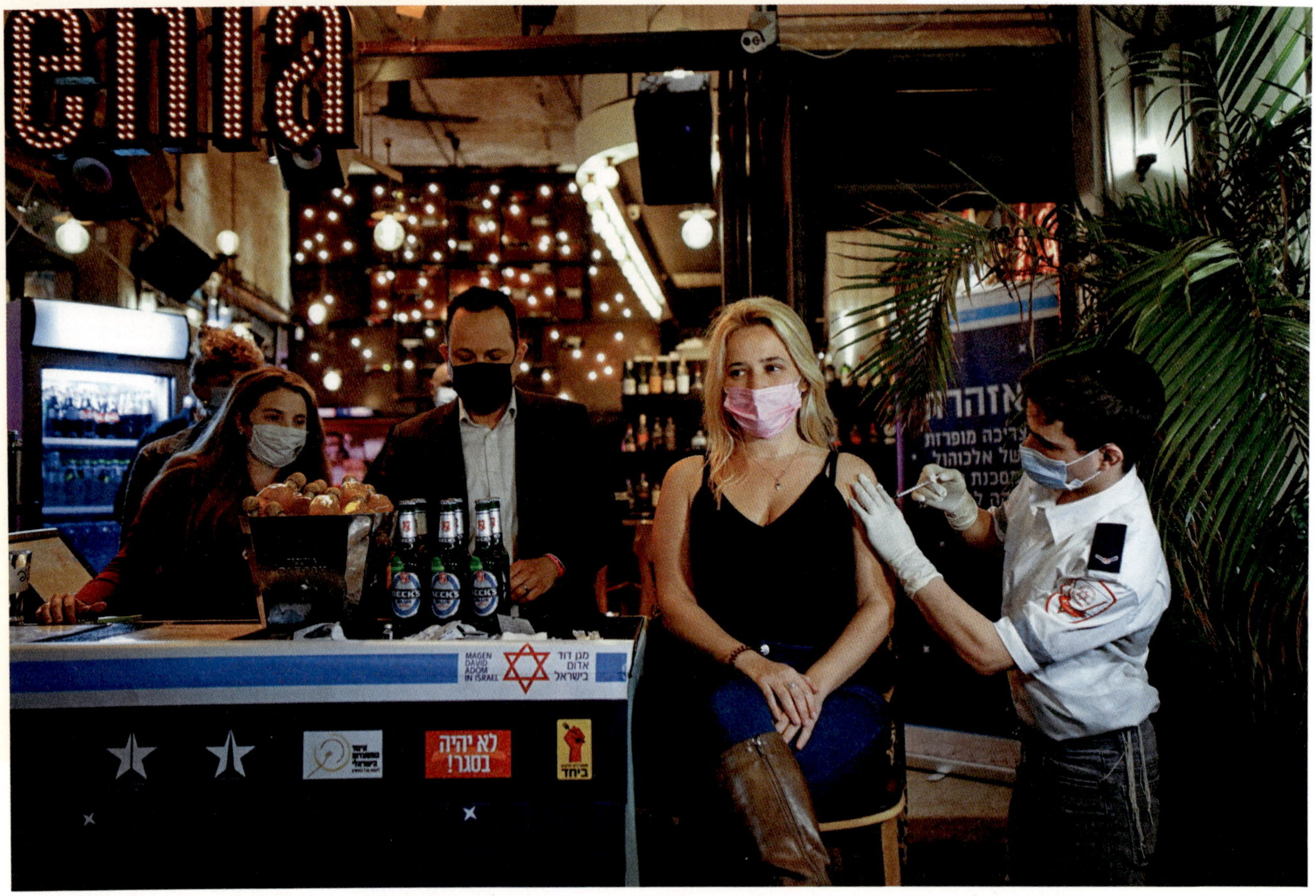


Es ist kein Zufall, dass Israel die höchste Impfquote weltweit hat. So werden etwa Gäste in Bars von mobilen Teams geimpft – und sie erhalten einen kostenlosen Drink, alkoholfrei natürlich

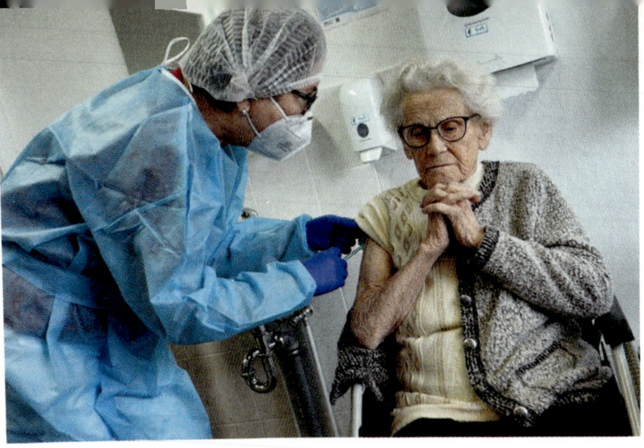

Ende Dezember 2020 wurden die ersten über 80-Jährigen in Pflegeheimen geimpft, wie hier im brandenburgischen Ort Großräschen

dennoch erkranken könnte. Die Zahl der asymptomatischen Infektionen dürfte noch höher liegen, das heißt, die Menschen tragen das Virus unbemerkt in sich. Allerdings deuten erste Erhebungen darauf hin, dass das Vakzin von Biontech/Pfizer nicht nur den Ausbruch der Erkrankung, sondern zu einem sehr hohen Prozentsatz bereits die Infektion zu verhindern vermag. Ob Geimpfte, die sich dennoch infizieren, wiederum andere anstecken, hängt unter anderem davon ab, wie viel Virus sie ausscheiden. Erste Daten aus Israel hierzu sind ermutigend: Offenbar ist im Falle einer Infektion die Viruslast im Rachen schon nach der ersten Impfdosis deutlich verringert. Wie viele Menschen geimpft sein müssen, um eine Herdenimmunität zu erreichen, hängt davon ab, wie gut die Impfstoffe vor einer Weitergabe des Virus schützen. Unklar ist zudem noch, wie lange der Impfschutz anhält.

## Könnten Bestandteile der mRNA- oder Vektor-Impfstoffe in unser Genom eingebaut werden?

Das menschliche Genom liegt in Form von DNA-Molekülen im Zellkern einer jeden Körperzelle. Auch die mRNA in den Impfstoffen von Biontech/Pfizer und Moderna trägt Erbinformationen. Sie unterscheidet sich in ihrer Struktur aber so grundlegend von der DNA, dass ein Einbau ins menschliche Genom nicht möglich ist. Stattdessen wird sie nach einiger Zeit abgebaut oder zerfällt. Zwar gibt es Viren, die in der Lage sind, mRNA in DNA umzuschreiben. So wäre es theoretisch denkbar, dass bei einer zeitgleichen Infektion mit einem solchen Virus auch Impfstoff-mRNA in DNA umgeschrieben und ins Erbgut einer Zelle eingebaut wird; jedoch ist dieser Fall so extrem unwahrscheinlich, dass er keine praktische Relevanz hat.

Nicht viel anders ist es bei den Vektor-Impfstoffen, etwa von AstraZeneca. Dabei werden nicht krankmachende Adenoviren als Transportmittel benutzt, um Coronavirus-DNA in den Körper zu schleusen. Diese DNA könnte theoretisch in der Lage sein, sich in das menschliche Genom einzufügen, denn sie gelangt in den Zellkern – wo sich auch das Erbgut befindet.

Nach derzeitigem Stand der Wissenschaft integrieren Adenoviren zwar keine Vektor-DNA in das menschliche Genom. Auch vermehren sich die speziellen Adenoviren, die für die Impfstoffe verwendet werden, laut Robert-Koch-Institut nicht im menschlichen Körper, und sie werden schnell vernichtet. Einige Forscher äußern jedoch Bedenken: Aus Experimenten an Mäusen schätzen sie, dass der Einbau der DNA in einem von einer Million Fällen geschehen könnte. Auf den Menschen übertragen hieße das: Von 25 bis 50 Milliarden DNA-Partikeln je Impfstoffdosis könnten sich 25 000 bis 50 000 in das Genom einzelner Zellen integrieren. Je nachdem, an welcher Stelle unseres rund drei Milliarden Buchstaben großen Genoms sie das tun, könnten sie dadurch Gene verändern.

Allerdings wird die DNA nicht „nackt“ injiziert, sondern sie ist in das Genom und die Hülle des vermehrungsunfähigen Adenovirus eingebaut, der als Transportvehikel fungiert. Zu den Adenoviren gehören etwa gewöhnliche Schnupfenviren, mit denen man sich oft mehrmals im Jahr infiziert. Und bislang ist kein Fall bekannt, in dem es durch die Infektion mit Adenoviren zum Entarten von Körperzellen kam. Insofern ist das potenzielle Risiko auch bei den DNA-Impfstoffen nur hypothetisch – im Gegensatz zu dem ganz realen Risiko, schwer an COVID-19 zu erkranken.

## Sollte man sich nach einer Corona-Infektion trotzdem noch impfen lassen?

Wer bereits an COVID-19 erkrankt war, hat vorübergehend eine gewisse Immunität gegen die Coronaviren. Bislang ist aber ungeklärt, wie lange sie anhält und ob das für die verschiedenen Virus-Mutationen gilt. Daher wird zu einer Impfung erst sechs Monate nach der Genesung geraten. Auch weil Vakzine knapp sind, werden Genesene vor Ablauf dieser Zeitspanne nicht geimpft.

Laut Robert-Koch-Institut gibt es bisher keine Hinweise auf Probleme oder Gefahren durch die Präparate, sollte ein Mensch geimpft werden, der möglicherweise unerkannt mit SARS-CoV-2 infiziert war. Das gilt für Sicherheit, Wirksamkeit und Verträglichkeit der Impfung. ○

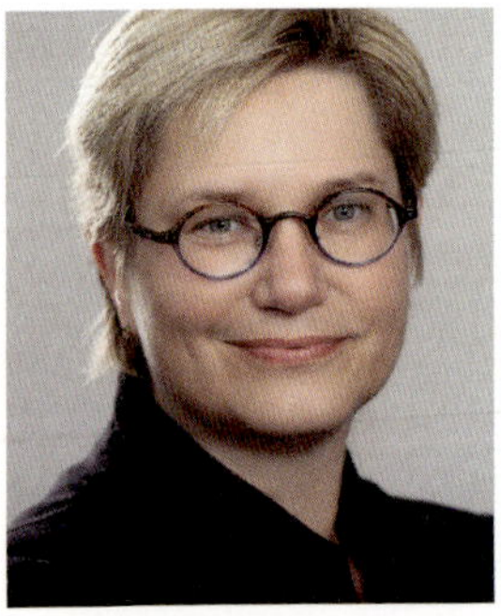

**ANJA KWETKAT**
ist Chefärztin in Jena und Leiterin der Arbeitsgruppe Impfen der Deutschen Gesellschaft für Geriatrie. Sie hat sich gegen COVID-19 impfen lassen, ebenso ein großer Teil des Klinikpersonals

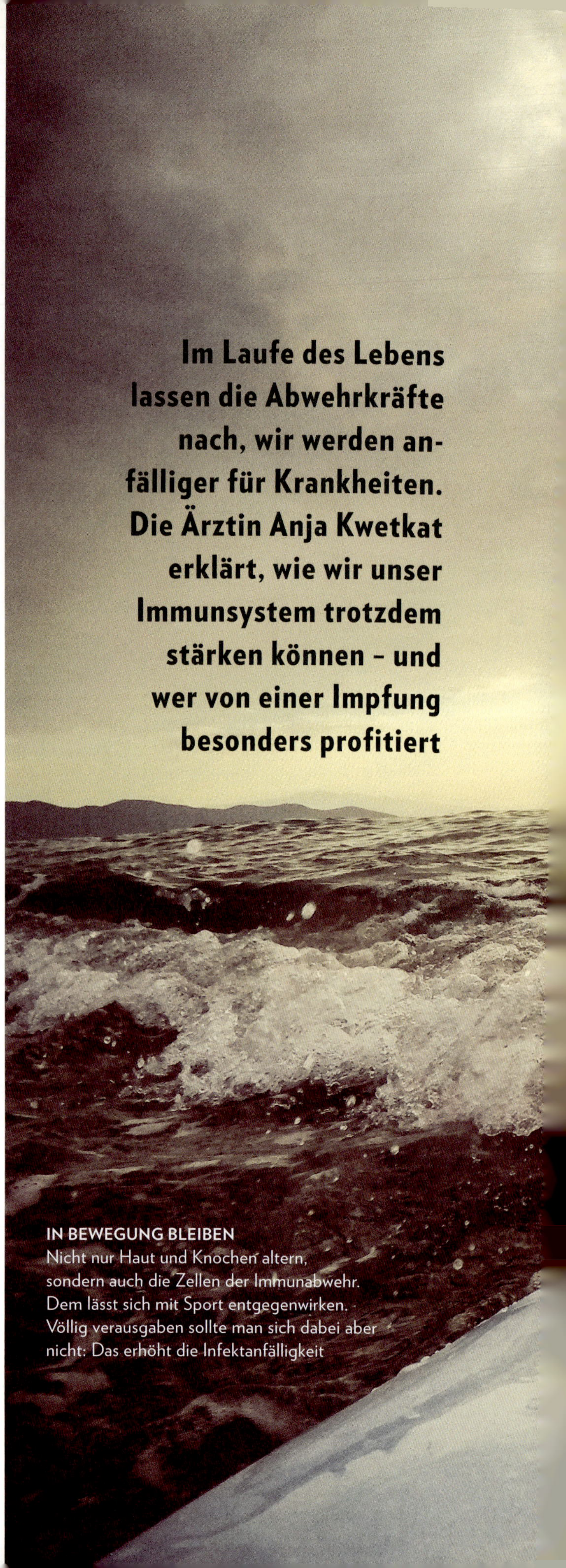

**Im Laufe des Lebens lassen die Abwehrkräfte nach, wir werden anfälliger für Krankheiten. Die Ärztin Anja Kwetkat erklärt, wie wir unser Immunsystem trotzdem stärken können – und wer von einer Impfung besonders profitiert**

**GEO WISSEN:** *Frau Dr. Kwetkat, während der Corona-Epidemie müssen vor allem ältere Menschen einen schweren Verlauf der Krankheit fürchten. Sind sie generell anfälliger für Infektionskrankheiten?*
**Anja Kwetkat:** Das ist leider der Fall – denn wie der Rest des Körpers altert auch unser Immunsystem. Das wirkt sich in vielerlei Hinsicht aus: so produziert ein älterer Mensch weniger Antikörper, und seine Abwehrzellen verändern sich im Vergleich zu jungen Jahren. Damit reagiert sein Immunsystem weniger effektiv auf eindringende Erreger.

*Wann setzt diese Alterung des Immunsystems ein?*

Die ersten Veränderungen beginnen schon mit dem Ende der Pubertät. Dann fängt etwa der Thymus an, sich langsam zurückzubilden. Dieses hinter dem Brustbein gelegene Organ ist bedeutsam für die Produktion von T-Zellen – einer Gruppe von weißen Blutzellen, die wichtig für die Abwehrreaktion gegen unbekannte Erreger sind. Das Organ ist schon bei 20-Jährigen deutlich verkleinert, obwohl das Immunsystem dieser jungen Erwachsenen insgesamt meist noch sehr leistungsfähig ist.

*Wie stark lassen unsere Abwehrkräfte in den folgenden Jahren nach, und wann macht sich der Verlust für uns deutlich bemerkbar?*

Das ist von Mensch zu Mensch sehr unterschiedlich. Wir wissen aber aus Studien, dass der Zustand des Immunsystems mit anderen Gesundheitsparametern in Wechselbeziehung steht. Wer sich im Alter noch sehr fit fühlt und körperlich aktiv ist, hat oft im gesamten Körper noch eine gute Organfunktion – das trifft dann meist auch auf das Immunsystem zu.

*Ein fitter 50-Jähriger kann demnach über bessere Abwehrkräfte verfügen als ein weniger gut in Form befindlicher 30-Jähriger?*

Das ist möglich. Insbesondere dann, wenn der jüngere Mensch womöglich an einer chronischen Erkrankung leidet oder einen wenig gesundheitsfördernden Lebensstil hat: wenn er beispielsweise raucht oder zu viel Alkohol trinkt.

**IN BEWEGUNG BLEIBEN**
Nicht nur Haut und Knochen altern, sondern auch die Zellen der Immunabwehr. Dem lässt sich mit Sport entgegenwirken. Völlig verausgaben sollte man sich dabei aber nicht: Das erhöht die Infektanfälligkeit

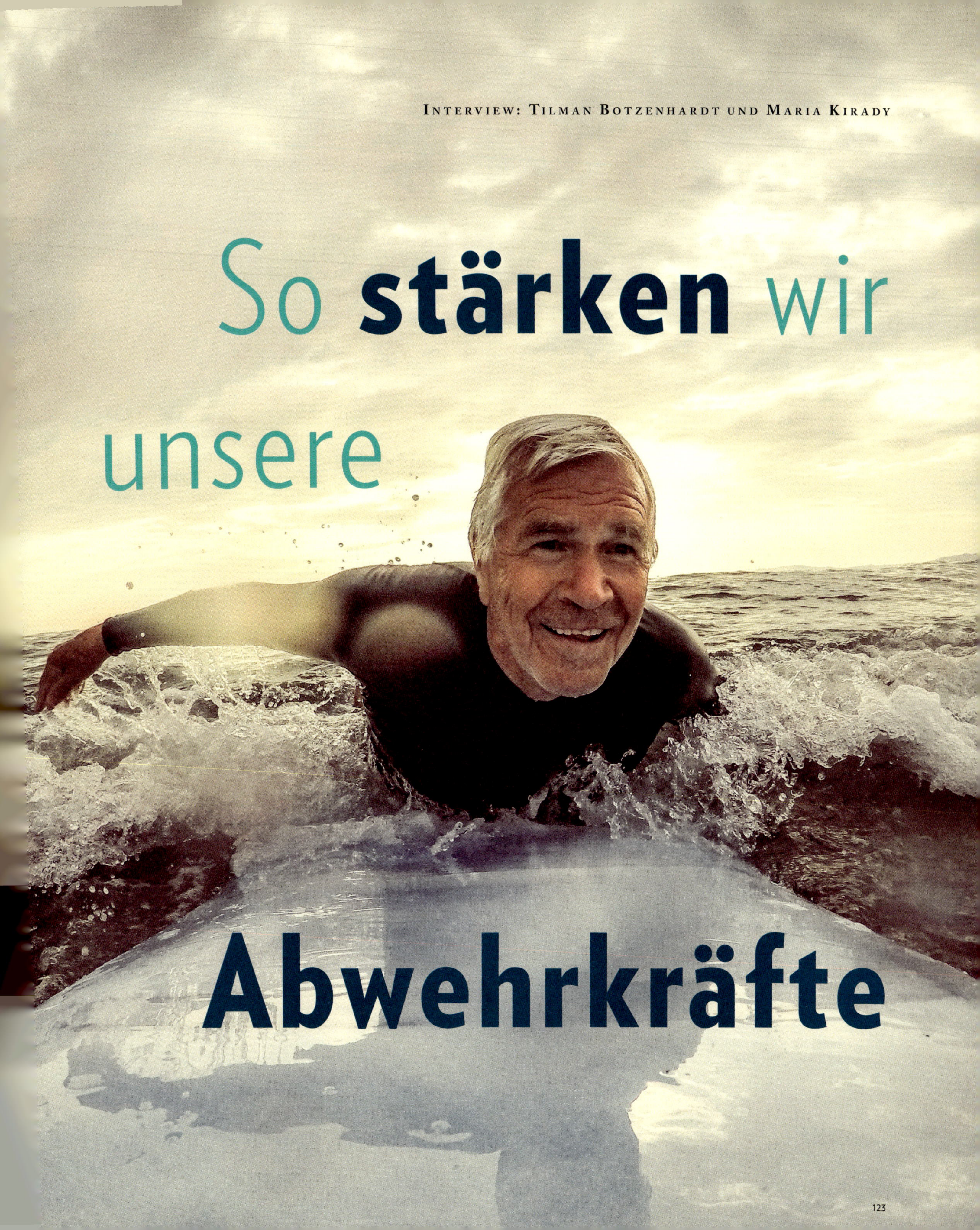

INTERVIEW: TILMAN BOTZENHARDT UND MARIA KIRADY

# So **stärken** wir unsere **Abwehrkräfte**

Manche Menschen wirken ja schon in jungen Jahren wie vorgealtert. Startet ein Mensch mit einem bereits vergleichsweise geschwächten Immunsystem in den Alterungsprozess, wird sich das Nachlassen der Abwehrkräfte entsprechend früh bemerkbar machen.

***Oft werden 65 Jahre als jene Altersgrenze genannt, nach der sich das schwächer werdende Immunsystem spürbar auf die Gesundheit auswirkt.***

Diese Altersgrenze ist für körperliche Veränderungen nicht besonders aussagekräftig. Für das aktuelle Coronavirus SARS-CoV-2 zeigen die bisherigen Erkenntnisse zwar, dass das Risiko eines schweren oder tödlichen Verlaufs für Menschen ab dem Rentenalter tatsächlich stark erhöht ist. Aber das Robert-Koch-Institut hat schon früh darauf hingewiesen, dass die schweren Verläufe weltweit bereits ab einem Alter von 50 Jahren zunehmen. Für andere Krankheiten, die schon wesentlich besser erforscht sind, gilt Ähnliches.

***Können Sie ein Beispiel geben?***

Zu den gefährlichsten Infektionen für ältere Menschen zählt die Lungenentzündung, die ja auch bei der COVID-19-Krankheit zu den lebensbedrohlichen Komplikationen gehört. Für diese gut erforschte Infektionskrankheit steigt die Sterblichkeit schon ab einem Alter von 50 Jahren deutlich. Das hört niemand so gern, denn mit 50 Jahren fühlt man sich noch nicht alt. Aber viele haben zu diesem Zeitpunkt schon ein geschwächtes Immunsystem.

***Wie macht sich das bemerkbar?***

Bei der Lungenentzündung kann etwa eine reduzierte Funktion der Schutzbarrieren im Körperinneren eine Rolle spielen, zum Beispiel in den Atemwegen. Deren Schleimhäute können sich unter anderem mit zunehmendem Alter schlechter regenerieren, so ist etwa der Abtransport von Fremdkörpern durch die Flimmerhärchen verlangsamt. Dadurch steigt das Risiko, dass Krankheitskeime anhaften und in den Körper gelangen. Zudem wird der Hustenstoß weniger effektiv, wenn im Alter Muskelmasse und Muskelkraft abnehmen.

***Gibt es weitere Dinge, die sich ändern?***

Bei Älteren besteht das Problem, dass Infekte nicht rechtzeitig erkannt und dadurch verschleppt werden, weil viele typische Symptome von Infekten seltener oder verändert auftreten. Fieber etwa fällt im Alter oft schwächer aus, weil sich die Thermoregulation des Körpers ändert. Eine dauerhaft leicht erhöhte Temperatur kann also schon ein Infektzeichen sein; aber auch ein allgemeines Unwohlsein und ein verändertes Verhalten über mehrere Tage: etwa wenn ein Mensch sich schlapp fühlt, sich zurückzieht, schlechter isst und trinkt. Auch wenn jemand plötzlich ungewohnt durcheinander wirkt, schlechter orientiert oder verwirrt ist – und das nicht nur bei Menschen mit einer beginnenden Demenz.

***Auch Menschen mit Vorerkrankungen sind stark gefährdet. Um welche Krankheiten geht es dabei und welche Rolle spielen sie für die Schwächung des Immunsystems?***

Gemeint sind Atemwegs- und Lungenerkrankungen, etwa Asthma oder die als COPD bekannte chronische Atemwegsverengung: Sie schädigen das Zielorgan des Erregers, die Lunge, vor. Die kann wie jedes Organ negative Reize in Grenzen ausgleichen, bevor die Schädigung relevant wird. Mediziner bezeichnen diese Fähigkeit als Organreserve. Diese lässt jedoch mit dem Alter nach – und wird durch Vorerkrankungen weiter reduziert. Zusätzliche Schäden können dann schneller zu relevanten Störungen führen.

Andere Vorerkrankungen, etwa Diabetes mellitus oder eine Niereninsuffizienz, beeinträchtigen allgemein die Funktion des Immunsystems und schwächen auf diesem Weg die Abwehrkräfte. Auch Wechselwirkungen zwischen den Organsystemen spielen eine Rolle. Sie existieren etwa zwischen dem Herz und der Lunge. Leidet eines dieser Organe, führt das zu einer Mehrbelastung des anderen – eine Lungenkrankheit kann also auch ein vorgeschädigtes Herz weiter schwächen.

***Verstärken auch psychische Faktoren die Anfälligkeit für Infektionen?***

Ja, das gilt etwa für Stress. Studien zeigen, dass bereits der selbstempfundene Stress – den eine Person also fühlt, ohne dass er für andere Menschen offenbar wird – einen negativen Einfluss auf unser Immunsystem hat. Aber auch offensichtlich unter Stress stehende Menschen, etwa betreuende Angehörige von

**»Das Wichtigste ist ein *gesunder Lebensstil*, denn je besser der allgemeine Zustand unseres Körpers ist, desto stärker ist auch unsere Immunabwehr«**

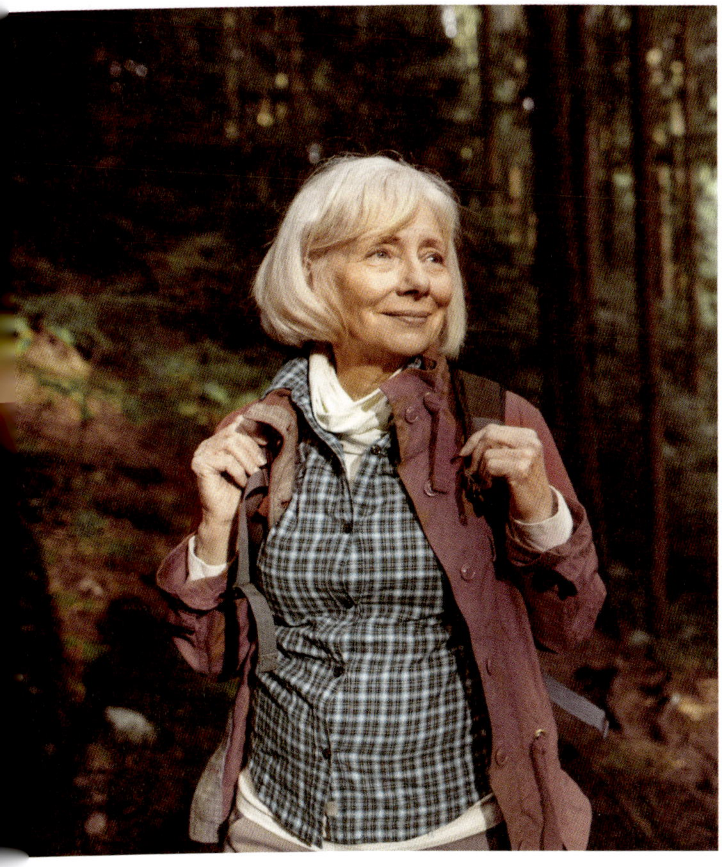

**DRAUSSEN ENTSPANNEN**
Dauerstress kann das Immunsystem beeinträchtigen. Dagegen helfen Spaziergänge, etwa im Wald. Bewegung und frische Luft erhöhen die Sauerstoffzufuhr und verbessern die Durchblutung

Demenzpatienten, zeigen eine erhöhte Anfälligkeit für Infekte. Depressionen schwächen ebenfalls die Funktion des Immunsystems.

### *Was können wir tun, um unsere Abwehrkräfte in jedem Alter zu stärken?*

Das Wichtigste ist ein gesunder Lebensstil, also ausgewogene Ernährung, Verzicht auf Nikotin und übermäßigen Alkoholkonsum. Je besser der allgemeine Zustand unseres Körpers ist, desto stärker sind auch unsere Abwehrkräfte. Dafür ist es zentral, sich ausreichend zu bewegen. Am besten an der frischen Luft – das Licht tut uns gut, und anders als in geheizten Innenräumen trocknen die Schleimhäute nicht aus.

Auf Höchstleistungen kommt es dabei nicht an – Spitzenbelastungen wie ein Marathonlauf schwächen das Immunsystem sogar. Besser ist es, regelmäßige moderate Bewegung fest in den Alltag einzubauen. Im Prinzip ganz banale Dinge, denen im Alltag aber oft zu wenig Bedeutung beigemessen wird.

### *Können Nahrungsergänzungsmittel und Vitamine oder etwa Knoblauchpräparate das Immunsystem stärken?*

Es gibt keinen einzelnen Nähr- oder Wirkstoff, dessen Einnahme die Funktion des Immunsystems zuverlässig verbessert. Worauf es ankommt, ist eine ausgewogene Ernährung, die dem Organismus alle benötigten Nährstoffe liefert und ihn nicht durch ein Übermaß von Zucker und Fetten oder schlicht durch zu große Nahrungsmengen belastet.

Besteht ein Mangel an einem bestimmten Nährstoff, können Ergänzungsmittel sinnvoll sein, das gilt insbesondere für Vitamin D. Grundsätzlich aber zeigen Studien, dass Nährstoffe vom Körper meist besser aufgenommen werden, wenn sie nicht aus Präparaten, sondern aus natürlichen Nahrungsmitteln stammen.

### *Sollten ältere Menschen mehr trinken als jüngere?*

Nein, aber sie verspüren oft weniger Durst. Wenn sie deswegen zu wenig trinken, trocknen auch die Schleimhäute, die ja ein Teil der Außenbarriere unseres Körpers sind, stärker aus. Auch das erleichtert das Eindringen von Krankheitserregern. Es ist daher wichtig, genug Flüssigkeit aufzunehmen, ob jung oder alt.

### *Was kann man noch für sein Immunsystem tun?*

Ausreichend schlafen, denn unsere Körperabwehr arbeitet wirkungsvoller, wenn der Organismus genug Ruhe bekommt. Wichtig ist zudem, sich auch um seine psychische Gesundheit zu kümmern. Wer positiv gestimmt ist, nicht zu übermäßigen Sorgen neigt, seine sozialen Kontakte pflegt und sich seinen Humor erhält, hat ebenfalls ein besser funktionierendes Immunsystem.

Das zuverlässigste Mittel, sich vor Infektionskrankheiten zu schützen, ist jedoch immer noch die Impfung – gerade für Senioren.

### *Viele ältere Menschen haben Sorge, dass speziell die COVID-19-Impfung bei ihnen nicht mehr so gut wirkt wie bei jüngeren.*

Tatsächlich lässt die Wirksamkeit der meisten Impfstoffe im Alter nach. Auch das ist eine Folge der natürlichen Alterung des Immunsystems, weil die Abwehrzellen weniger werden und nicht mehr so effektiv reagieren. Für die neuen mRNA-Impfstoffe scheint das aber zum Glück nicht in gleichem Maße zu gelten wie etwa für die Grippeimpfung. Sie zeigen nach bisherigen Daten auch im Alter eine wohl sehr hohe Effektivität, da sie eine vergleichsweise starke Immunantwort auslösen.

### *Oft wird behauptet, die Zulassungsstudien hätten nicht erwiesen, dass die Impfung bei Älteren überhaupt wirkt.*

Das stimmt so definitiv nicht. Für die mRNA-Impfstoffe von Biontech und Moderna wurde auch ein relevanter Anteil an Probanden im Alter von über 64 Jahren untersucht. Dabei kam heraus, dass die Impfung auch hier in den meisten Fällen eine symptomatische Infektion verhindert. Der Rest entwickelte zwar Symptome, dass aber jemand trotz Impfung schwer erkrankte oder starb, war sehr selten. Und darauf kommt es an.

***Über 80-Jährige waren in den Studien jedoch deutlich weniger vertreten als 65-Jährige.***

Richtig, mit zunehmendem Alter nahm die Probandenzahl in den Studien ab. Die Ergebnisse sind damit bei besonders Betagten statistisch nicht mehr ganz so aussagekräftig wie bei jüngeren Probanden. Es gibt aber keinen Hinweis darauf, dass die Impfung ab einer bestimmten Altersgrenze plötzlich nicht mehr wirkt. Die Wirkung könnte sich allenfalls wie bei anderen Impfstoffen mit dem Alter etwas abschwächen.

***Warum hat die Ständige Impfkommission des Robert-Koch-Instituts (STIKO) den AstraZeneca-Impfstoff, der kein mRNA-Impfstoff ist, zunächst nur bis 64 Jahre empfohlen? In England wurde er schließlich auch an Ältere verabreicht.***

Das liegt daran, dass die Datenlage für diesen Impfstoff bei den über 64-Jährigen im Vergleich zu den bereits vorhandenen mRNA-Impfstoffen zunächst dünner war. Auch schien die Impfwirkung aufgrund des etwas anderen Wirkprinzips insgesamt etwas schwächer zu sein als bei mRNA-Impfstoffen. Deshalb hatte die STIKO entschieden, den besonders vulnerablen Gruppen bevorzugt die mRNA-Impfstoffe zu verabreichen, obwohl der AstraZeneca-Impfstoff EU-weit bereits ohne Alterslimit zugelassen war.

Inzwischen haben Studien aber eine hohe Wirksamkeit speziell für die ältere Altersgruppe gezeigt, sodass die STIKO ihre Empfehlung angepasst hat. Denn der AstraZeneca-Impfstoff hat gerade für Senioren auch deutliche Vorteile: Er muss nicht gekühlt werden und lässt sich dadurch auch beim Hausarzt oder bei den Betreffenden daheim verabreichen. Viele der Betagten sind ja nicht mehr so mobil, dass sie allein ein Impfzentrum aufsuchen können.

***Weshalb wurden Pflegebedürftige mit Vorerkrankungen ganz aus den Studien ausgeschlossen, obwohl sie nach der Zulassung der mRNA-Impfstoffe die Ersten waren, die geimpft wurden?***

Grundsätzlich werden in Zulassungsstudien nur gesunde Personen oder solche mit gut kontrollierten Erkrankungen einbezogen. Es wäre sonst sehr schwierig, unerwünschte Impfnebenwirkungen von Symptomen der Begleiterkrankungen und deren Voranschreiten abzugrenzen. Zulassungsuntersuchungen nimmt man deshalb bevorzugt an gesunden Menschen vor. Dennoch war es richtig, eine Impfempfehlung für Pflegebedürftige auszusprechen, denn der zu erwartende Nutzen überwog bei Weitem das potenzielle Risiko – gerade in dieser Gruppe, in der eine Corona-Infektion sehr oft zu schweren Verläufen und zum Tod führt. Die Praxis hat die Entscheidung bestätigt: Die Sterblichkeit unter Pflegeheimbewohnern geht zurück, seit wir großflächig impfen. Das ist ein Riesenerfolg!

***Trotzdem lassen sich manche Ältere durch Medienberichte über schwere Nebenwirkungen oder gar Todesfälle nach Impfungen verunsichern und nehmen mitunter ihren Termin nicht wahr.***

Ich kann die Betreffenden beruhigen: Alle diesbezüglichen Verdachtsfälle werden vom Paul-Ehrlich-Institut dokumentiert und ausgewertet. Es gibt bislang keinen Fall, in dem ein ursächlicher Zusammenhang zwischen einer Impfung und einem Todesfall bestätigt wurde. Menschen in fortgeschrittenem Alter haben nun mal eine höhere Wahrscheinlichkeit plötzlich zu versterben, ganz unabhängig von einer Impfung. Demgegenüber steht eine überwältigende Zahl von Todesfällen, die eindeutig auf COVID-19 zurückgehen.

Insgesamt zeigen die Daten aus den Zulassungsstudien, dass unerwünschte Wirkungen häufiger bei Menschen unter 55 Jahren auftraten als bei den Älteren, weil ihr jüngeres Immunsystem aktiver ist und dadurch auch leichter überschießend reagiert.

***Angenommen, jemand ist extrem gebrechlich, könnten dann nicht schon eigentlich harmlose Nebenwirkungen wie Fieber oder Schüttelfrost lebensbedrohlich sein?***

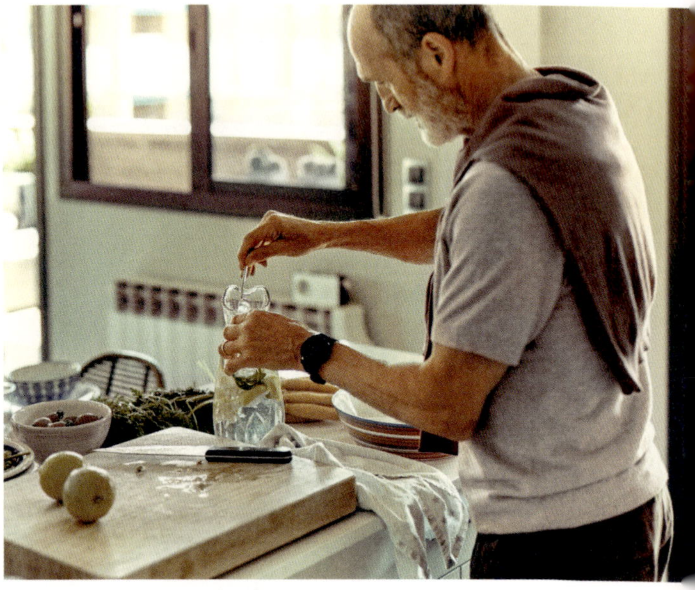

**REICHLICH WASSER TRINKEN**
Damit unser Immunsystem reibungslos funktioniert, müssen wir ausreichend trinken. Ältere verspüren oft weniger Durst und sollten darauf achten, genug zu trinken

Grundsätzlich muss vor jeder Impfung die Impffähigkeit geprüft und gegeben sein. Ärzte sollten daher sehr wohl in jedem Einzelfall bei sehr alten und gebrechlichen Personen Nutzen und Risiken der Impfung gegeneinander abwägen. Denn bei Menschen, deren Lebenserwartung bereits sehr eingeschränkt ist, die vielleicht nur noch wenige Tage oder Wochen vor sich haben, ist fraglich, ob man sie noch dem Stress einer Impfung aussetzen sollte. Das müssen die betreuende Hausärztin oder der Hausarzt mit den Betreffenden selbst oder deren bevollmächtigten Angehörigen individuell entscheiden. Aber jeder, der das möchte, hat natürlich Anrecht auf die Impfung, wenn Impffähigkeit besteht.

***Viele Senioren hoffen, dass sie nach einer Impfung endlich wieder sorglos ihre Kinder und Enkel umarmen können. Zu Recht?***

Da muss ich bisher noch widersprechen: Solange nicht das Gegenteil bewiesen ist, müssen wir davon ausgehen, dass auch Geimpfte oder Personen, die die Erkrankung durchgemacht haben, noch Überträger einer COVID-19-Infektion sein können. Ein älterer Mensch könnte also sehr wohl seine Kinder und Enkel anstecken, auch wenn die größte Gefahr für ihn selbst gebannt ist, weil die Impfung bis auf sehr wenige Ausnahmen vor einem schweren Verlauf schützt. Mit entsprechenden Vorsichtsmaßnahmen, etwa im Freien mit Abstand und gegebenenfalls Maske, ist ein Treffen mit den Verwandten aber durchaus möglich.

***Die Grippe gilt als mit die tödlichste Krankheit für Ältere. Unter anderem greift sie das Herz an. Warum ist das so?***

Das hat verschiedene Ursachen. Eine Infektion belastet den Kreislauf auf vielfache Weise: Die Atmung ist schneller, der Flüssigkeitsverlust höher, die Temperatur steigt – das alles bedeutet Mehrarbeit für das Herz. Dazu kommt die entzündliche Abwehrreaktion des Körpers, die einem geschwächten Herz ebenfalls schaden kann. So kommt es, dass während einer Grippe das Risiko für akut bedrohliche Herzschwächen oder einen Herzinfarkt stark ansteigt. Verstirbt ein Patient, gilt das Herzproblem als Todesursache – ausgelöst wurde das Geschehen aber erst durch die Influenza-Infektion.

***Eine Grippe-Impfung kann also das Herz schützen?***

Absolut. In einer aktuellen Studie war das Sterberisiko von Bluthochdruck-Patienten mit Grippe-Impfung um etwa 18 Prozent niedriger, Herzinfarkte und Schlaganfälle traten deutlich seltener auf. Hinzu kommt: Auch wenn die Betroffenen die Grippe überstehen, kommt es vor, dass sie danach in einem schlechteren Gesundheitszustand verbleiben als zuvor; weil sie etwa stark an Gewicht verloren haben, körperliche Defizite stärker geworden sind, sie womöglich lange liegen oder künstlich beatmet werden mussten. Auch davor schützt die Impfung.

***Gilt das auch für COVID-19?***

Ja, bei dieser Krankheit bilden sich zudem oft gefährliche Blutgerinnsel, die Herzinfarkte, Schlaganfälle und Lungenembolien auslösen oder andere Organe dauerhaft schädigen können.

Besorgniserregend ist auch das Post-COVID- oder Long-COVID-Syndrom, an dem oft sogar Jüngere leiden. Die Betroffenen verlieren häufig den Geschmackssinn oder haben längere Zeit mit chronischen Erschöpfungszuständen und kognitiven Einschränkungen zu kämpfen. Oft gleicht kein Krankheitsbild dem anderen und viele Zusammenhänge sind auch noch gar nicht bekannt. Selbst nach Monaten ist bei manchen dieser Patienten unklar, ob sie sich vollständig wieder erholen werden.

Eine Impfung sichert also in vielen Fällen nicht nur das Überleben – sondern auch den Erhalt von Lebensqualität. ○

**»Gerade Ältere verbleiben nach einer durchgemachten Infektion oft in einem *schlechteren Gesundheitszustand* als zuvor. Eine Impfung kann davor schützen«**

***Beim Fokus auf COVID-19 gerät leicht außer Acht, dass auch andere Krankheiten das Leben im Alter bedrohen. Welche weiteren Impfungen sind für ältere Menschen empfehlenswert?***

Über die für alle Erwachsenen gültigen Empfehlungen (siehe Seite 134; Anm. d. Red.) hinaus rät die STIKO Senioren ab 60 Jahren zur Impfung gegen Herpes zoster, bekannt als Gürtelrose, und gegen Pneumokokken. Letztere sind oft verantwortlich für eine Lungenentzündung – eine der gefährlichsten Infektionskrankheiten auch hierzulande.

Und natürlich sollten Senioren die jährliche Grippeimpfung wahrnehmen, gerade wenn sie an Herz-Kreislauf-Erkrankungen oder Bluthochdruck leiden.

# Gegen

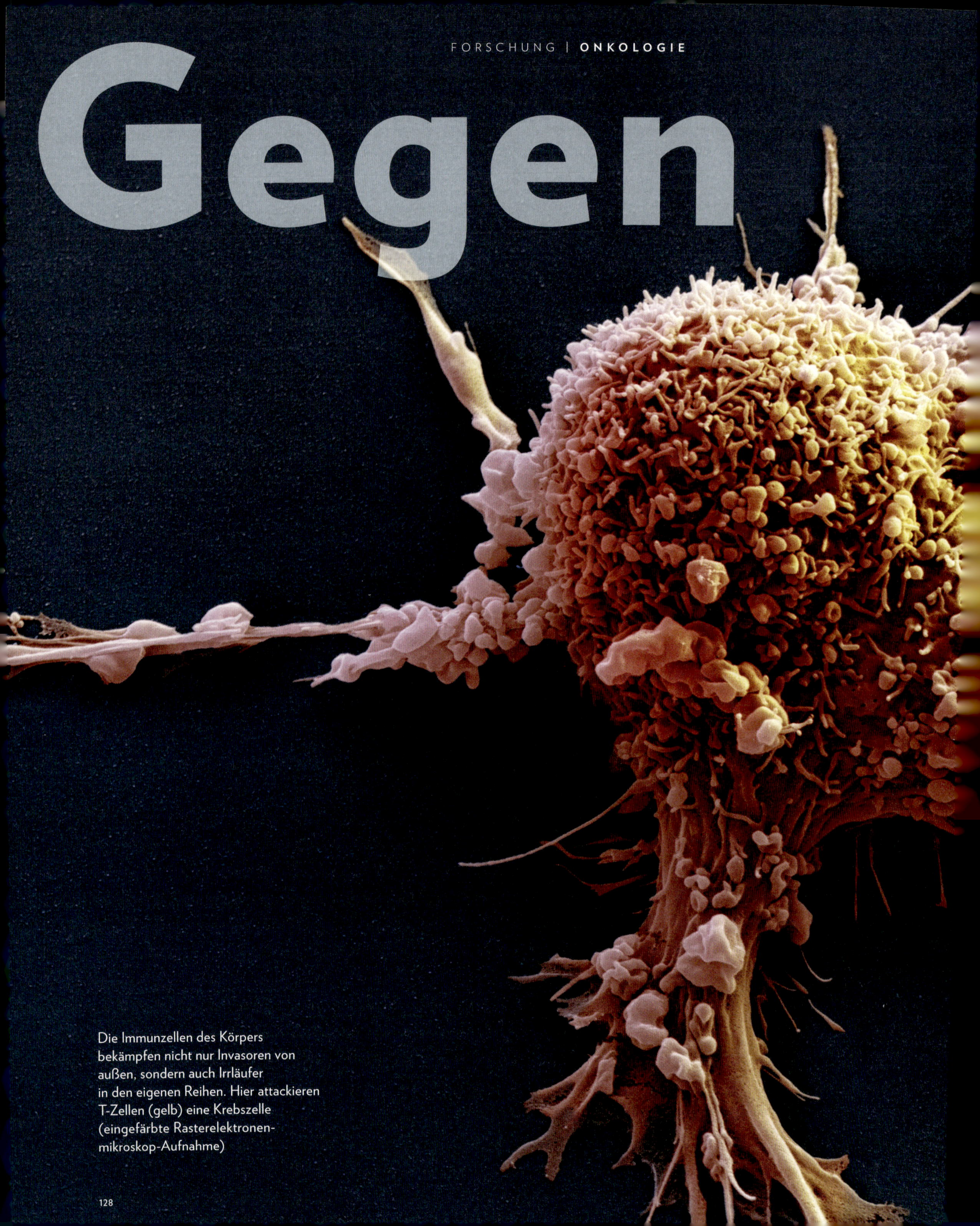

Die Immunzellen des Körpers bekämpfen nicht nur Invasoren von außen, sondern auch Irrläufer in den eigenen Reihen. Hier attackieren T-Zellen (gelb) eine Krebszelle (eingefärbte Rasterelektronenmikroskop-Aufnahme)

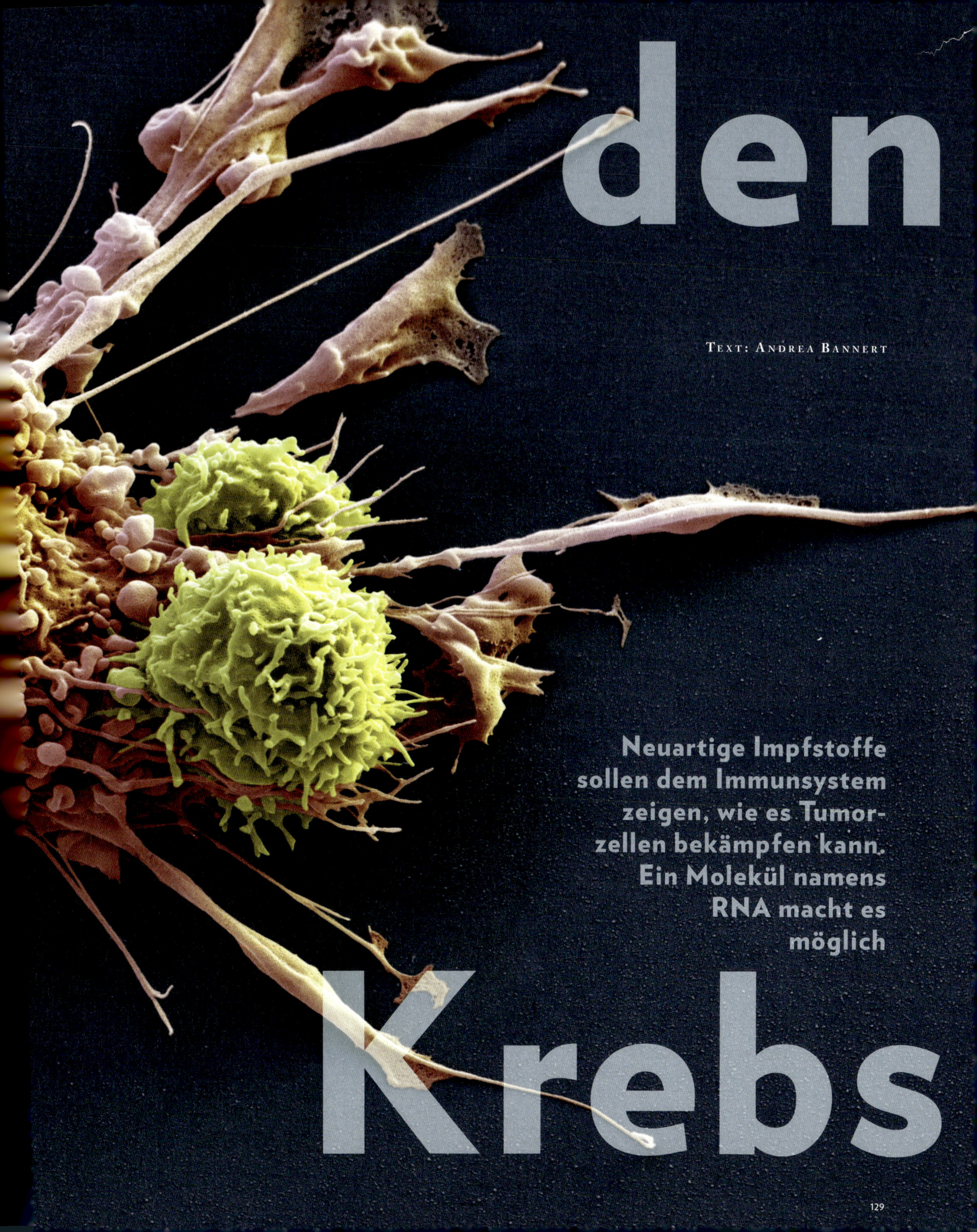

# den

Text: Andrea Bannert

**Neuartige Impfstoffe sollen dem Immunsystem zeigen, wie es Tumorzellen bekämpfen kann. Ein Molekül namens RNA macht es möglich**

# Krebs

Krebszellen arbeiten wie gut getarnte Einbrecher. Sie verstecken sich vor dem Immunsystem, das Eindringlinge jagt und ausschaltet. Die entarteten Zellen wenden Tricks an, um unerkannt zu bleiben: Sie entledigen sich etwa typischer Erkennungsmerkmale, oder sie maskieren sich als gesunde Zellen.

Aber dann taucht ein Fahndungsfoto auf, das die Krebszellen genau beschreibt. Es lässt ihre Tarnung auffliegen und hilft dem Immunsystem, den Tumor gezielt anzugreifen.

Die Substanz, die das möglich macht, heißt Ribonukleinsäure (RNA). Sie versorgt das Immunsystem mit den nötigen Informationen, um den Feind zu erkennen. Man könnte sagen: Sie liefert das Fahndungsfoto. Mit einer mRNA-Impfung wollen Wissenschaftler die Krebsmedizin revolutionieren und dem Körper helfen, sich selbst zu heilen. Nun steht die Technologie kurz vor dem Durchbruch.

## DREIKLANG DES LEBENS

In der Natur bildet die RNA gemeinsam mit der Erbsubstanz DNA und den Proteinen die Maschinerie des Lebens. Ihr Zusammenspiel treibt alle lebenswichtigen Funktionen an: Wachstum, Stoffwechsel, Immunsystem und vieles mehr.

Die DNA enthält den menschlichen Bauplan. Gut verpackt steckt sie im Zellkern. Damit die gespeicherten Informationen umgesetzt werden können, fertigt die Zelle RNA-Abschriften einzelner Erbgutabschnitte an (siehe Grafik). Diese RNA-Stränge – genannt mRNA (Messenger- oder Boten-RNA) – wandern dann zu den Proteinfabriken außerhalb des Zellkerns.

Einer der Forscher, der an mRNA-Impfungen gegen Krebs arbeitet, ist Uğur Şahin. Der Onkologe begründete 2008 die Firma Biontech in Mainz mit, um neue Therapien voranzutreiben. Inzwischen ist das Unternehmen weltweit bekannt. Şahin und seine Ehefrau Özlem Türeci erkannten früh nach den ersten Corona-Fällen, dass das Prinzip der mRNA-Impfung auch zur Eindämmung von COVID-19 geeignet sein könnte.

Ihr Impfstoff, gemeinsam mit dem US-Unternehmen Pfizer entwickelt und produziert, war der erste, der in verschiedenen Ländern weltweit zugelassen wurde – vor allem auch dank der Vorarbeit im Bereich der Krebsmedizin. „Wir wussten, wie wir schnell anhand einer genetischen Sequenz einen Impfstoff herstellen. Das hatten wir mit Tumorvakzinen tausend Mal vorher durchexerziert und mussten nur die Erbinformation des Virus einsetzen", so Şahin.

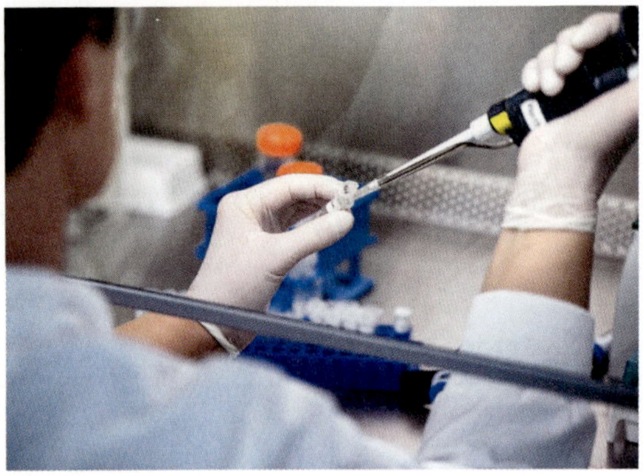

RNA-Therapeutika werden für jeden Patienten individuell im Labor hergestellt

Auch ein gutes Verständnis bestimmter Immunreaktionen spielte eine wichtige Rolle bei der COVID-19-Impfstoffentwicklung. Doch zwischen der Immunisierung gegen das Virus und der Krebstherapie besteht ein entscheidender Unterschied: „Die große Stärke der RNA-Vakzine nutzt die Corona-Impfung gar nicht aus, weil jeder den gleichen Impfstoff bekommt, anders in der Krebsmedizin", erklärt Niels Halama vom Deutschen Krebsforschungszentrum in Heidelberg. „Ein großer Vorteil des Verfahrens ist aber: Man kann damit für verschiedene Patienten individuelle Impfstoffe gegen den Tumor herstellen – und das in kurzer Zeit."

## GUT VERPACKTER BAUPLAN

Die RNA-Therapie, an der Şahin bereits seit vielen Jahren arbeitet, funktioniert wie folgt: Zuerst lesen Şahin und sein Team die gesammelten genetischen Informationen der Krebszellen eines Patienten aus. Mithilfe eines Algorithmus identifiziert ein Computerprogramm in den Daten für jeden Tumor diverse Oberflächenproteine, die das Immunsystem im Idealfall gut erkennen und bekämpfen kann. Anhand vieler Beispiele lernt die Maschine zu verallgemeinern und die richtigen Erkennungsmerkmale des Tumors auszuwählen.

Sind die Baupläne der Proteine identifiziert, fertigt ein Roboter mRNA-Abschriften davon an. Die Stränge verpackt er danach in Nanopartikel: kleinste Teilchen, die nur wenige Millionstel Millimeter messen. Die Schutzhülle verhindert, dass das Medikament im Körper durch Enzyme abgebaut wird. Ein Arzt spritzt die fertige Medizin in die Blutbahn des Patienten.

Mit dem Blutstrom fließen die Nanopartikel, die wie ein Brief mit einer Adresse versehen sind, zu ihrem Ziel, den dendritischen Zellen des Immunsystems. Dort werden sie ausgepackt. Die Zellen lesen die mRNA ab und bauen nach ihrer Anleitung die Oberflächenproteine des Tumors nach: als Antigene.

Zusätzlich löst die RNA ein Alarmsignal aus. Denn fremde RNA ist für den Körper immer ein Grund zur Sorge: Auch Viren infizieren gesunde Zellen, indem sie RNA einschleusen. Die mRNA signalisiert dem Immunsystem also: Hier kommt eine wichtige Nachricht! Das lockt

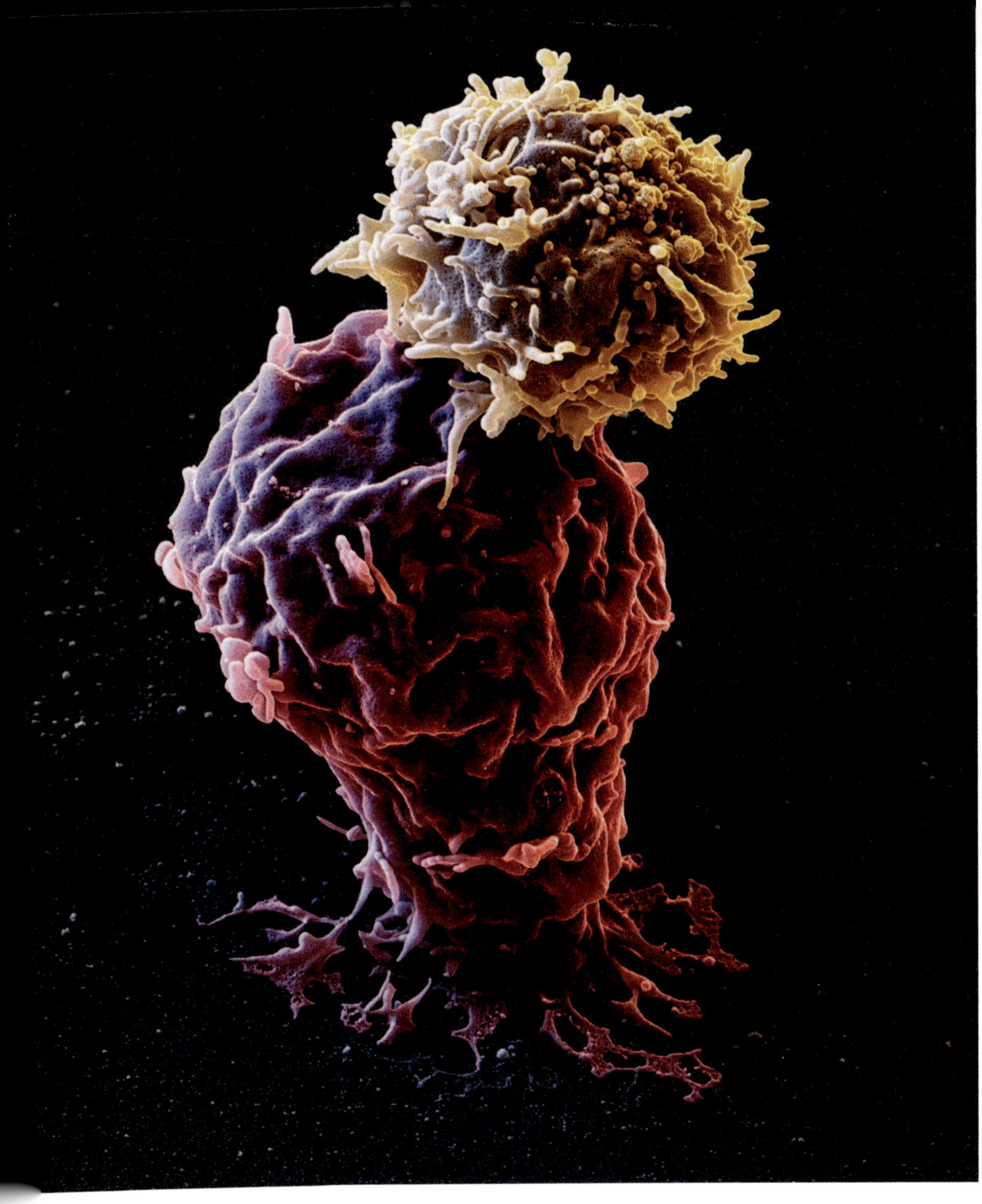

Bei Leukämie entarten Blutzellen zu Krebs (rot). Mit neuen Methoden können Ärzte Immunzellen (gelb) so verändern, dass sie manche Krebszellentypen aufspüren und für ihre Zerstörung sorgen

weitere Mitglieder der Immunabwehr, die T-Zellen, an. Die dendritischen Zellen präsentieren ihnen die Oberflächenproteine des Tumors als Antigene. Die T-Zellen vermehren sich und stellen passgenaue Waffen her. So entsteht eine Armee, die weiß, wie der Krebs aussieht.

## DIVENHAFTE PROTEINE

Die Immunzellen verbreiten sich im Körper. Finden sie Tumorzellen mit den spezifischen Merkmalen, attackieren sie diese und rufen weitere Kämpfer herbei. Das Immunsystem läuft auf Hochtouren, was der Patient an Symptomen wie Fieber und Schüttelfrost oder Gliederschmerzen bemerkt, die infolge der mRNA-Injektion auftreten können.

Die Abwehr wird also wie bei einer klassischen Impfung darauf gedrillt, Widersacher zu erkennen und zu attackieren. Die Impfung erfolgt im Falle von Krebs aber nicht vorbeugend, sondern therapeutisch. Sie kommt erst dann zum Einsatz, wenn die Erkrankung schon aufgetreten ist.

In der modernen Krebsmedizin gibt es verschiedene Ansätze zur Herstellung von Impfstoffen. Eine Möglichkeit ist, die Oberflächenproteine der Krebszellen direkt im Labor zu erzeugen und dem Patienten dann zu spritzen. Proteine sind jedoch schwieriger herzustellen als Ribonukleinsäuren. Während verschiedene RNAs chemisch ähnliche Eigenschaften besitzen, verhalten sich Eiweiße ganz unterschiedlich. „Proteine sind wie Diven", sagt Şahin. Im Durchschnitt dauert ihre Herstellung zwei Jahre.

Şahins Team benötigt zwei Wochen, um passgenaue RNA für Versuchstiere zu fertigen. Bei der Behandlung von Menschen verlängern Qualitätskontrollen die Zeit auf vier bis sechs Wochen. Şahins Traum ist es, binnen weniger Tage ein individuelles Medikament für jeden Patienten herzustellen.

## JEDER TUMOR IST ANDERS

Doch warum braucht man für jeden Kranken ein eigenes Heilmittel? „Krebs entsteht durch Mutationen, also Veränderungen im Erbmaterial, und die sind individuell", erklärt Şahin. Die genetischen Merkmale der Krebszellen von zwei Lungenkrebspatienten stimmen zu weniger als fünf Prozent überein. Nimmt man einen dritten Betroffenen dazu, liegt die Schnittmenge bei einem Prozent.

Allgemeine Krebsimpfstoffe müssten das Immunsystem deshalb auf die wenigen gemeinsamen Merkmale von Tumoren ansetzen. Krebszellen können sich jedoch sehr schnell verändern. Verlieren sie die ausge-

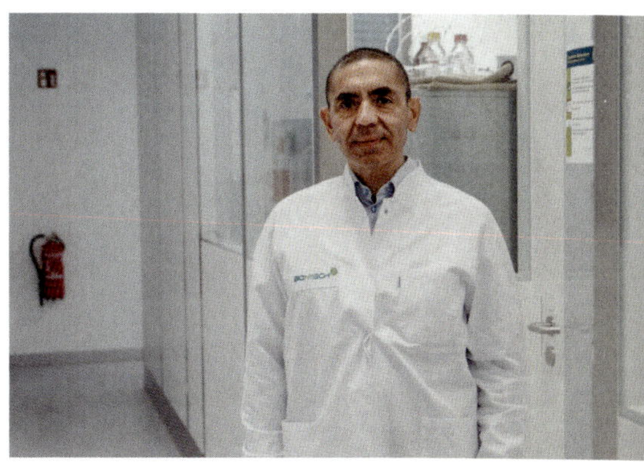

Uğur Şahin ist Professor für experimentelle Onkologie in Mainz. Er hat im Jahr 2008 die Firma Biontech mitgegründet

wählten Merkmale, wird das Medikament unwirksam. An Mäusen zeigten die Forscher, dass die Immuntherapie besser wirkt, wenn individuelle Eiweiße angegriffen werden, als wenn das Ziel Proteine sind, die auf den Zellen vieler Tumoren sitzen.

Inzwischen haben Forscher mRNA-Impfstoffe in mehr als 50 klinischen Studien für unterschiedliche Krebsformen getestet, darunter Hirntumoren, Blutkrebs und Prostatakrebs.

## STUDIEN ZU HAUTKREBS

Sahin und Kollegen verabreichten die personalisierte mRNA-Therapie in einer Pilotstudie 13 Patienten mit schwarzem Hautkrebs, deren Tumoren nach diversen konventionellen Behandlungen mehrfach zurückgekehrt waren. Die Wissenschaftler spritzten ihnen einen maßgeschneiderten mRNA-Cocktail, mindestens acht Injektionen im Verlauf von rund 40 Tagen. Bei allen aktivierte die Behandlung das Immunsystem. Einige reagierten extrem stark und produzierten bis zu zehn Milliarden spezifische Immunzellen.

Bei neun Patienten kehrte der Krebs über den Zeitraum von zwei Jahren nicht zurück. „Die Ergebnisse fielen deutlich besser aus, als ich das als vorsichtiger Wissenschaftler erwartet hatte“, sagt Şahin. „Wir haben in einigen Fällen Tumorzellen von Patienten anzüchten können und gezeigt, dass die mit mRNA aktivierten Immunzellen wirklich Tumorzellen erkennen und töten können.“

Zu ähnlichen Ergebnissen kam eine Studie amerikanischer Forscher vom Dana-Farber Cancer Institute in Massachusetts. Sechs von acht Patienten mit schwarzem Hautkrebs, die eine mRNA-Immunisierung erhalten hatten, waren auch nach vier Jahren noch tumorfrei.

„Die Studien zeigen, dass das Prinzip der RNA-Impfung gegen Krebs funktioniert und gut verträglich ist“, so der Onkologe Niels Halama. Obwohl das Verfahren universell einsetzbar sei, müsse man für jede Krebsart die Herausforderungen verstehen. „Es kann sein, dass es bei dem einen Krebs sehr gut, bei einem anderen nur

# Die neue mRNA-Therapie

### 1. Ziel identifizieren

**Zuerst wird das Erbgut des Tumors ausgelesen. Forscher suchen darin nach Bauplänen für geeignete Antigene: Proteine, die nur auf der Oberfläche der Krebszellen zu finden sind**

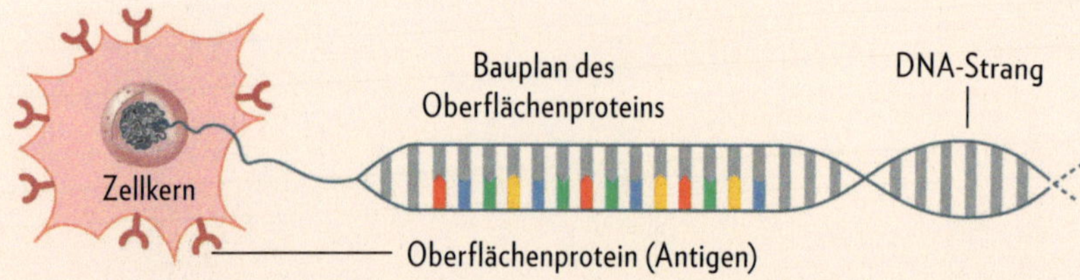


### 2. Impfstoff herstellen

**Haben die Forscher passende Baupläne gefunden, stellen sie Kopien her. Sie verpacken sie in mRNA-Strängen in Nanopartikel und spritzen sie dem Patienten**

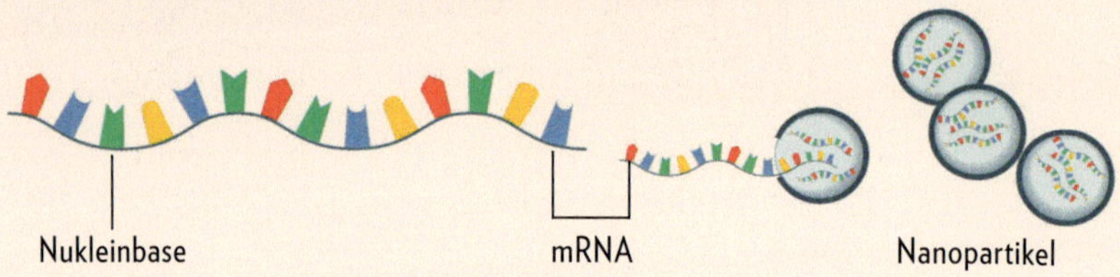


### 3. Immunsystem aktivieren

**Dendritische Zellen sind Teil des Immunsystems. Sie lesen die mRNA aus, bauen mit ihrer Hilfe die Proteine der Krebszelle nach und präsentieren die Antigene auf ihrer Oberfläche**

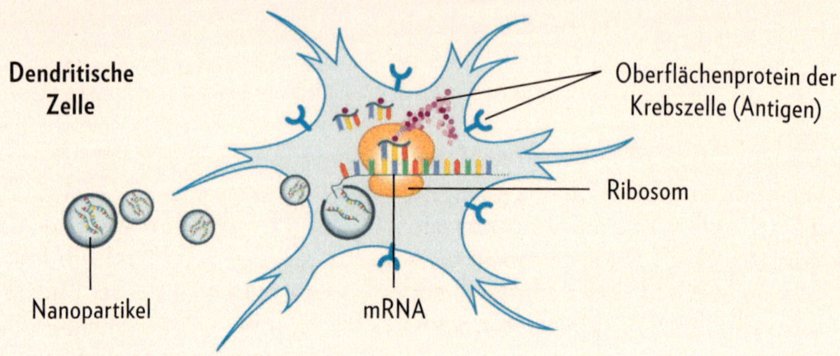


### 4. Krebs bekämpfen

**Weitere Immunzellen, die T-Zellen, eilen herbei. Sie stellen Rezeptoren her, die genau zum Antigen passen. Treffen sie nun auf eine Krebszelle, erkennen sie deren Proteine und greifen an**

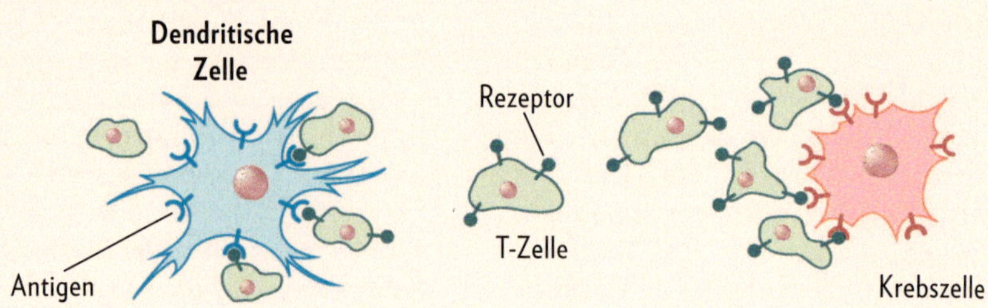

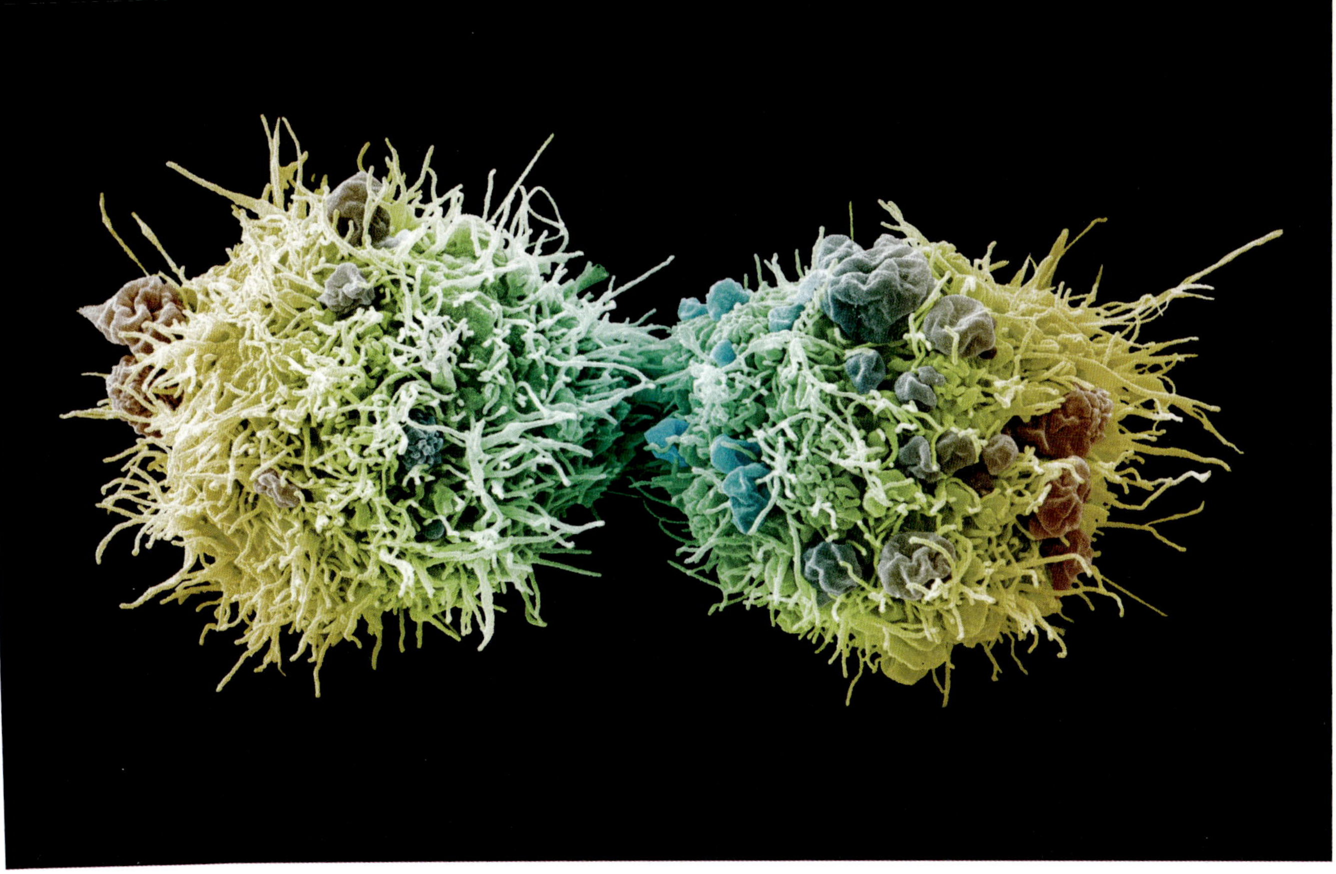

Einige humane Papillomaviren können Gebärmutterhalskrebs auslösen, hier eine eingefärbte Aufnahme der Erreger mit dem Elektronenmikroskop. Es gibt Impfstoffe, die einer Infektion vorbeugen sollen, es handelt sich aber nicht um mRNA-Vakzine

in Kombination mit einer weiteren Substanz funktioniert", ergänzt Biontech-Chef Şahin.

Je stärker das Immunsystem sich gegen den Krebs wappnet, umso besser der Effekt. Tests, bei denen Krebspatienten zusätzlich zur mRNA-Impfung spezielle Medikamete verabreicht bekamen, zeigten, dass die Kombination Vorteile bringt. Die für verschiedene Krebsarten zugelassenen Mittel aktivieren das Immunsystem dort, wo der Tumor es drosselt – sie sind quasi eine Bremse für die Bremse.

RNA-Moleküle könnten zudem helfen, die körpereigene Abwehr zu verstärken. Denn bestimmte RNA-Sequenzen treiben natürlicherweise Teile des Immunsystems an. Das machen sich die Onkologin Ulrike Gnad-Vogt und ihre Kollegen von der Firma Curevac zunutze. Sie wollen Patienten helfen, deren Tumoren bereits Metastasen gebildet haben. Das Team arbeitet mit mRNA, die bestimmte Proteine aktiviert. Sie hilft, die Oberflächenmerkmale des Tumors zu erkennen. Das Team hat diesen mRNA-Cocktail in Tumoren von Patienten gespritzt. Die ersten klinischen Daten zeigen, so Gnad-Vogt, dass das Mittel sowohl den Tumor angreift als auch Metastasen in anderen Bereichen des Körpers. Derzeit testen die Wissenschaftler das Medikament an 30 Patienten mit einer Form des schwarzen Hautkrebs.

## VIELE OFFENE FRAGEN

Die bisherigen Ergebnisse beweisen nicht endgültig, dass das Verfahren der mRNA-Impfung für Krebspatienten sicher ist und funktioniert. „Erst wenn Versuche mit deutlich mehr Teilnehmern ähnlich gute Ergebnisse liefern, wird dies den Weg für RNA-Immuntherapien gegen Krebs ebnen", sagt Halama vom Deutschen Krebsforschungszentrum. Noch seien viele Fragen offen, zum Beispiel, wann Ärzte ein mRNA-Vakzin idealerweise verabreichen sollten.

Halama arbeitet an einer Studie mit, in der die Impfstoffe an Dickdarmkrebs-Patienten getestet werden. Nach der Operation überprüfen die Ärzte, ob im Blut der Betroffenen noch Tumor-DNA nachweisbar ist. Ein Hinweis, dass die Probanden nicht völlig tumorfrei sind. „Diese Patienten könnten besonders von einer Therapie mit einer Impfung profitieren. Sie setzt zu einem sehr frühen Zeitpunkt an: Der größte Teil des Tumors wurde entfernt und das Immunsystem könnte mit der RNA-Information die verbleibenden Krebszellen besser erkennen und eliminieren", hofft Halama.

So rücken Krebsimpfstoffe auf RNA-Basis in greifbare Nähe, wenn auch noch unklar ist, wie teuer so ein Verfahren werden könnte. Biontech-Chef Şahin hofft, in drei oder vier Jahren eine Zulassung beantragen zu können, vorausgesetzt die Daten der Studien sehen gut aus. Dann dauert es noch einige Zeit, bis der Genehmigungsprozess durch ist. Aus der Corona-Pandemie können die Forscher viel über die Methode lernen.

„Bevor wir den Impfstoff gegen COVID-19 entwickelt hatten, waren weltweit weniger als 10 000 Menschen mit RNA immunisiert, bis Ende 2021 werden es über eine Milliarde sein", so Şahin. ○

# Masern, Mumps und Co.

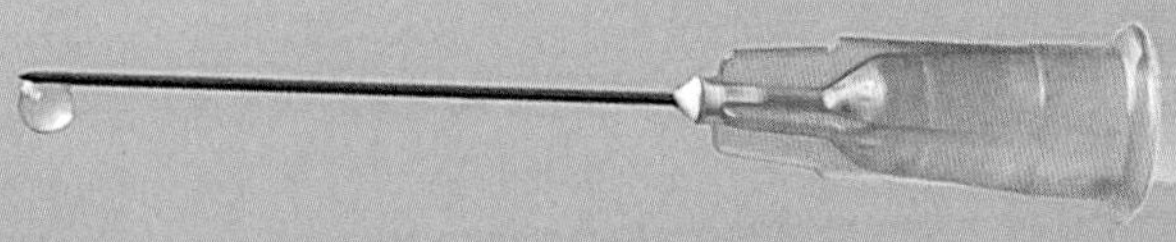

## *Das sollten Sie wissen*

Gerade **Eltern stehen oft vor der Frage**, wogegen sie ihr Kind impfen lassen sollen. Die Ständige Impfkommission des **Robert-Koch-Instituts** gibt hierzu Empfehlungen ab. Doch was verbirgt sich hinter den Krankheiten? Wie gefährlich sind sie? Und kann man sich auch als Erwachsener noch immunisieren lassen? Wir stellen die wichtigsten Erreger vor und **geben Orientierung**

TEXT: MARIA KIRADY

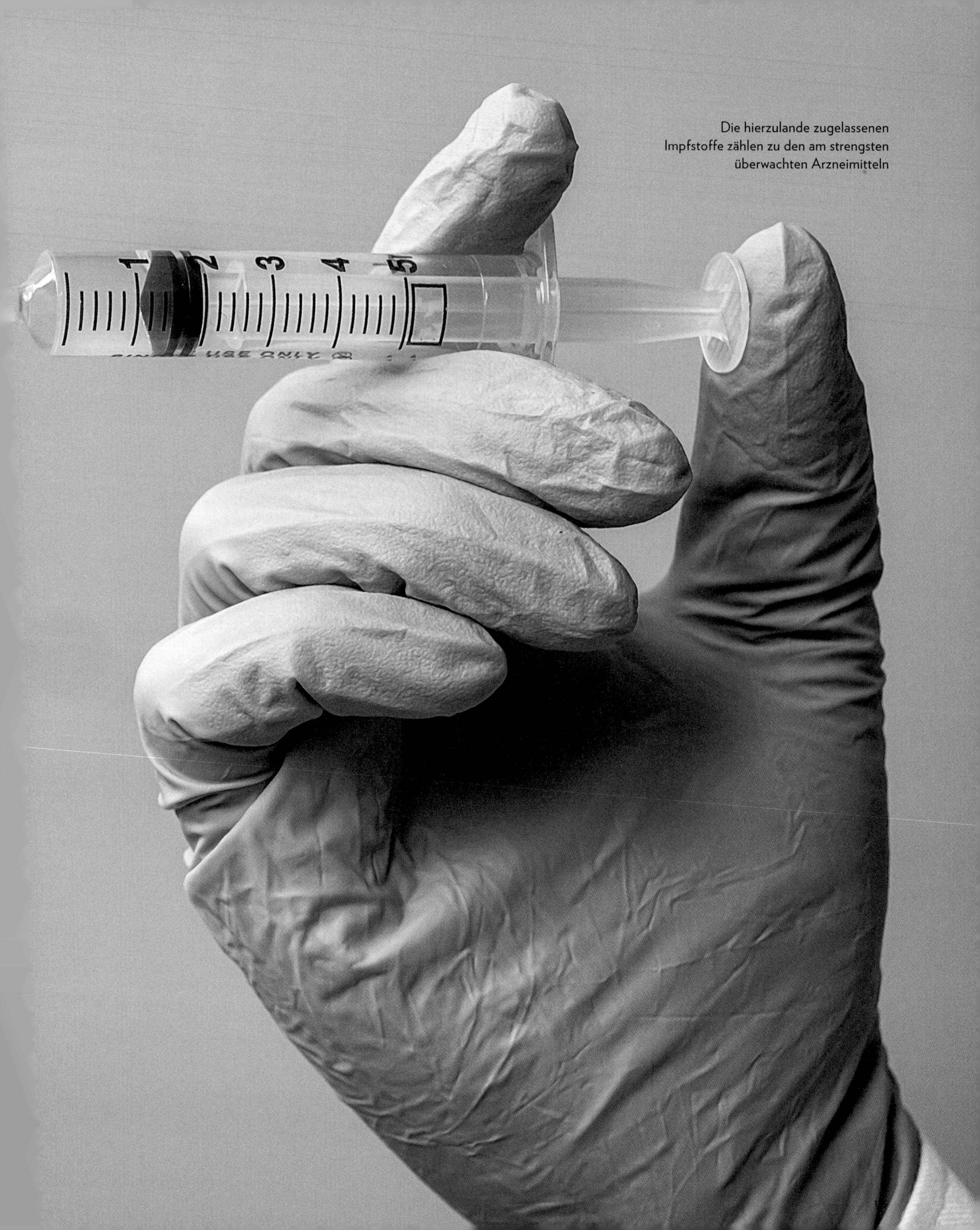


Die hierzulande zugelassenen
Impfstoffe zählen zu den am strengsten
überwachten Arzneimitteln

Die Entscheidung für oder gegen eine Impfung will gut überlegt sein. Denn schließlich können mit jeder Immunisierung auch Nebenwirkungen wie Schmerzen an der Einstichstelle, Fieber, Schüttelfrost oder in seltenen Fällen allergische Schocks auftreten.

Entscheidungshilfe bieten die Empfehlungen der Ständigen Impfkommission (STIKO) des Robert-Koch-Instituts, die in der Regel jährlich auf Basis neuester wissenschaftlicher Erkenntnisse aktualisiert werden. Auf den folgenden Seiten sind sämtliche Krankheiten aufgelistet, für die es in Deutschland eine klare Impfempfehlung gibt.

Die Grundimmunisierung sollte dabei jeweils im Kindesalter erfolgen, um frühestmöglichen Schutz zu gewähren. Sie ist aber prinzipiell auch im Erwachsenenalter noch möglich. Danach bedarf es oft Auffrischungsimpfungen (siehe Legende Tabelle) in bestimmten Abständen. Manche Impfungen, wie die gegen Influenza, werden erst für ältere Menschen oder chronisch Kranke empfohlen.

Zu beachten ist auch, dass heutzutage meist mehrere Impfstoffe zusammen verabreicht werden, was die Anzahl der Injektionen deutlich reduziert. Folgende Kombinationen sind möglich: Bei der **Dreifachimpfung** werden Tetanus, Keuchhusten (Pertussis) und Diphtherie zusammengefasst.

Die **Vierfachimpfung** wird um Poliomyelitis ergänzt. Die **Fünffachimpfung** enthält zudem einen Impfstoff gegen Haemophilus influenzae Typ b; die **Sechsfachimpfung** einen gegen Hepatitis B.

Die **MMR-** beziehungsweise **MMRV**-Kombination enthält Impfstoffe gegen Masern, Mumps, Röteln und bei MMRV Windpocken (Varizellen).

Bis auf Tetanus, Diphtherie, Pertussis, Masern, Mumps und Röteln sind alle Vakzine auch einzeln erhältlich. Eine Impfpflicht besteht lediglich bei der MMR-Impfung für Menschen in Gemeinschaftseinrichtungen und dort Beschäftigte. Die Informationen ersetzen nicht eine ärztliche Beratung.

## Diphtherie

Erreger: Corynebacterium diphtheriae

### EIGENSCHAFTEN

Weil an der die Atemwege befallenden Variante einst zahlreiche Kinder durch Erstickung starben, wurde sie hierzulande auch „Würgeengel der Kinder“ genannt. Meist über Tröpfcheninfektionen gelangt das Bakterium auf die Schleimhaut und breitet sich dann im ganzen Körper aus. Gefährlich ist nicht der Erreger selbst, sondern sein zellschädigendes Gift, das Kehlkopf-, Herzmuskel- und Nervenzellen angreift. Die Folge können Atemnot, Lähmungen und Herzrhythmusstörungen bis hin zum Tod sein. Zwar kommt Diphtherie in Deutschland kaum vor, doch je nach Alter sterben bis zu 40 Prozent der Patienten, bei denen sie ausbricht.

### IMPFSTOFF

Seit 1925 gibt es in Deutschland einen Impfstoff, der stetig weiterentwickelt wurde und sich nicht gegen den Erreger selbst richtet, sondern gegen dessen Gift. Geimpfte können sich also trotzdem ohne die typischen Symptome infizieren und andere anstecken.

### EMPFEHLUNG

Als **Drei-** bis **Sechsfachimpfung** mit zwei, vier und elf Monaten, gefolgt von Auffrischimpfungen mit fünf bis sechs Jahren und neun bis 16 Jahren, danach alle zehn Jahre eine Auffrischung.

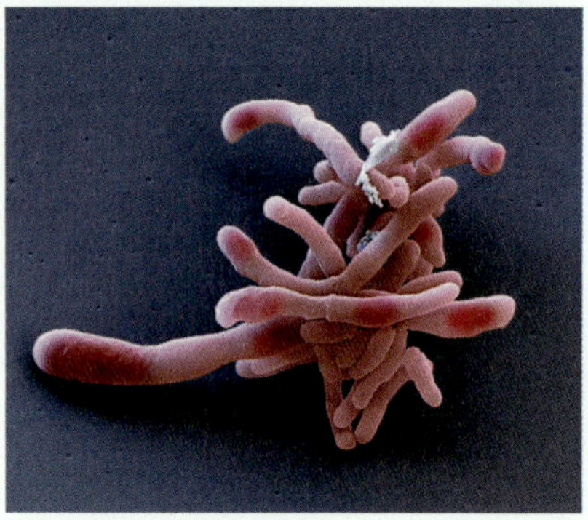

Diphtherie-Bakterien produzieren ein gefährliches Gift, das Körperzellen schädigt

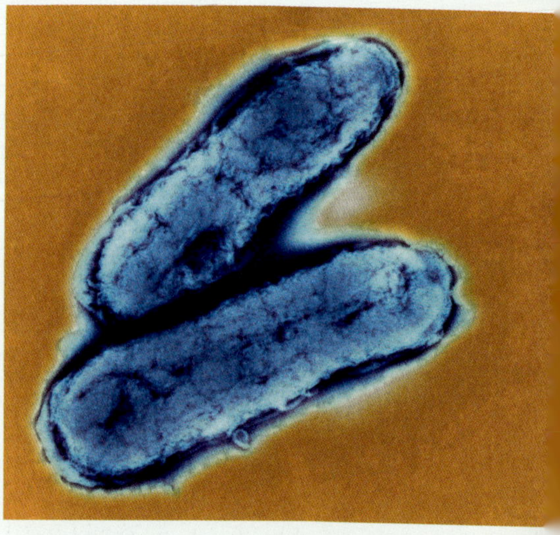

Haemophilus influenzae Typ b löst oft lebensbedrohliche Entzündungen aus

## Haemophilus influenzae Typ b (HIB)

Erreger: Bakterium Haemophilus influenzae Typ b

### EIGENSCHAFTEN

Der Erreger ist gefürchtet, weil er bei Kleinkindern binnen Stunden eine lebensbedrohliche Kehldeckelentzündung auslösen kann, sodass ihre Luftröhre durch die Infektion blockiert wird. Meist übertragen symptomlos Infizierte mittels Tröpfchen das Bakterium, das die Atemwege befällt und sich von dort ausbreitet. Weitere Komplikationen sind eine sehr schwere Form der Hirnhautentzündung sowie Lungen- oder Herzmuskelentzündung, Blutvergiftung, und Frühgeburt oder Abort bei Schwangeren. Dank Impfungen erkranken hierzulande nur noch zehn bis 35 Menschen pro Jahr an Haemophilus influenzae Typ b.

### IMPFSTOFF

In Deutschland wurde er 1990 eingeführt und enthält kleinste Erregerbruchstücke, die an wirkverstärkende Trägermoleküle gebunden sind.

### EMPFEHLUNG

Meist als **Fünf-** oder **Sechsfachimpfung** im Alter von zwei, vier und elf Monaten. Im Erwachsenenalter sind keine Auffrischungen notwendig.

## Hepatitis

Erreger: Hepatitis-B-Virus

**EIGENSCHAFTEN**
Obwohl Hepatitis B eine der häufigsten Infektionskrankheiten der Welt ist, wurde sie erst im Jahr 1970 entdeckt. Die Viren werden über Körperflüssigkeiten übertragen, zum Beispiel beim Geschlechtsverkehr, durch medizinische Instrumente während einer Untersuchung oder OP oder bei der Geburt. Sie vermehren sich in der Leber und lösen eine Entzündung aus, die oft zu Gelbsucht führt. Während die Infektion bei Erwachsenen meist ausheilt, verläuft sie bei Säuglingen überwiegend chronisch und kann langfristig zu Leberschäden oder zu einem Leberzellkarzinom führen.

**IMPFSTOFF**
Seit Anfang der 1980er Jahre ist ein Impfstoff aus künstlich hergestellten Virusfragmenten verfügbar.

**EMPFEHLUNG**
Einzeln oder als **Sechsfachimpfung** in Kombination mit anderen Impfstoffen; Immunisierung mit zwei, vier und elf Monaten. Eine Auffrischung bei Erwachsenen ist nur bei erhöhtem Infektionsrisiko, etwa in der Medizin oder bei bestimmten Auslandsreisen, notwendig.

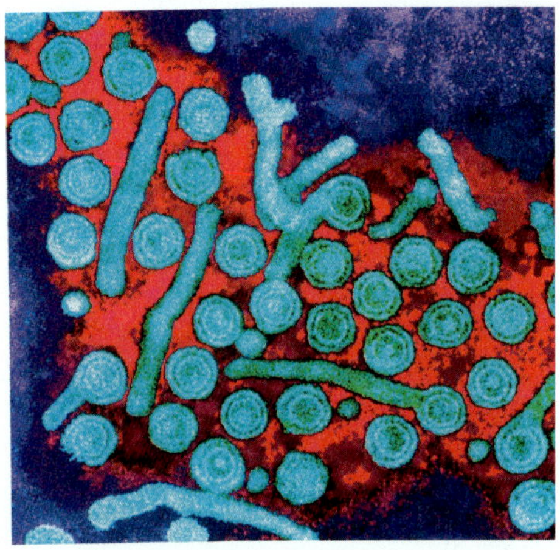

Hepatitis-B-Viren werden durch Blut oder beim Geschlechtsverkehr übertragen

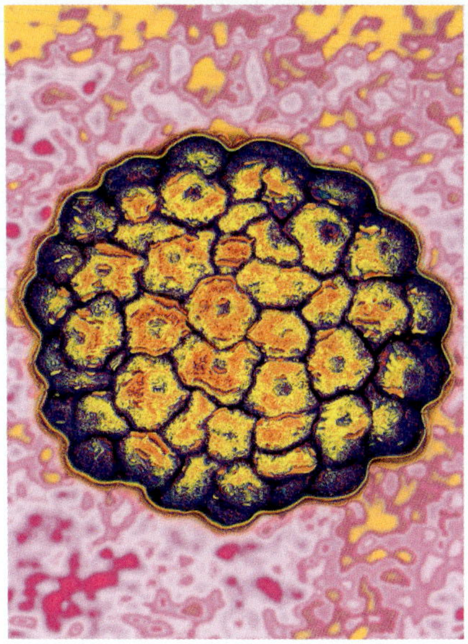

HPV zählt zu den wenigen Viren, die Krebs verursachen – vor allem bei Frauen

## HPV

Erreger: Humanes Papillomavirus

**EIGENSCHAFTEN**
Fast jeder infiziert sich im Lauf seines Lebens mit einem oder mehreren Vertretern aus dieser Familie sexuell übertragbarer Viren. Die harmloseren unter ihnen lösen Genitalwarzen aus; die gefährlicheren verändern das Erbgut von Schleimhautzellen, speziell im Gebärmutterhals, die daraufhin zu Krebs entarten können. Inzwischen ist bekannt, dass auch Männer, wenngleich seltener, an HPV-bedingtem Krebs, etwa am Anus, Penis oder in Mund und Rachen, erkranken können.

**IMPFSTOFF**
Seit 2007 wurden drei Impfstoffe aus künstlich hergestellten Virusfragmenten zugelassen, die gegen 70 (Cervarix®, Gardasil®) beziehungsweise 90 Prozent (Gardasil®9) der Krebsviren wirken. Gardasil® schützt auch vor Genitalwarzen.

**EMPFEHLUNG**
Mädchen und seit 2018 auch Jungen zur Krebsprophylaxe vor der Sexualreife; geimpft wird zwei Mal zwischen neun und 14 Jahren im Abstand von mindestens fünf Monaten.

## Influenza

Erreger: Influenzavirus A, B oder C

**EIGENSCHAFTEN**
Der Grippeerreger ist ein hochvariables Virus, von dem mehrere Subtypen zirkulieren. Sie verändern regelmäßig ihre Hülle und kehren so jedes Jahr in anderer Gestalt wieder. Damit gelingt es ihnen, das Immunsystem auszutricksen und Menschen erneut zu infizieren. Die Ansteckung erfolgt meist über Tröpfchen. Vorerkrankte und Ältere sind besonders gefährdet für einen schweren Verlauf.

**IMPFSTOFF**
Nach ersten Studien 1942 jährlich neu; besteht aus abgetöteten Viren der aktuell zirkulierenden Stämme.

**EMPFEHLUNG**
Jährlich bei über 60-Jährigen, Bewohnern von Alten- oder Pflegeheimen, Schwangeren, medizinischem Personal und pflegenden Personen sowie chronisch Kranken.

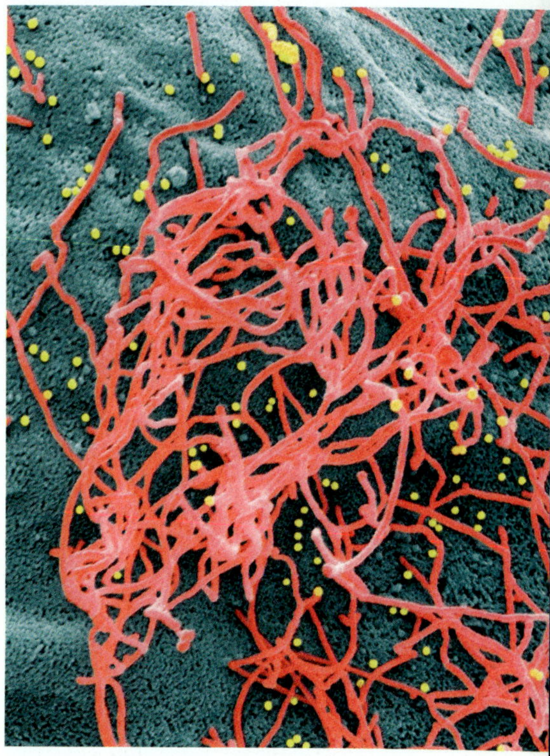

Influenzaviren können kugel- (gelb) oder fadenartige (rot) Formen annehmen

## Masern

Erreger: Masernvirus

**EIGENSCHAFTEN**

Das hochinfektiöse Virus wird über die Luft oder durch Schmierinfektionen übertragen. Auf grippeartige Symptome und Hautausschlag folgen mitunter Mittelohr- und Lungenentzündungen, selten Gehirnentzündungen. Eine besondere Form der Gehirnentzündung kann in sehr seltenen Fällen Jahre später auftreten und verläuft immer tödlich. Studien legen zudem nahe, dass eine akute Maserninfektion Teile des Immungedächtnisses löscht und Betroffene auf Jahre krankheitsanfälliger macht.

**IMPFSTOFF**

Seit 1963 werden in Hühnerzellen herangezogene, abgeschwächte Viren als Lebendimpfstoff verwendet.

**EMPFEHLUNG**

Als **MMR-** oder **MMRV**-Impfung mit elf und 15 Monaten, bei hoher Gefährdung auch früher; sowie nach 1970 Geborene mit unklarem Impfstatus. Eine Auffrischung ist nicht erforderlich. Menschen in Gemeinschaftseinrichtungen, dort Beschäftigte und medizinisches Personal müssen einen Impfschutz nachweisen.

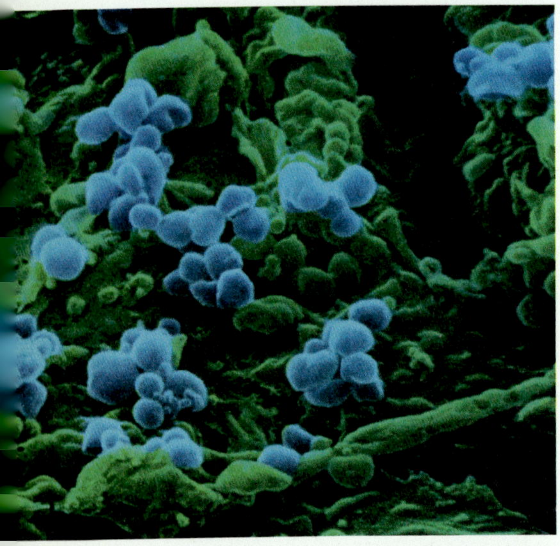

Hochinfektiöse Masernviren (blau) schwächen das Immunsystem nachhaltig

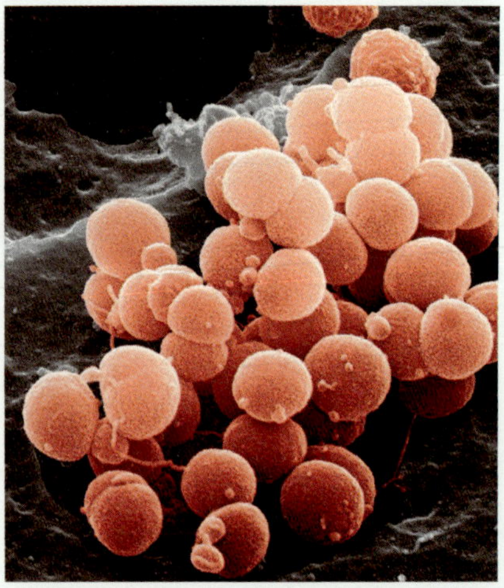

Meningokokken können eine gefährliche Hirnhautentzündung hervorrufen

## Meningokokken

Erreger: Bakterium
Neisseria meningitidis

**EIGENSCHAFTEN**

Der Erreger tritt in zwölf verschiedenen Varianten auf, die alle per Tröpfcheninfektion übertragen werden. Sie werden nach ihrer Oberflächenstruktur unterschieden und mit je einem Buchstaben gekennzeichnet. Insbesondere die Stämme A, B, C, W und Y können eine schwere Hirnhautentzündung sowie eine Sepsis hervorrufen. Besonders Säuglinge, Kinder und Jugendliche sind gefährdet. Bis zu 15 Prozent der Erwachsenen tragen die Erreger im Mund-Rachen-Raum und können andere anstecken, ohne dass die Krankheit bei ihnen selbst ausbricht.

**IMPFSTOFF**

Seit 1999 wurden moderne Konjugat-Impfstoffe entwickelt, die kleinste Bruchstücke der unterschiedlichen Erreger an Proteine gekoppelt enthalten.

**EMPFEHLUNG**

Ab zwölf Monaten bis zum 18. Geburtstag erfolgt einmalig eine Meningokokken-Impfung gegen den häufigeren C-Stamm. Besonders Gefährdete und Reisende (siehe Seite 144) sollten sich zudem gegen die Stämme A, W, Y sowie B impfen lassen.

## Mumps

Erreger: Virus
Paramyxovirus parotitidis

**EIGENSCHAFTEN**

Der Erreger wird über Tröpfcheninfektion übertragen. Häufig entzünden sich die Ohrspeicheldrüsen, was zum typischen Erscheinungsbild der „Hamsterbacken“ führt. In seltenen Fällen bleiben Nerven- oder Hörschäden zurück. Die größte Gefahr besteht in einer Hodenentzündung, welche die Fruchtbarkeit von Jungen dauerhaft einschränkt. Bei Mädchen tritt manchmal eine Brust- oder Eierstockentzündung auf.

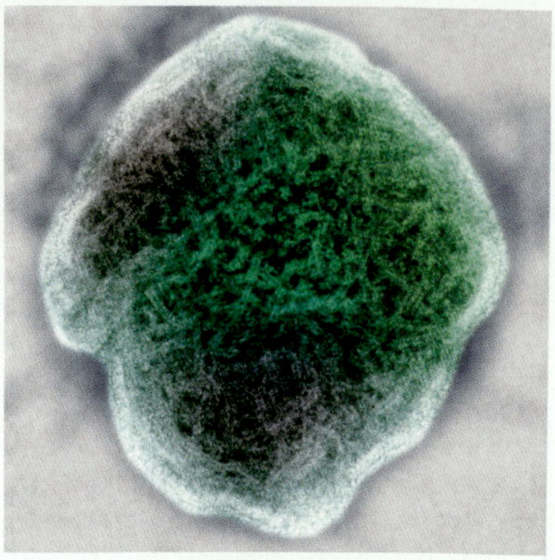

Eine Mumpsinfektion in der Kindheit kann Jungen unfruchtbar machen

**IMPFSTOFF**

Seit 1967 existiert ein Lebendimpfstoff aus abgeschwächten, in Hühnereiern herangezogenen Viren, welcher andauernden Schutz gewährt. In einigen Fällen kann es aber vorkommen, dass jemand trotz Impfung erkrankt.

**EMPFEHLUNG**

Als **MMR-** oder **MMRV**-Impfung mit elf und 15 Monaten. Nachholimpfung spätestens bis zum 18. Geburtstag. Beschäftigte im Gesundheitswesen und in Gemeinschafts- und Ausbildungseinrichtungen für junge Erwachsene müssen einen Impfschutz nachweisen. Eine Auffrischung ist in der Regel nicht erforderlich.

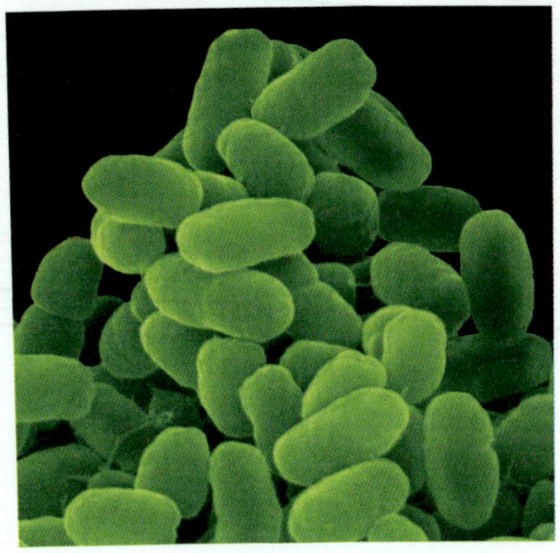

Keuchhusten kann vor allem für Säuglinge und Ältere lebensgefährlich werden

## Pertussis (Keuchhusten)

Erreger: Bakterium
Bordetella pertussis

**EIGENSCHAFTEN**
Die hochansteckende Krankheit wird über die Luft durch Tröpfchen übertragen und befällt die Atemwegsschleimhäute. Erst treten erkältungsartige Beschwerden auf, die in heftige Anfälle von „Keuchhusten“ übergehen. Die Krankheit kann sich Wochen bis Monate hinziehen. Bei Säuglingen und älteren Menschen kommt es in bis zu zehn Prozent der Fälle zu einem schweren Verlauf mit Lungenentzündung und Atemnot.

**IMPFSTOFF**
Seit 1995 werden biotechnologisch hergestellte Erregerbruchstücke eingesetzt.

**EMPFEHLUNG**
Um Neugeborene mit den Antikörpern der Mutter zu schützen, wird die Impfung Schwangerer zu Beginn des dritten Trimenons empfohlen oder bei Stillenden in den ersten zehn Tagen nach der Geburt. Säuglinge erhalten je eine Impfung mit einem **Drei-** bis **Sechsfachimpfstoff** im Alter von zwei, vier und elf Monaten. Auffrischungen erfolgen mit fünf bis sechs Jahren und neun bis 16 Jahren. Danach ist alle zehn Jahre eine Auffrischung notwendig, da der Impfschutz sonst relativ schnell wieder verblasst.

## Pneumokokken

Erreger: Bakterium
Streptococcus pneumoniae

**EIGENSCHAFTEN**
Einen oder mehrere Pneumokokken-Stämme tragen 40 bis 70 Prozent der gesunden Erwachsenen unbemerkt im Rachen. Sind die Abwehrkräfte, zum Beispiel nach einer Grippe, geschwächt oder noch nicht richtig ausgebildet, können die Bakterien gefährlich werden und die Lunge befallen. So sind Pneumokokken für die Mehrzahl aller Lungenentzündungen verantwortlich. Daneben können sie eine Hirnhaut- oder Mittelohrentzündung oder eine Entzündung der Nasennebenhöhlen hervorrufen. Jährlich sterben geschätzt 5000 Menschen in Deutschland an einer Pneumokokken-Infektion.

**IMPFSTOFF:**
Seit den 1970er Jahren gibt es mehrere Impfstoffe mit Erregerbruchstücken gängiger Pneumokokken-Stämme, die zum Teil an wirkverstärkende Trägermoleküle gebunden sind.

**EMPFEHLUNG:**
Säuglinge im Alter von zwei, vier und elf Monaten. Außerdem alle Menschen ab dem Alter von 60 Jahren und chronisch Kranke, da sie ein erhöhtes Risiko haben.

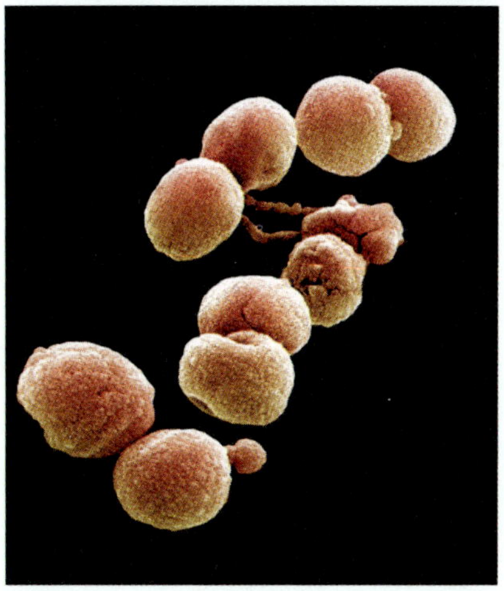

Pneumokokken lösen oft im Anschluss an eine Grippe eine Lungenentzündung aus

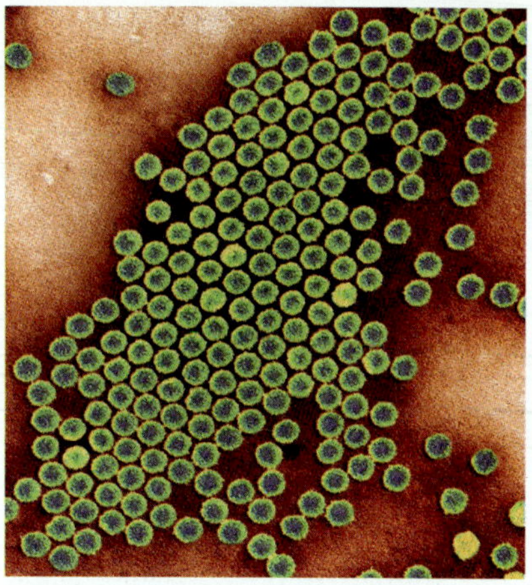

Dank Impfung ist Deutschland seit fast 30 Jahren frei von Polio (Kinderlähmung)

## Poliomyelitis

Erreger: Humanes Poliovirus

**EIGENSCHAFTEN**
Die in weiten Teilen der Welt bereits ausgerottete Krankheit wird wegen ihrer charakteristischen Langzeitschäden auch „Kinderlähmung“ genannt. Das Virus wird hauptsächlich über Kot, seltener auch über die Luft übertragen. Gerade bei Kindern kann die Krankheit einen schweren Verlauf nehmen und Nerven-, Muskel- und Gehirnentzündungen verursachen, die oft dauerhafte Lähmungen hinterlassen.

**IMPFSTOFF**
Die seit den 1960er Jahren übliche Schluckimpfung (auf einem Zuckerstück) mit abgeschwächten Viren wurde 1998 durch einen sichereren Impfstoff aus abgetöteten Erregern ersetzt.

**EMPFEHLUNG**
Im Alter von zwei, vier und elf Monaten, meist als **Vier-** bis **Sechsfachimpfung**. Fällt die Wahl auf einen Einzelimpfstoff, sind je nach Präparat nur zwei Dosen erforderlich. Im Alter von neun bis 16 Jahren erfolgt dann eine Auffrischung. Danach werden nur bei Reisen in bestimmte Risikogebiete oder Kontakt zu potenziell Erkrankten Auffrischungen im Abstand von zehn Jahren empfohlen.

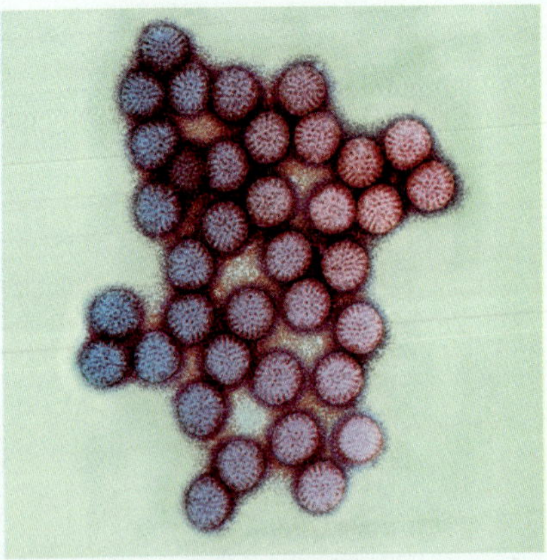

Rotaviren sind ein Hauptauslöser schwerer Durchfallerkrankungen bei Kindern

## Rotaviren

Erreger: Rotavirus

**EIGENSCHAFTEN**
Das weit verbreitete und hochansteckende Virus ist die Hauptursache von Darminfekten bei Kindern. Es wird über kontaminiertes Wasser, Lebensmittel und Schmierinfektionen übertragen und verursacht zudem regelmäßig Ausbrüche in Altersheimen und Reise-Diarrhoe. Für Säuglinge, Kleinkinder und Ältere ist vor allem der durchfallbedingte Flüssigkeitsverlust gefährlich, der unbehandelt zum Tod führen kann. In Entwicklungsländern sorgt die Krankheit für eine hohe Kindersterblichkeit.

**IMPFSTOFF**
Seit 2006 gibt es zwei alternative Schluckimpfstoffe, die abgeschwächte Viren enthalten.

**EMPFEHLUNG**
Je nach Impfstoff werden ab dem Alter von sechs Wochen zwei oder drei Dosen im Abstand von mindestens vier Wochen verabreicht. In sehr seltenen Fällen kann es zu Darmeinstülpungen kommen. Eltern sollten daher bei Magen-Darm-Beschwerden kurz nach der Impfung, etwa Erbrechen oder schrillem Schreien mit Anziehen der Beine, mit ihrem Kind zum Arzt. Die Immunität hält nur wenige Monate bis Jahre an, überbrückt aber die kritische Säuglingsphase.

## Röteln

Erreger: Rubellavirus

**EIGENSCHAFTEN**
Röteln werden durch Tröpfchen übertragen und lösen meist einen allergischen Hautausschlag aus. Schwere Verläufe sind extrem selten, mit Ausnahme von Schwangeren: Insbesondere in der Frühschwangerschaft bis zur zwölften Woche kann das Virus über die Plazenta das Ungeborene infizieren und Fehlbildungen hervorrufen.

**IMPFSTOFF**
Seit 1997 ist ein Lebendimpfstoff aus abgeschwächten Viren zugelassen. In den neuen Bundesländern wurde der Impfstoff erst nach der Wiedervereinigung eingeführt.

**EMPFEHLUNG**
Als **MMR-** oder **MMRV-**Impfung im Alter von elf und 15 Monaten. Für Schwangere ist der Impfstoff nicht zugelassen, sie sind darauf angewiesen, dass ihr Umfeld ausreichend geschützt ist. Frauen im gebärfähigen Alter sollten daher ihren Impfstatus rechtzeitig überprüfen und gegebenenfalls beide Impfungen nachholen. Mehrfaches Impfen schadet nicht. Eine Auffrischung ist nicht notwendig.

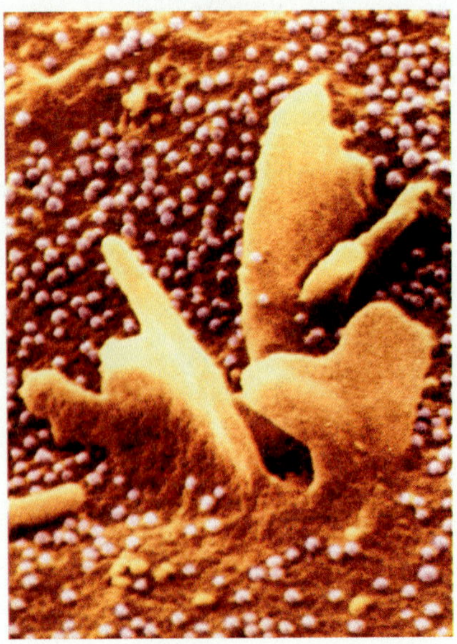

Rötelviren (rosafarben) können bei Ungeborenen zu Fehlbildungen führen

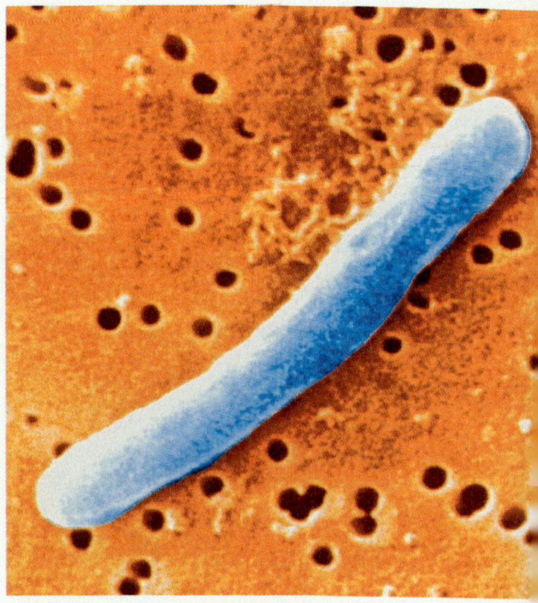

Eine Tetanusinfektion (Wundstarrkrampf) verläuft unbehandelt häufig tödlich

## Tetanus

Erreger: Bakterium Clostridium tetani

**EIGENSCHAFTEN**
Das Bakterium bildet äußerst widerstandsfähige Sporen, die jahrelang im Erdreich überdauern können und bei Verletzung unter die Haut gelangen. Im menschlichen Körper vermehrt sich das Bakterium und produziert Giftstoffe, die das Nervensystem angreifen, Muskelkrämpfe auslösen und durch Atemstillstand oder Herzversagen unbehandelt häufig zum Tod führen.

**IMPFSTOFF**
Erste Impfstoffe aus inaktiviertem Tetanustoxin wurden schon in den 1920er Jahren entwickelt und im zweiten Weltkrieg eingesetzt. Sie richten sich nicht gegen den Erreger selbst, sondern gegen dessen Gift.

**EMPFEHLUNG**
**Drei-** bis **Sechsfachimpfung** bei Säuglingen im Alter von zwei, vier und elf Monaten. Mit fünf bis sechs und neun bis 16 Jahren erfolgt eine Auffrischung. Danach sollte alle zehn Jahre einmal aufgefrischt werden.

## Windpocken/Herpes zoster

Erreger: Varicella-zoster-Virus

**EIGENSCHAFTEN**
Meist bricht die durch Tröpfchen oder Schmierinfektion übertragene Krankheit das erste Mal in der Kindheit aus. Typisch sind juckende Pusteln, „Windpocken", vor allem im Gesicht. Anschließend überdauern die Viren Jahrzehnte im menschlichen Körper, um meist jenseits der 50 wieder hervorzubrechen, diesmal als Herpes Zoster, auch Gürtelrose genannt. Dies kann zu extrem schmerzhaften Nervenentzündungen führen, die manchmal Jahre andauern. Für Menschen mit geschwächtem Immunsystem und Neugeborene ohne Schutz durch mütterliche Antikörper ist das Virus sogar lebensgefährlich.

**IMPFSTOFF**
Seit 1984 gibt es einen Lebendimpfstoff aus abgeschwächten Viren. Zu beachten ist, dass der Impfstoff selbst eine milde Form der Krankheit auslösen kann. Ein weiterer Impfstoff aus abgetöteten Viren wird nur zur Auffrischung eingesetzt.

**EMPFEHLUNG**
Einzeln oder als **MMRV**-Impfung im Alter von elf und 15 Monaten. Beschäftigte im Gesundheitswesen müssen einen Impfschutz nachweisen. Ab 60 Jahren werden zwei Dosen mit einem Totimpfstoff im Abstand von zwei bis sechs Monaten empfohlen.

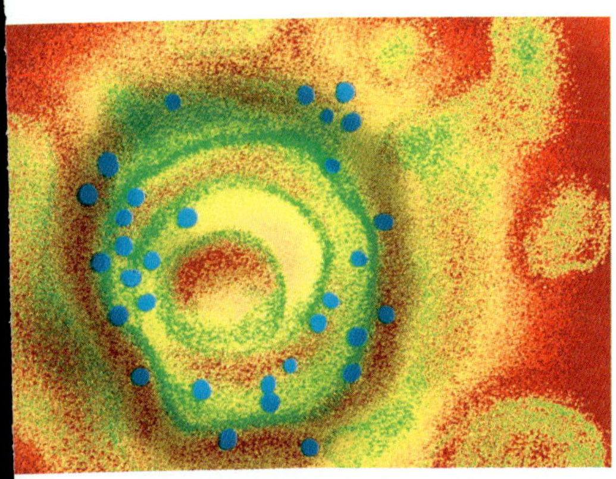

Windpockenviren können Jahre im Körper überdauern und erneut ausbrechen

## Gefährliche Blutsauger

**Zecken sind nicht nur lästig, sie können auch das FSME-Virus übertragen. Die Folge kann eine schwere Hirnentzündung sein. Eine Impfung bietet Schutz, ist aber nur in Risikogebiet en nötig**

Wenn es draußen wieder wärmer wird, dann werden nicht nur wir Menschen aktiv. Auch Zecken, die Überträger der Frühsommer-Meningoenzephalitis (FSME), erwachen aus ihrer Kältestarre und legen sich auf die Lauer. Die blutsaugenden Spinnentiere sitzen an Grashalmen, Büschen und Sträuchern in zehn bis 50 Zentimeter Höhe und werden im Vorbeigehen abgestreift. Wer sich mit den Erregern infiziert, bemerkt oft binnen drei Tagen bis zwei Wochen grippeähnliche Symptome. Gelingt es dem Virus, ins Gehirn einzudringen, entwickelt sich eine Hirnhautentzündung mit Bewusstseinsstörungen und Lähmungen, die in der Regel aber folgenlos ausheilt.

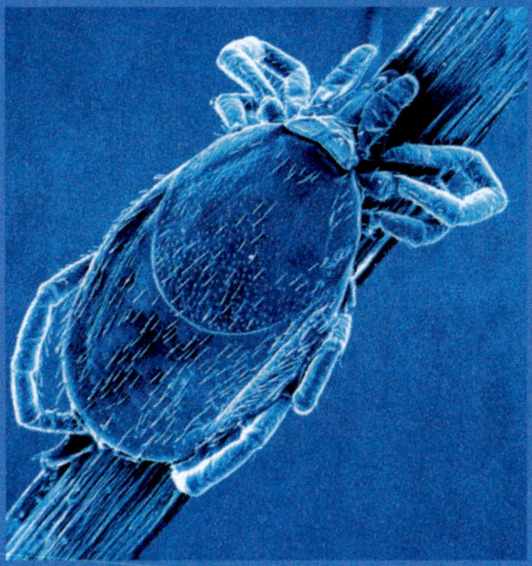

Studien zufolge tragen in Süddeutschland 0,5 bis fünf Prozent der Zecken den FSME-Erreger in sich

Nur in manchen Fällen weitet sich die Krankheit zu einer Gehirn- und Rückenmarksentzündung aus. Hier ist die Prognose deutlich schlechter. In einer Langzeitbeobachtung über zehn Jahre erholten sich lediglich elf Prozent der Erkrankten vollständig, bei der Hälfte bestanden dauerhafte Störungen des Nervensystems wie Gedächtnis-, Sprech- und Gehstörungen, ein Drittel starb. Vor allem Menschen über 60 Jahre haben häufig schwere Verläufe.

Verhindern lässt sich das durch eine Impfung. Laut STIKO sollten sich Einwohner von Risikogebieten, etwa in Süddeutschland, impfen lassen. Die Jahre 2019 und 2020 waren dort Rekordjahre, was die Zahl der FSME-Fälle angeht. Älteren Schätzungen zufolge tragen 0,5 bis fünf Prozent der Tiere den Erreger in sich. Auch wer in FSME-Gebiete im In- und Ausland reist, sollte vorher eine Impfung einplanen, es gibt eine fernöstliche und eine sibirische Variante, die gängigen Impfungen können auch diese abdecken.

Krankenkassen übernehmen die Kosten für Menschen, die in Risikogebieten leben oder dorthin reisen. Für die Grundimmunisierung sind drei Spritzen erforderlich. Die ersten beiden Dosen werden im Abstand von einem bis drei Monaten verabreicht und führen bereits zu einem vorübergehenden Schutz. Fünf bis zwölf Monate später erfolgt die dritte Impfung. Eine Auffrischung ist nach drei Jahren und dann je nach Alter alle drei bis fünf Jahre notwendig. Bei kurzfristig geplanten Reisen kann auch eine Schnellimpfung nach drei bis fünf Wochen einen Schutz bieten. Gelegentlich treten im Anschluss Fieber, Gelenk- und Muskelschmerzen oder Magen-Darm-Beschwerden auf.

Gegen das zweite Übel, das Zecken übertragen, kann man sich allerdings noch nicht impfen lassen: Die entzündliche bakterielle Borreliose. Dagegen helfen nur Zeckenspray und lange Hosen.

*Eine Karte deutscher FSME-Risikogebiete findet sich unter https://bit.ly/3r5uUZi*

# **Impfkalender der STIKO** (Standardimpfungen)

## für Säuglinge, Kinder, Jugendliche und Erwachsene (2020/2021)

| Impfung | Alter in Wochen | Alter in Monaten | | | | | | | | | Alter in Jahren | | | | | | | |
|---|---|---|---|---|---|---|---|---|---|---|---|---|---|---|---|---|---|---|
| | 6 | 2 | 3 | 4 | 5–10 | 11* | 12 | 13–14 | 15 | 16–23 | 2–4 | 5–6 | 7–8 | 9–14 | 15–16 | 17 | ab 18 | ab 60 |
| | | | U4 | | U5 | U6 | | | | U7 | U7a/ U8 | U9 | U10 | U11/J1 | | J2 | | |
| Rotaviren | G1[a] | | G2 | (G3) | | | | | | | | | | | | | | |
| Tetanus[b] | | G1 | | G2 | | G3[c] | | | | | | A1 | | A2 | | | A[g] | |
| Diphtherie[b] | | G1 | | G2 | | G3[c] | | | | | | A1 | | A2 | | | A[g] | |
| Pertussis[b] | | G1 | | G2 | | G3[c] | | | | | | A1 | | A2 | | | A3[g] | |
| HIB[b] | | G1 | | G2 | | G3[c] | | | | | | | | | | | | |
| Poliomyelitis[b] | | G1 | | G2 | | G3[c] | | | | | | | | A1 | | | | |
| Hepatitis B[b] | | G1 | | G2 | | G3[c] | | | | | | | | | | | | |
| Pneumokokken[b] | | G1 | | G2 | | G3[c] | | | | | | | | | | | | S |
| Meningokokken C | | | | | | | G1 | | | | | | | | | | | |
| Masern | | | | | | G1 | | | G2 | | | | | | | | S[e] | |
| Mumps, Röteln | | | | | | G1 | | | G2 | | | | | | | | | |
| Windpocken | | | | | | G1 | | | G2 | | | | | | | | | |
| HPV | | | | | | | | | | | | | | G1[d] G2[d] | | | | |
| Herpes zoster | | | | | | | | | | | | | | | | | | G1[f] G2[f] |
| Influenza | | | | | | | | | | | | | | | | | | S (jährlich) |

Empfohlener Impfzeitpunkt

Nachholimpfzeitraum für Grund- bzw. Erstimmunisierung aller noch nicht Geimpften bzw. für Komplettierung einer unvollständigen Impfserie

**Erläuterungen**

**G** Grundimmunisierung (in bis zu drei Teilimpfungen G1–G3)
**A** Auffrischimpfung
**S** Standardimpfung

**a** Erste Impfstoffdosis bereits ab dem Alter von sechs Wochen, je nach verwendetem Impfstoff zwei bzw. drei Impfstoffdosen im Abstand von mind. vier Wochen
**b** Frühgeborene: zusätzliche Impfstoffdosis im Alter von drei Monaten, d. h. insgesamt vier Impfstoffdosen
**c** Mindestabstand zur vorangegangenen Dosis: sechs Monate
**d** Zwei Impfstoffdosen im Abstand von mind. fünf Monaten. Bei Nachholimpfung beginnend im Alter über 14 Jahren oder bei einem Impfabstand von unter fünf Monaten ist zwischen der ersten und zweiten Dosis eine dritte Dosis erforderlich
**e** Einmalige Impfung mit einem MMR-Impfstoff für alle nach 1970 geborenen Personen ab 18 Jahren mit unklarem Impfstatus, ohne Impfung oder mit nur einer Impfung in der Kindheit
**f** Zweimalige Impfung im Abstand von mindestens zwei bis maximal sechs Monaten
**g** Auffrischung alle zehn Jahre
***** Impfungen können auf mehrere Termine verteilt werden. MMR und V können am selben Termin oder in vierwöchigem Abstand gegeben werden

*Quelle: Robert-Koch-Institut, Stand: 20. August 2020*

# Erst piksen, **dann reisen**

Vor allem in tropischen Regionen, aber auch in vielen anderen Weltgegenden ist eine Impfung gegen gefährliche Krankheitserreger unerlässlich

TEXT: CLAUS PETER SIMON

Reiseimpfungen sind ein medizinischer Versicherungsschutz. Jeder kann sich so effektiv gegen gefährliche oder besonders häufige Infektionen schützen. Je nach Reiseziel und geplanten Aktivitäten werden unterschiedliche Impfungen empfohlen. Auf jeden Fall notwendig sind Impfungen, die auch für das tägliche Leben in Deutschland angeraten werden (siehe Seite 136), das gilt etwa für Masern oder Polio, da Touristen je nach Ziel womöglich einer größeren Gefahr zu erkranken ausgesetzt sind als in der Heimat. Urlauber sollten daher vor jeder Reise ihren Impfstatus überprüfen. Manche Impfungen sind vorgeschrieben, um überhaupt in bestimmte Länder ein- oder ausreisen zu dürfen. Das betrifft vor allem Gelbfieber, gelegentlich aber auch Cholera, Meningokokken und Polio. Je nach Reiseziel können zusätzlich Impfungen gegen Hepatitis A, Typhus und Japanische Enzephalitis empfehlenswert sein. Besonders wichtig kann eine Immunisierung gegen Tollwut sein, eine Krankheit, die fast ausnahmslos tödlich endet. Übersichtskarten mit den Verbreitungsgebieten der wichtigsten Erreger finden sich auf der Seite der Deutschen Gesellschaft für Tropenmedizin: dtg.org (dort Download des PDFs „Reiseimpfungen Empfehlungen 2020").

Beraten lassen kann man sich in Tropeninstituten und bei Ärzten, die auf Reisemedizin spezialisiert sind (zu

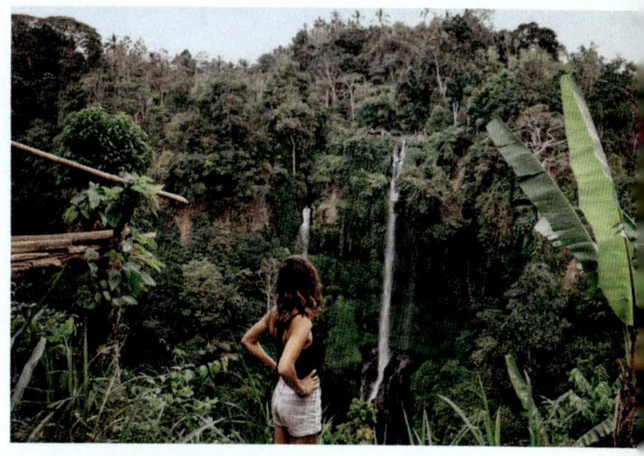

Individualreisende, die viel in der Natur unterwegs sind, sollten besonders auf einen ausreichenden Impfschutz achten. So wie hier auf der Insel Bali

finden über das Centrum für Reisemedizin unter crm.de). Dort gibt es auch ausführliche Informationen zu jedem Land. Wichtig zu wissen: Die Kosten für die Reiseimpfungen werden von den Krankenkassen nicht automatisch übernommen.

## Cholera

Erreger: Vibrio cholerae

Cholera ist eine Magen- und Darminfektion, die schwere Durchfälle mit enormem Flüssigkeitsverlust und Erbrechen mit sich bringt. Sie tritt zum Beispiel in Afrika oder Asien auf. Die Bakterien können über Fäkalien, ver-

## Gut zu wissen

**Informieren:**
Auf der Internetseite des Auswärtigen Amts finden sich ausführliche und aktuelle Angaben zu allen Reiseländern. Dazu auch Infos zu Einreisebeschränkungen und Quarantänebestimmungen in Deutschland sowie FAQ zu Reisewarnungen anlässlich der Corona-Pandemie: *auswaertiges-amt.de/ReiseUndSicherheit*

**Lesen:**
Der Ratgeber „Fakten-Check Impfen" enthält Antworten auf die wichtigsten praktischen Fragen und klärt nach dem aktuellen Stand der Wissenschaft über das Impfen auf. Wer es kurz, praktisch und verständlich will, erhält mit diesem Buch eine gute Entscheidungsgrundlage. So kann jeder die beste Wahl für sein Kind oder auch sich selbst treffen.

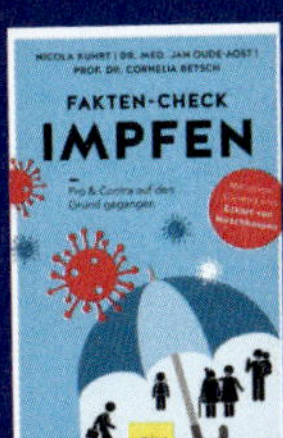


Nicola Kuhrt/ Jan Oude-Aost/ Cornelia Betsch: Fakten-Check Impfen, Gräfe und Unzer 2021, 160 Seiten, 14,99 Euro

**Entscheiden:**
Das Deutsche Netzwerk Gesundheitskompetenz e. V. hat eine interaktive Entscheidungshilfe zur Corona-Impfung entwickelt, die ähnlich wie ein Wahl-O-Mat funktioniert. Unter dem Internet-Link *decisioncube.de/covid-cube/* findet sich ein Würfel. Jede der acht Ecken behandelt eine Frage, etwa: Wie gut kann mich die Impfung schützen? Mit welchen Nebenwirkungen muss ich rechnen? Auf einer Bewertungsleiste wählt der Fragesteller aus, ob für ihn die Antwort eher für oder eher gegen die Impfung spricht. Schließlich erhält man ein Ergebnis auf einer Skala zwischen Rot und Grün. Die Inhalte werden an neueste Erkenntnisse angepasst.

unreinigtes Wasser oder Lebensmittel übertragen werden. Durch Hygiene, häufiges Händewaschen und sorgfältige Auswahl von Trinkwasser und Nahrung können Reisende sich gut gegen die Infektion schützen. Eine Impfung sollte in drei Fällen erwogen werden: für längere Reisen in abgelegene Gebiete mit schlechten hygienischen Verhältnissen und ohne raschen Zugang zu medizinischer Versorgung, für Reisende mit der Gefahr schwerer Verläufe, etwa bei chronisch-entzündlichen Darmerkrankungen oder Diabetes mellitus in aktuelle Ausbruchgebiete und für Beschäftigte in der Flüchtlings- und Katastrophenhilfe.

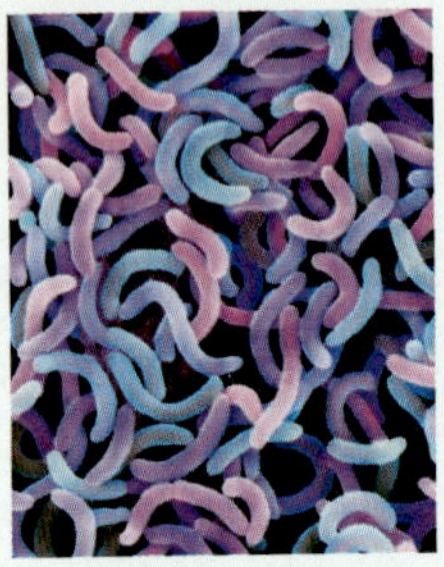

Cholera-Bakterien werden unter anderem über Fäkalien und Wasser übertragen

**Vakzin:** Inaktivierte Vibrio cholerae als Totimpfstoff. Erwachsene und Kinder ab sechs Jahren erhalten zwei Dosen Schluckimpfung im Abstand von ein bis sechs Wochen. Die Wirkung setzt etwa eine Woche nach der zweiten Dosis ein, sie nimmt bei Erwachsenen nach etwa zwei Jahren auf 60 Prozent ab. Eine einmalige Auffrischung bei Kleinkindern ist schon nach sechs bis zwölf Monaten ratsam.

## Gelbfieber

Erreger: Gelbfieber-Virus

Gelbfieber kommt in Afrika und Lateinamerika vor, Asien ist Gelbfieberfrei. Die Krankheit wird durch den Stich von Aedes-Mücken übertragen und nicht direkt von Mensch zu Mensch. Zunächst können grippeähnliche Symptome auftreten. Nach einer kurzen Besserung kann es zu Leberversagen mit Gelbsucht und starken inneren Blutungen kommen, wodurch etwa die Nieren nicht mehr richtig arbeiten. Die Folge können ein Schock sein sowie ein Multiorganversagen. In bis zu 50 Prozent der Fälle verläuft die Krankheit tödlich.

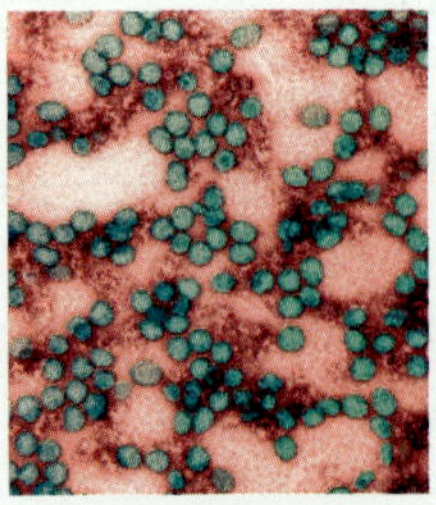

Ungeimpft endet eine Infektion mit dem Gelbfiebervirus oft tödlich

**Vakzin:** Impfstoff mit abgeschwächten Viren (Lebendimpfstoff). Die Wirksamkeit ist hoch. Der Schutz setzt nach etwa zehn Tagen ein und hält für mindestens zehn Jahre an. In extrem seltenen Fällen kann es infolge der Impfung zu gelbfieberartigen Erkrankungen oder Todesfällen kommen. Die Impfung wird daher nur nach Nutzenabwägung durch zertifizierte Ärzte durchgeführt. In der Regel ist das Infektionsrisiko in Verbreitungsgebieten aber größer als das Impfrisiko.

## Hepatitis A

Erreger: Hepatitis-A-Virus

Das Virus ist in vielen Ländern der Welt verbreitet und wird meist über mit Fäkalkeimen kontaminiertes Wasser und verunreinigte Lebensmittel übertragen. Es tritt vor allem in Ländern mit schlechten hygienischen Verhältnissen auf und verursacht eine akute Leberentzündung. Spezifische Medikamente dagegen gibt es nicht. Vielfach heilt die Infektion gut aus, je älter der Patient, desto höher ist jedoch das Risiko für Komplikationen; die Sterblichkeit bei über 50-Jährigen liegt bei etwa drei Prozent.

**Vakzin:** Inaktiviertes Hepatitis-A-Virus. Zweimalige Impfung im Abstand von sechs bis 18 Monaten, schon zwei Wochen nach der Erstimpfung geht man von einem Schutz aus. Insofern ist auch eine Impfung kurz vor Reisebeginn noch sinnvoll, da die Inkubationszeit von Hepatitis A 15 bis 50 Tage beträgt.

## Japanische Enzephalitis

Erreger: JE-Virus

Das Virus kommt in Süd-, Südost- und Ostasien vor. Die Übertragung erfolgt durch vorwiegend nachtaktive Culex-Mücken. Oft sind die Symptome harmlos, teils treten grippeartige Beschwerden oder Durchfälle auf. Bei einem von 250 Fällen kommt es zu einer Hirn- und Hirnhautentzündung. Mehr als 90 Prozent der Infektionen verlaufen unauffällig, schwere Verläufe sind jedoch zu etwa einem Drittel tödlich, bei einem weiteren Drittel kommt es zu Behinderungen. Eine Impfung ist empfohlen für längere Aufenthalte oder bei gesundheitlichen Risikofaktoren. Besonders gefährdet sind Gebiete in der Nähe von Reisfeldern und Schweinezucht, speziell in und kurz nach der Regenzeit.

**Vakzin:** Inaktivierte JE-Viren als Totimpfstoff. Zwei Gaben im Abstand von vier Wochen, die Wirksamkeit ist gut bis sehr gut. Gegebenenfalls Auffrischung nach ein bis zwei Jahren, danach Wirksamkeit für zehn Jahre.

## Meningokokken

Erreger: Neisseria meningitidis

Bei einer Tröpfcheninfektion mit Meningokokken kann es zu lebensbedrohlichen Erkrankungen kommen, insbesondere zu einer Hirnhautentzündung und zu einer Sepsis. Die Bakterien sind weltweit verbreitet, es gibt verschiedene Typen (siehe Seite 138). Das Risiko für eine Infektion ist unter anderem bei Massenveranstaltungen erhöht. So ist eine Impfung für Pilger nach Saudi-Arabien vorgeschrieben. Als typisches Verbreitungsgebiet gilt auch der erweiterte „Meningitis-Gürtel" in Afrika. Er reicht von Senegal im Westen bis nach Äthiopien im Osten. Ein erhöhtes Übertragungsrisiko gibt es in der Trockenzeit.

**Vakzin:** Verschiedene Totimpfstoffe, die meist in zwei Dosen verabreicht werden. Die Wirkung setzt innerhalb eines Monats ein, sie hält mindestens ein Jahr vor, wahrscheinlich aber sogar mehr als fünf Jahre. Grundsätzlich ist das Risiko, während einer Reise zu erkranken, eher gering. Daher sollten Mediziner und Reisende gemeinsam entscheiden, ob eine Impfung notwendig ist.

## Tollwut

Erreger: Rabies lyssavirus

Tollwut ist eine tödlich verlaufende Viruserkrankung. Sie wird durch Fledermäuse oder am Boden lebende Säugetiere verursacht, vor allem durch Hunde, Katzen oder auch durch Affen. In den meisten tropischen Ländern kommt Tollwut regelmäßig vor. Übertragen wird das Virus durch Bisse, Kratzer oder bei Schleimhautkontakt mit Blut oder Speichel eines infizierten Tiers. Am häufigsten kommt es in Asien und Afrika zu Infektionen. Empfohlen ist eine Impfung bei Langzeitaufenthalten, wiederholten Kurzreisen, unter einfachen Reisebedingungen und bei vorhersehbarem Umgang mit Tieren. Kleinkinder und Kinder sollten geimpft werden, da sie oft Kontakt zu Tieren suchen.

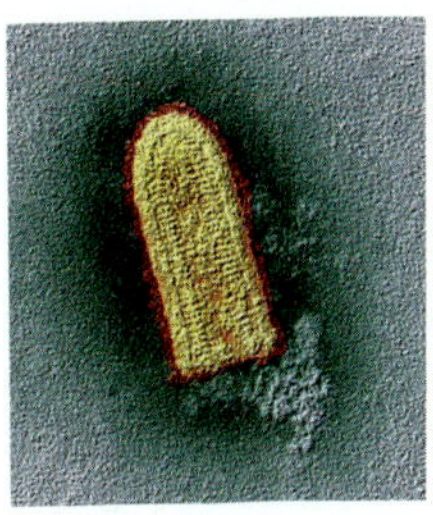

Der Tollwut-Erreger findet sich im Speichel infizierter Tiere, etwa bei Hunden und Fledermäusen

**Vakzin:** In Deutschland sind zwei Totimpfstoffe auf Basis inaktivierter Tollwutviren zugelassen. Er wird in drei Gaben verabreicht, die Wirkung setzt zwei Wochen nach der zweiten Dosis ein. Es gibt auch einen Impfstoff, der erst nach der Infektion gegeben wird, aber er ist in vielen tropischen Ländern nicht verfügbar. Ob geimpft oder ungeimpft: Nach einem Tierbiss sollte die Wunde sofort und gründlich gereinigt werden, für 15 Minuten unter fließendem Wasser mit Seife.

## Typhus

Erreger: Salmonella-Typhi-Stämme

Typhus ist eine fieberhafte Infektion, die durch in Fäkalien vorkommende Salmonellen übertragen wird. Zu den Symptomen zählen vor allem Kopf- und Bauchschmerzen mit wochenlang hohem Fieber; Typhus endet oft tödlich. Die Inkubationszeit beträgt eine bis sechs Wochen. Manche Typhus-Stämme haben eine Antibiotikaresistenz entwickelt. Eine Impfung ist insbesondere ratsam bei Langzeitaufenthalten unter einfachen Lebensbedingungen (etwa Trekking, Hilfseinsätze) in endemischen Gebieten in Mittel- und Südamerika, Afrika und Asien mit niedrigen Hygienestandard, vor allem in Indien, Bangladesh, Pakistan, Nepal.

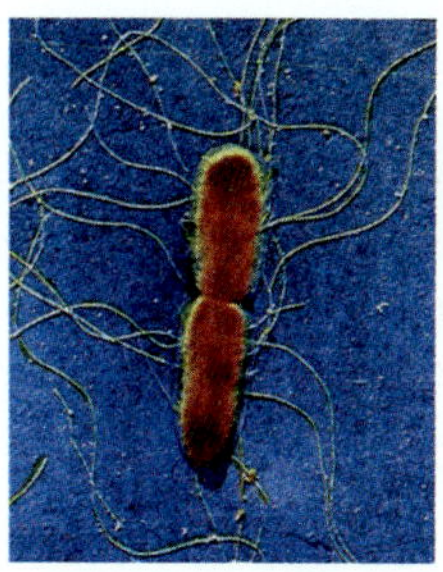

Eine spezielle Gruppe von Salmonellen löst die typischen Symptome des Typhus aus

**Vakzin**: Tot- oder Lebendimpfstoff als Schluckimpfung innerhalb mehrerer Tage. Die Wirksamkeit setzt zehn bis 14 Tage nach der Impfung ein, beträgt aber nur 50 bis 70 Prozent. Eine Wiederimpfung ist bei anhaltendem Risiko nach zwei bis drei Jahren ratsam. Antibiotika und Abführmittel sind während des Impfzeitraumes zu vermeiden. ○

# Die Welt von GEO
Ein Blick in weitere Hefte

GEO WISSEN GESUNDHEIT
**Nr. 17** erscheint am 30. Juni 2021

WOHLLEBENS WELT

## Gartenfreude

Von blühenden Paradiesen

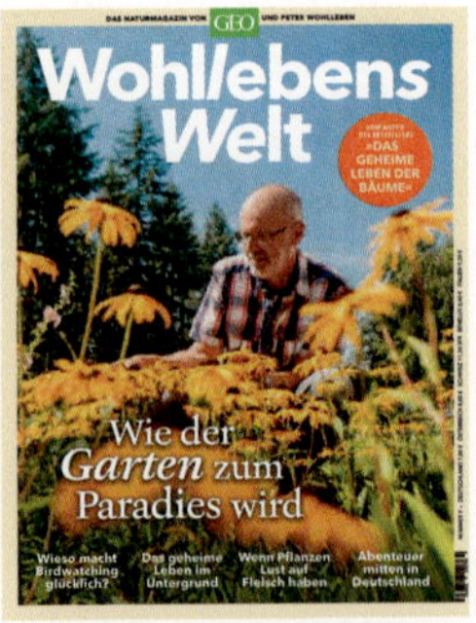


Die Frühjahrs-Ausgabe von WOHLLEBENS WELT hat 116 Seiten und kostet 7 Euro. Weitere Themen: Schnecken: Erstaunliche Weltenbummler • Fleischfressende Pflanzen • Ohren: Die Vielfalt der tierischen Lauscher

Wer einen Garten sein Eigen nennt, kann mit einfachen Maßnahmen einen Ort erschaffen, der die Wildnis vor die Haustür holt. Jetzt, im Frühling, macht es besonders viel Spaß, der Natur genügend Raum zu geben, sich zu entfalten. WOHLLEBENS WELT lädt ein zu spannenden Entdeckungen und Abenteuern: zum Birdwatching etwa – einem Hobby, das Glücksmomente bereithält. Oder zur Erkundung von Lebewesen im Boden: einem riesigen Ökosystem unter unseren Füßen. Oder zur Wildwasserfahrt – mitten im Ruhrpott. Zudem im Heft: Laien, die sich „Citizen-Science-Gruppen" anschließen und Daten für die Wissenschaft sammeln. So wird jeder Waldspaziergang zu einer Forschungsreise!

GEOKOMPAKT

## Wunder der Meere

Was uns der Ozean schenkt

Es sind schon mehr Menschen zum Mond aufgebrochen als zu den tiefsten Stellen der Erde – etwa 11 000 Meter unter der Wasserlinie. Das zeigt, wie unerschlossen die Ozeane zum Teil noch sind, wie wenig wir über dieses unermessliche Reich jenseits der Küsten wissen. Von jeder neuen Expedition kehren Forscher mit spektakulären Entdeckungen zurück, finden etwa Korallengärten vor der Westküste Grönlands, begegnen leuchtenden Haien, filmen unbekannte Gallertwesen, die geisterhaft über den Tiefseegrund schweben.

Von dieser spektakulären Wasserwelt erzählt die neue Ausgabe von GEO kompakt. Davon, was sie zunehmend bedroht – und wie wir sie wirksamer schützen können.

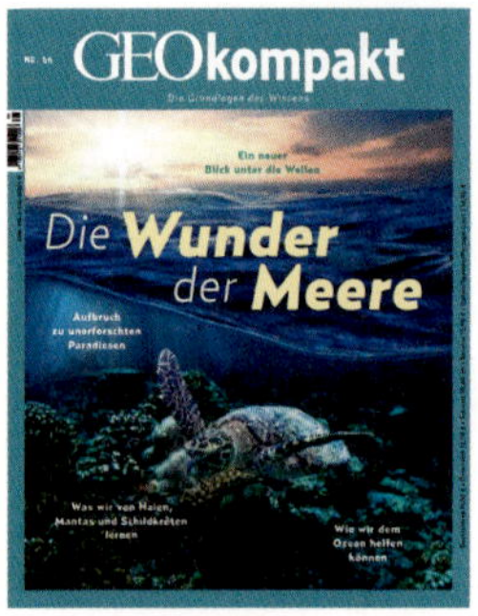


GEOkompakt »Die Wunder der Meere« hat einen Umfang von 148 Seiten und kostet 11 Euro. Weitere Themen: Soziale Haie • Medizin aus dem Meer • Wonach riecht der Ozean? • Die Welt der Wale • Strategien gegen die Versauerung

GEO EPOCHE

## Eidgenossenschaft

Die Geschichte der Schweiz

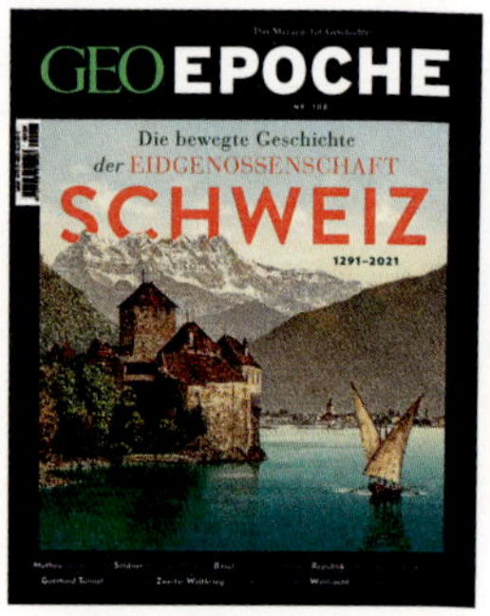


GEO*EPOCHE* »Schweiz« hat 164 Seiten Umfang und kostet 12 Euro (mit DVD »Generalstreik 1918« 19,50 Euro). Weitere Themen: Sklavenhandel • Franzosenzeit • »Heidi« • Frauenwahlrecht

Der Gründungsmythos der Schweiz erzählt von einem aufrechten Bergvolk, das sich gegen die Willkürherrschaft der Habsburger wehrt. Tatsächlich lagen die Dinge etwas anders. In seiner nächsten Ausgabe ergründet GEO*EPOCHE* die historische Wahrheit hinter dem Mythos, berichtet von Expansionslust und vom Kampfesmut Schweizer Söldner, von Zwinglis Reformation, von Gipfelbesteigungen und Tunnelbauten. Aber auch davon, wie aus dem lockeren Bund der Kantone 1848 nur mit Mühe ein moderner Bundesstaat erwächst, der Andersdenkenden zum Refugium wird – und trotzdem während des Zweiten Weltkriegs mit den Nationalsozialisten kooperiert. GEO *EPOCHE* über die bewegte Geschichte der Schweiz.